_____님께 드립니다.
빠른 쾌유를 기원합니다.

케톤식 식사 가이드

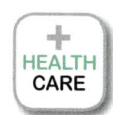

김흥동, 강훈철 교수의
케톤 생성 식이요법을 위한

케톤식 식사 가이드

세브란스병원 소아신경과,
세브란스병원 영양팀, 삼성웰스토리(주) 지음

PROLOGUE

국내에서 난치성 뇌전증 환자 치료를 위해 케톤 생성 식이요법이 시행된 지도 18년이 지났다. 그리고 이제 식이요법은 여러 환자의 부모님들과 소아신경과 전문의 선생님들에 의해 그 치료 효과를 인정받고, 더욱 더 많은 소아 뇌전증 환자들의 치료에 사용되고 있다.

케톤 생성 식이요법은 음식 구성 성분 중 지방의 비율이 아주 높으므로 고지방 식이로 인한 부작용의 관리가 중요하다. 더불어 이 식이요법을 실제 시행하는 과정에서 만나게 되는 여러 가지 크고 작은 문제점들을 해결하기가 쉽지 않고, 특히 일반 음식과 같이 다양한 조리 방법에 따라 식이요법의 순응도는 천양지차이다.

이에 저자들은 지방 위주의 식이요법으로 인해 발생 가능한 문제점들을 해결해 나가면서, 케톤 생성 식이요법을 환자들에게 보다 용이하게 적용시킬 수 있는 길을 제시하려는 목적으로 이 책을 썼다. 특히 최근 수년 동안 지방 비율을 조정하거나, 식이 재료를 다양화하여 순응도를 향상시키고 부작용을 최소화하기 위한 노력들이 다양한 조리법으로 소개되고 있다. 따라서 이 책은 이 식이요법의 대상이 되는 뇌전증 환자와 가족들에게는 심도 있는 치료 안내서 역할을 할 수 있을 것이다. 아울러 식이요법을 시행하고자 하는 의사와 간호사, 영양사들에게는 아주 실질적이고도 실용적인 치료 지침서가 될 수 있을 것이다.

이 책은 기본적으로 환자나 그 가족 등 일반인들이 쉽게 읽을 수 있도록 배려하였다. 이 책을 담당 의료진과 환자 및 가족들이 함께 읽고 서로 묻고 대답하는 과정을 통해 케톤 생성 식이요법 시행상의 어려움을 해결하고, 치료 성과를 높이는 데 큰 도움이 될 수 있을 것으로 기대한다.

2013년 6월
세브란스 어린이병원 소아신경과

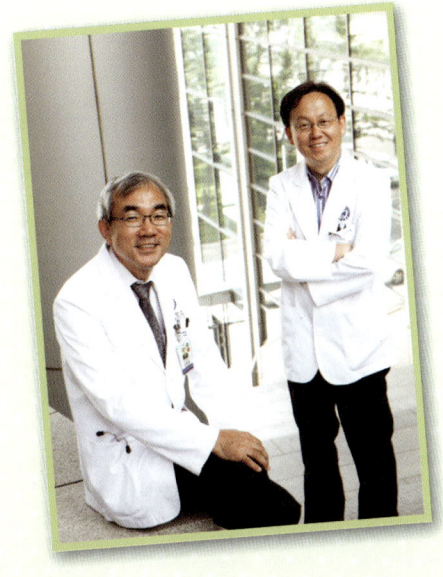

PROLOGUE

케톤 생성 식이요법은 뇌전증 치료방법의 일환으로 그 효과는 이미 잘 알려져 있다. 하지만 다량의 지방을 섭취해야 하는 아이의 어려움, 식사원칙을 세심하게 지켜야 하는 부모의 부담감 등 현실적·심리적인 어려움을 안고 있다.

세브란스병원 영양팀은 소아신경과 김흥동 교수님에 의해 본격적으로 케톤 생성 식이요법을 경험한 지 10년이 되었다. 그동안 케톤 생성 식이요법을 경험하면서 아이와 부모들의 어려움을 보고, 함께 느끼고 힘들어 하면서, 식이요법을 쉬우면서 맛도 있는, 그래서 힘들지 않게 진행할 수 있는 방법에 대해 깊이 고민하게 되었다. 이에 기존 식사로 케톤식을 구성하는 것에 대한 한계에 부딪혔고 다른 방법의 개발을 위해 삼성웰스토리(주)와 함께 메뉴 개발팀을 구성하였다.

우리는 기본 원리부터 공부하면서 다양한 메뉴 개발을 시도하였다. 그리고 3년여에 걸쳐 많은 시행착오를 겪으면서 의료진, 영양사 및 조리사가 여러 차례 메뉴 개발 회의, 실험조리 및 검식을 통해 철저한 검증을 바탕으로 지금까지 90여 종의 메뉴를 완성하였다. 그리고 이 메뉴를 케톤 생성 식이요법을 위해 노력하고 있는 환아와 부모들과 함께 나누고자 이 책을 발간하게 되었다. 식이요법 초기에는 쉽고 간단한 레시피로 시작하여, 어느 정도 적응된 후에는 여러 가지 상황 및 특별한 날에도 먹을 수 있는 우리 아이만을 위한 특별한 레시피를 적용할 수 있도록 구성하였다. 아울러 뇌전증 진단과 함께 식이요법을 시작하게 되었을 때 생기는 궁금증을 해결할 수 있고, 좀 더 편하게 적응할 수 있도록 케톤 생성 식이요법의 실제를 구체적으로 설명하였다.

   무엇보다도 어렵지 않은 케톤 생성 식이요법으로 아이들에게는 즐겁고 맛있게, 부모들에게는 격려와 희망이 되는 지침서가 되길 바란다. 또한 케톤식을 시작하려는 의료진과 영양사들에게는 쉽게 활용할 수 있는 참고서로써 도움이 되기를 바란다.

2013년 6월
세브란스병원 영양팀

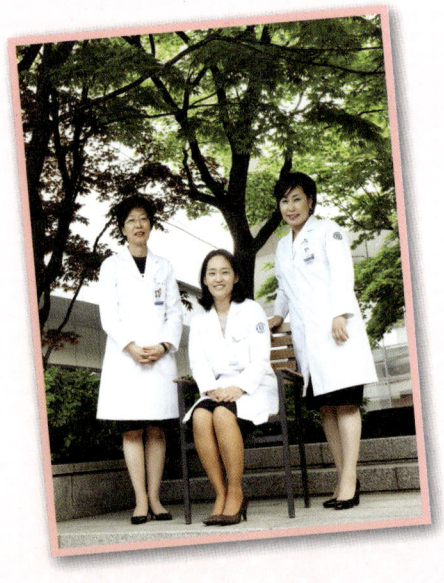

PROLOGUE

케톤식은 정확한 식사계획을 세워야 하고 모든 재료들을 정량으로 맞춰서 조리하는 등 실행이 쉽지 않기 때문에 식사를 준비하는 사람들이 어려움을 겪게 된다. 뿐만 아니라, 음식을 구성하는 성분 중에 지방의 비율이 아주높기 때문에 환자가 이러한 식사에 적응하는 것이 어려워서 힘겹게 식사를 해야 하는 실정이다. 이처럼 즐거워야 할 식사에서 어려움을 겪는 환자와 가족들이 케톤식을 보다 수월하게 실행할 수 있도록 도움이 되고자, 세브란스병원과 삼성웰스토리(주)가 협력하여「케톤식 식사 가이드: 케톤 생성 식이요법을 위한」을 발간하게 되었다.

이 책을 통하여 케톤식을 하는 환자와 가족들이 구체적으로 식사계획을 세우고 식단을 구성하며 조리방법을 익히는 데 도움을 드리고자 하며, 이를 통해 약물 치료의 최후 수단이 아닌 적극적 치료방법의 하나로 케톤식이 임상에서도 수월하게 사용할 수 있기를 희망한다.

특히 이 책에 수록된 케톤식 메뉴는 세브란스병원 영양팀과 삼성웰스토리(주)의 전문가들이 오랜 연구와 실험조리를 통해 개발한 90여종의 특화된 메뉴이다.

저희가 소개해 드린 케톤식이 환자에게는 맛있는 식사로, 부모들에게는 쉽게 만들 수 있는 케톤식으로, 식사 적응도를 높여서 좋은 치료 성과가 있기를 기대하고, 환자와 가족들에게 희망 가이드로서 도움을 드릴 수 있기를 바란다.

2013년 6월

삼성웰스토리(주)

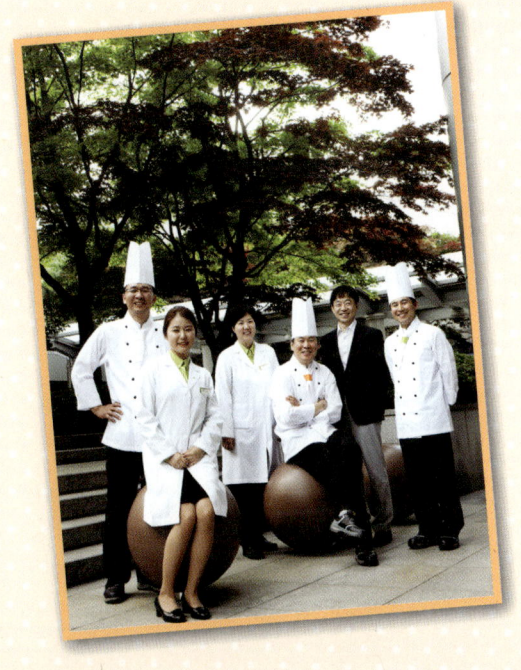

CONTENTS

4 ······ PROLOGUE

PART. 1
케톤 생성 식이요법과 소아 뇌전증
전문의 편

01 뇌전증에 대한 이해
16 ······ 뇌전증이란
17 ······ 뇌전증의 원인
18 ······ 뇌전증에 나타나는 경련(뇌전증성 발작)의 종류 및 형태
24 ······ 뇌전증의 진단
25 ······ 뇌전증의 치료 방법

02 케톤식의 이해
29 ······ 역사적 배경
31 ······ 케톤식의 원리
32 ······ 케톤식의 종류
35 ······ 케톤식의 항경련 효과
37 ······ 케톤식의 항뇌전증 기전

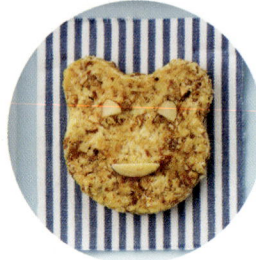

03 병원에서의 케톤식 진행
44 ······ 케톤식 진행 프로토콜
45 ······ 적용 대상
46 ······ 케톤식의 유지와 종료
47 ······ 케톤식의 부작용
48 ······ 케톤식 시 발생되는 문제들
51 ······ 성공적인 케톤식을 위한 기본 요건
52 ······ 케톤식 교육

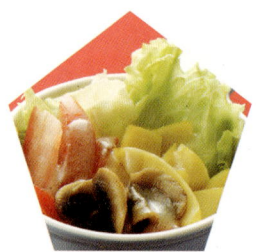

PART. 2
케톤식 식사 가이드
영양사, 보호자 편

01 케톤식을 시작하며
56 ······ 케톤식의 구성
57 ······ 케톤식 준비하기
58 ······ 케톤식 적응하기
60 ······ 케톤식 진행 시 유의사항
63 ······ 케톤식 식사 계획하기
69 ······ 케톤식에 사용되는 식재료

02 케톤식 식단 구성하기
73 ······ 식재료 고르기
74 ······ 매끼 섭취량 계산하기
78 ······ 케톤식 조리하기

03 케톤식 섭취하기
80 ······ 식단에 근거하여 조리된 음식 전부 섭취하기
80 ······ 다른 음식 섭취하지 않기
81 ······ 물 충분히 섭취하기
81 ······ 간식 및 케토니아 섭취하기
82 ······ 케톤식 중단 및 종료하기

04 자주 하는 질문 모음

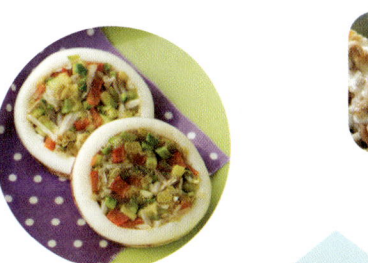
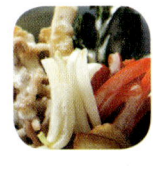
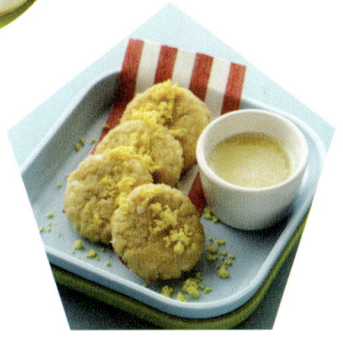

PART. 3
케톤식 레시피

01 조리 전 알아둘 사항
94 ······ 레시피 구성
95 ······ 레시피 활용법
96 ······ 케톤식 조리 시 필요한 조리도구
98 ······ 식재료 고르는 요령

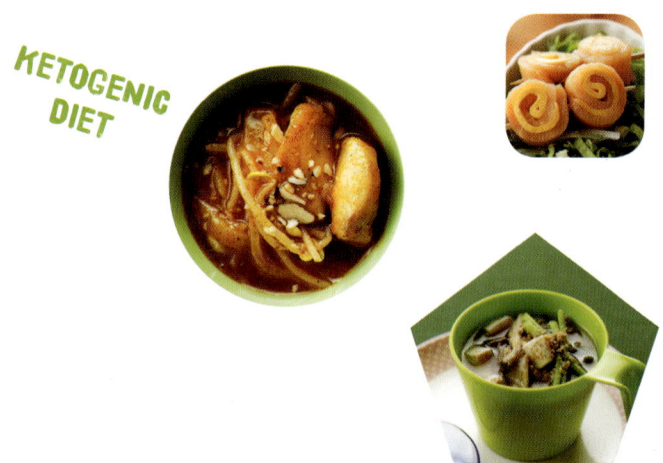

02 케톤식 레시피 소개
쉽고 간단한 케톤식

- 103 …… **MENU 1** 케토 크림새우
- 105 …… **MENU 2** 케토 그린두부전
- 107 …… **MENU 3** 케토 색동삼치휠렛
- 109 …… **MENU 4** 케토 잔멸치볶음
- 111 …… **MENU 5** 케토 오징어볶음
- 113 …… **MENU 6** 케토 두부샌드위치
- 115 …… **MENU 7** 케토 계란카나페와 샐러드
- 117 …… **MENU 8** 케토 양상추샐러드
- 119 …… **MENU 9** 케토 삼색꼬치
- 121 …… **MENU 10** 케토 토마토&에그샐러드
- 123 …… **MENU 11** 케토 연어가지샐러드
- 125 …… **MENU 12** 케토 소시지말이
- 127 …… **MENU 13** 케토 소고기그린샐러드
- 129 …… **MENU 14** 케토 에그토마토카나페
- 131 …… **MENU 15** 케토 실곤약잡채
- 133 …… **MENU 16** 케토 꽁치샐러드
- 135 …… **MENU 17** 케토 두부샌드
- 137 …… **MENU 18** 케토 닭살냉채
- 139 …… **MENU 19** 케토 우무냉채
- 140 …… **MENU 20** 케토 바
- 141 …… **MENU 21** 케토 쉐이크
- 143 …… **MENU 22** 케토 아이스화이트쿠키
- 145 …… **MENU 23** 케토 치즈아이스바
- 147 …… **MENU 24** 케토 닭고기섭산적구이
- 149 …… **MENU 25** 케토 소고기그라탱
- 151 …… **MENU 26** 케토 두부완자전
- 152 …… **MENU 27** 케토 쿠키1
- 153 …… **MENU 28** 케토 쿠키2
- 155 …… **MENU 29** 케토 쿠키3
- 157 …… **MENU 30** 케토 커스터드
- 159 …… **MENU 31** 케토 동태그라탱
- 161 …… **MENU 32** 케토 그라탱
- 163 …… **MENU 33** 케토 머핀
- 164 …… **MENU 34** 케토 완두콩머핀
- 165 …… **MENU 35** 케토 검은콩계란찜
- 167 …… **MENU 36** 케토 게살계란찜
- 169 …… **MENU 37** 케토 햄야채계란찜
- 171 …… **MENU 38** 케토 닭개장
- 172 …… **MENU 39** 케토 강낭콩수프
- 173 …… **MENU 40** 케토 검은콩수프
- 175 …… **MENU 41** 케토 애호박치즈수프
- 177 …… **MENU 42** 케토 치킨수프
- 179 …… **MENU 43** 케토 미역국과 갈치구이

특별한 케톤식

- 181 ······ MENU 1 케토 오징어야채링
- 183 ······ MENU 2 케토 청경채두부잡채
- 184 ······ MENU 3 케토 와플
- 185 ······ MENU 4 케토 오믈렛
- 187 ······ MENU 5 케토 동태콩나물찜
- 189 ······ MENU 6 케토 가리비볶음
- 191 ······ MENU 7 케토 닭고기시금치페이스트
- 193 ······ MENU 8 케토 마파두부와 청경채
- 195 ······ MENU 9 케토 찹스테이크
- 197 ······ MENU 10 케토 가자미스테이크
- 198 ······ MENU 11 케토 케밥
- 199 ······ MENU 12 케토 버거
- 200 ······ MENU 13 케토 연어롤
- 201 ······ MENU 14 케토 연어와 아보카도
- 202 ······ MENU 15 케토 믹스
- 203 ······ MENU 16 케토 실곤약순대
- 204 ······ MENU 17 케토 두부가지수프
- 205 ······ MENU 18 케토 구운오리꼬치
- 206 ······ MENU 19 케토 소시지퀘사디야
- 207 ······ MENU 20 케토 계란쌈
- 208 ······ MENU 21 케토 딤섬
- 209 ······ MENU 22 케토 월남쌈
- 210 ······ MENU 23 케토 아보카도소스와 고기(쌈)
- 211 ······ MENU 24 케토 소고기버섯무쌈
- 212 ······ MENU 25 케토 햄치즈롤
- 213 ······ MENU 26 케토 치즈연어롤
- 214 ······ MENU 27 케토 야채계란말이
- 215 ······ MENU 28 케토 검은콩크림크레페
- 216 ······ MENU 29 케토 두부브루스케타
- 217 ······ MENU 30 케토 동그랑땡
- 219 ······ MENU 31 케토 피자
- 221 ······ MENU 32 케토 소고기와 토마토소스
- 223 ······ MENU 33 케토 볼
- 224 ······ MENU 34 케토 토마토키슈
- 225 ······ MENU 35 케토 미트크림소스파스타
- 226 ······ MENU 36 케토 마카다미아모듬버섯탕
- 227 ······ MENU 37 케토 뚝배기굴유탕
- 228 ······ MENU 38 케토 들깨연두부탕
- 229 ······ MENU 39 케토 생선크림수프
- 230 ······ MENU 40 케토 두부치즈스틱
- 231 ······ MENU 41 케토 치킨볼튀김
- 233 ······ MENU 42 케토 소고기연근튀김

변형된 앳킨스 식이요법

- 235 ······ MENU 1 MAD 오징어볶음
- 237 ······ MENU 2 MAD 닭살냉채
- 239 ······ MENU 3 MAD 찹스테이크
- 240 ······ MENU 4 MAD 가자미구이
- 241 ······ MENU 5 MAD 구운오리샐러드

부록

- 243 ······ 부록 1 케톤식 식단 작성 프로그램 소개
- 245 ······ 부록 2 케톤식에 사용되는 주요 식품의 영양성분표
- 251 ······ 부록 3 식단의 예: 변형된 앳킨스 식이요법, 저당지수 식이요법
- 252 ······ 부록 4 찾아보기: 주재료에 따른 분류
  (육류, 생선류, 계란, 두부·치즈, 기타, 케토니아, 다불포화지방산)
- 256 ······ 부록 5 참고문헌

- 258 ······ Epilogue

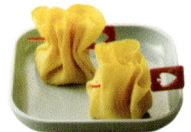

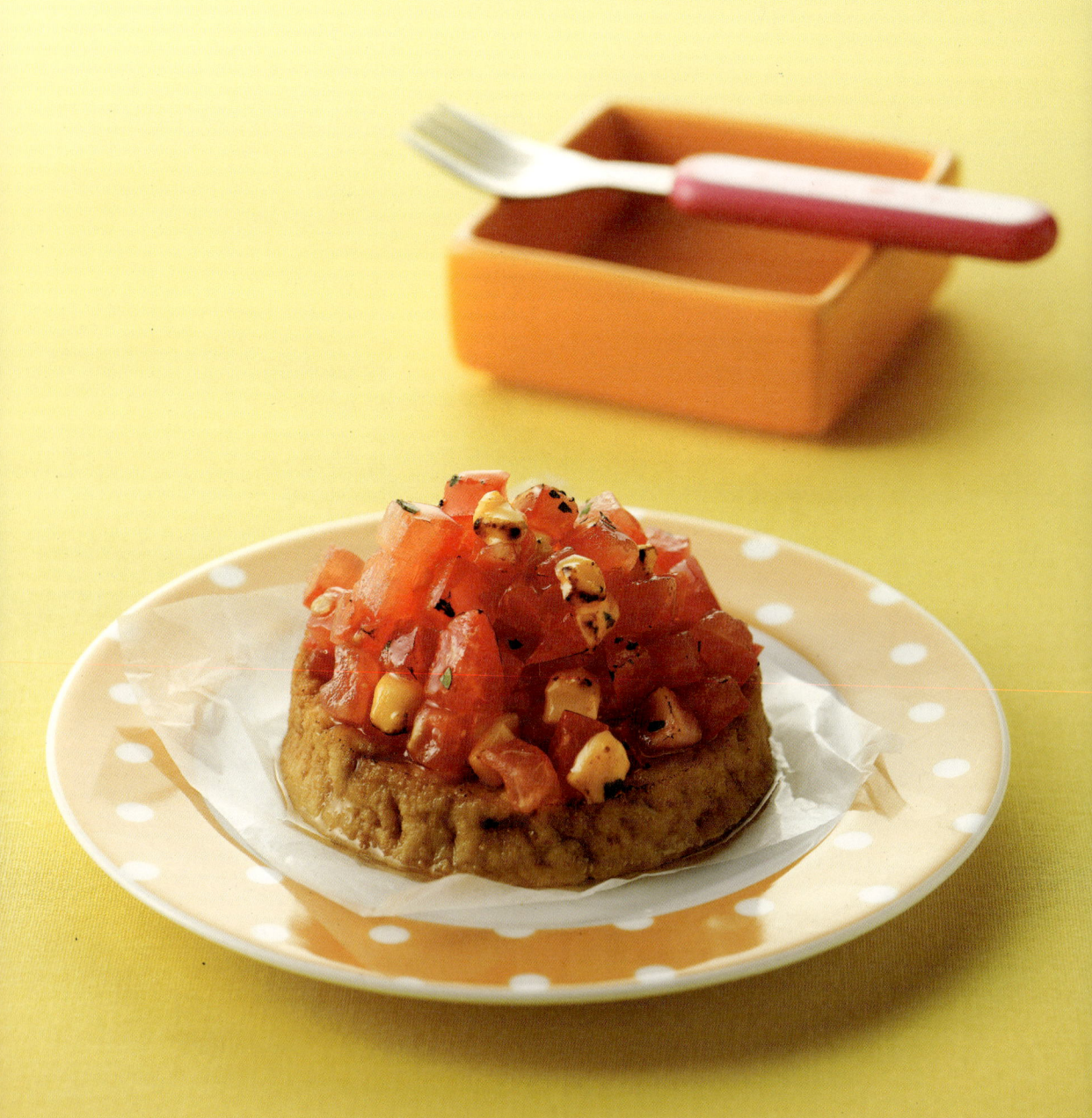

PART. 1
케톤 생성 식이요법과 소아 뇌전증
전문의 편

케톤식의 정확한 명칭은 케톤 생성 식이요법(이하 케톤식)으로, 약물로 조절되지 않는 난치성 소아 뇌전증 환자에게 제공되는 식사로, 당질, 지방, 단백질 영양소의 비율을 조절한 식사를 통해 항경련 효과를 얻는 식사요법이다. 케톤식을 이해하기 위해 관련 질환인 뇌전증에 대한 이해가 필요하다.

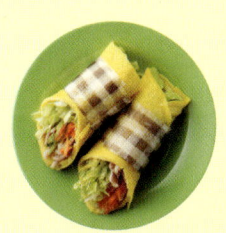

01 뇌전증에 대한 이해

뇌전증이란

　인간의 뇌에는 수백만 개의 뇌세포가 있는데, 뇌세포에서는 전기 에너지가 방출된다. 이 전기 에너지를 통하여 세포 간에 신호가 전달된다. 즉, 인간은 뇌세포에서 발생되는 전기 에너지에 의해 움직이고, 느끼고, 생각하고, 기억하는 등 생명 활동을 하게 된다. 그런데 이러한 전기 에너지가 과잉으로 방출되면 신호를 전달하는 신경 기능에 장애가 발생하게 된다. 장애 현상은 비정상적으로 전기 에너지를 과잉 방출하는 뇌세포의 부위에 따라 다양하게 나타난다. 손발과 얼굴이 떨리기도 하고, 헛것이 보이기도 하며, 헛소리가 들리고, 이상한 냄새가 나는 현상 등이 발생하게 된다. 경우에 따라서는 극도의 쾌감을 느끼기도 하고, 극도의 공포를 경험하기도 한다. 정신을 잃고 쓰러지기도 하고, 이상한 생각이 지워지지 않고 반복적으로 들기도 하며, 과거의 경험이 떠오르기도 한다. 이러한 현상을 뇌전증성 발작이라고 하며, 뇌전증성 발작이 반복적, 만성적으로 나타나는 경우를 가리켜 '뇌전증(Epilepsy)'이라고 한다.

뇌전증의 원인

뇌전증의 원인은 다양하며 발병 연령에 따라서 다를 수 있다. 그 중에서 가장 흔한 원인이 바로 뇌손상이다. 소아의 경우, 뇌손상은 출산 전이나 출산 시에 생길 수도 있고, 머리에 심한 충격을 받거나 때로는 교통사고로 머리에 외상을 입어 뇌전증이 생기기도 한다. 혹은 영·유아기 때 자주 재발하는 열성 경련이 나중에 뇌전증이 되기도 한다. 또한 뇌염이나 뇌막염 같은 뇌질환이 원인이 되거나 홍역과 같은 소아기 질환이 뇌에 작은 반흔을 남기게 되면 나중에 이것이 뇌세포를 쉽게 흥분시켜 경련을 유발하는 경우도 있다. 그리고 지능장애나 뇌성마비가 있는 아이가 경련을 일으키는 경우가 많은데 이 또한 뇌손상에 기인

알아두세요! 뇌전증 관련 용어 정의

1 뇌전증(Epilepsy)
우리나라 용어로 '간질'이라고 하였으나, 최근에 '간질'이라는 병명에 대한 사람들의 편견을 바로잡기 위해서, 뇌의 전기 흐름에 이상이 생기는 병이라는 의미의 '뇌전증'으로 용어가 바뀌었다.

2 뇌전증성 발작(Epileptic Seizure)
뇌전증성 발작은 여러 증상으로 나타나기 때문에 한 마디로 정의하기는 어렵다. 다만 중추신경계 뇌세포의 비정상적으로 과도한 전기적 흥분 발사에 뒤따르는 급격하고, 불수의적이며, 가역적인 신경 기능의 장애로 인하여 나타나는 임상 증상이라고 할 수 있다. 이러한 뇌전증성 발작이 반복적, 만성적으로 나타나는 경우를 뇌전증(Epilepsy)이라고 한다.

3 경련(Convulsion)
경련이란 가역적이고, 불수의적이며, 급격한 운동 기능의 장애를 보이는 임상 증상을 뜻하며, 엄밀한 의미에서 뇌전증성 발작의 한 종류에 해당된다. 그러나 대부분의 뇌전증성 발작이 흔히 경련의 형태로 나타나기 때문에 많은 의사들은 대개 경련이라는 말을 뇌전증성 발작 혹은 발작 대신에 사용하기도 한다.

4 경련성 질환(Convulsive Disorder)
이러한 경련이 주요 증상으로 나타나는 질환을 경련성 질환이라고 한다.

5 발작(Seizure)
발작이라는 용어는 의학적으로 급작스럽고 종종 급변하는 어떤 임상 증상 혹은 사건을 지칭하는 데 쓰이고 있다. 발작을 뇌전증성 발작 대신에 사용하는 경우가 흔히 있지만, 발작이라는 용어 자체가 곧 뇌전증성 발작을 의미하는 것은 아니며, 뇌전증성 발작은 단지 발작 중의 한 형태이다.

한다. 그 밖에도 선천적인 뇌기형이나 자궁내 감염 등이 원인이 될 수 있다.

최근에는 의료장비의 발달로 뇌전증의 원인 질환을 비교적 쉽게 알아낼 수 있는데, 이를 '증후성 뇌전증(Symptomatic Epilepsy)'이라고 한다. 반면 원인이 밝혀지지 않은 경우도 있는데, 이를 '특발성 뇌전증(Idiopathic Epilepsy)'이라고 한다.

뇌전증에 나타나는 경련(뇌전증성 발작)의 종류 및 형태

'뇌전증성 발작'에는 여러 형태의 증세로 나타난다. 그러나 발작 증세가 모두 뇌전증성 발작이라고 할 수는 없다. 뇌전증성 발작과 유사한 임상 양상을 보이는 다른 질환이 많이 있으며, 특히 소아시기에 유사 질환이 더 자주 나타나게 된다. 따라서 아이에게 발작 증세가 발생했다면, 부모는 임의로 판단하지 말고 반드시 의사에게 정확한 진단을 받도록 해야 한다.

뇌전증성 발작은 뇌의 침범이 광범위한지 또는 어느 한 부위에 국한되어 나타나는지에 따라 전신 발작과 부분 발작으로 구분된다. 한 명의 아이에서 한 가

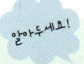

뇌전증 발병률

뇌전증은 일반적으로 추측하고 있는 것보다 훨씬 더 흔한 질병이다. 발병 빈도는 대개 1년에 인구 100,000명당 20~70명 정도이고, 한 시점에서 일시에 조사한 뇌전증 환자수(시점 유병률, Point Prevalance)는 대략 인구 1,000명당 4~10명 정도로 알려져 있다. 또한 일생 발작 혹은 경련을 경험하는 환자수(생애 유병률, Lifetime or Total Prevalance)는 대개 인구 100명당 2~5명으로 추산된다. 즉, 많게는 인구 20명 중 1명이 일생 1회 이상의 발작을 경험하며, 어느 한 시점에서는 인구 100명 중 1명이 그 당시에 뇌전증 환자라는 것이다. 더구나 뇌전증 발병은 20세 이전에 일어나는 경우가 대부분으로 전체 뇌전증 환자의 약 80%가 어린 시절에 발병하게 된다. 실제로 뇌전증 환자는 소아신경과 의사가 접하는 많은 신경계 질환 환자 중 가장 많은 수를 차지하고 있다. 그러나 아직도 우리나라의 뇌전증에 대한 인식 부족과 편견으로 인해 환자들은 자신의 병을 숨기려고 하고 전문적인 치료를 받지 않는 경우가 많다.

지 종류의 발작만 있는 경우가 대부분이지만, 때로는 한 아이에서 두 가지 또는 그 이상의 발작이 나타날 수도 있다.

다음은 1981년 국제항뇌전증연맹(ILAE)에 의한 뇌전증 발작의 분류이다.

1 부분 발작(초점성 또는 국소 발작)

뇌의 일부 특정 부위에서 과잉 방출된 전기 에너지로 인하여 발생하며, 그 부위의 뇌가 담당하는 기능에 따라 임상 증상도 다르게 나타나게 된다.

● **단순 부분 발작**

발작 시 의식 장애가 없다. 증상에 따라 운동성, 감각성, 자율신경성 단순 부분 발작으로 세분할 수 있다. 운동성 단순 부분 발작은 신체의 어느 한 부분에 갑자기 경련성 운동이 일어나는 것을 말한다. 이는 그 근육을 지배하는 뇌 부위에서 과도한 전기적 방출이 일어나기 때문에 발생하는 것이다. 흔히 손이나 입 근처에서 경련이 발생하게 된다. 예를 들어 얼굴 한쪽을 실룩거린다거나 손 또는 발을 까딱거리며 흔드는 정도이며, 정신을 잃거나 쓰러지지는 않는다. 경우에 따라서는 눈, 얼굴, 몸이 돌아가기도 하며, 대화가 중단되기도 하고, 외마디나 단어를 말하기도 한다. 때로는 심한 경련이 있었던 신체 부위에 일시적인 마비가 나타나기도 한다.

감각성 단순 부분 발작은 '발작'의 증상으로 우리의 신체에서 느끼는 모든 감각, 즉 시각, 청각, 후각, 미각 및 빙빙 도는 느낌과 같은 감각에서 이상이 발생하게 된다. 아이는 실제로 존재하지 않는 소리를 듣거나 물체가 보이기도 하며 또는 신체의 어느 부위를 핀으로 찌르는 듯한 느낌, 어지러움, 고약한 냄새가 나거나 맛이 느껴지는 현상, 무감각 등의 증상을 나타내는데, 이는 각기 다른 대뇌 피질의 감각 부위에서의 전기 방출에 기인한다.

자율신경성 발작은 드문 '발작'으로 갑자기 얼굴이 창백해지거나 붉어지기도 하며, 갑자기 심장이 빨리 뛰는 것을 느끼거나 배가 아픈 증상을 호소하기도 한다. 이럴 때는 실제로 배나 심장에 이상이 있는지를 확인하기 위하여 세밀한 검사가 필요하다.

●복잡 부분 발작

발작 시 의식 장애가 있다. 이것은 주로 뇌의 측두엽에서 과잉 방출된 전기 에너지로 인하여 발작이 발생하지만, 뇌의 다른 부위가 관계되어 있는 경우도 있다. 아이는 매우 다양한 임상 증상, 즉 의식, 인식, 감정, 정신 감각 및 정신 운동의 장애와 같은 여러 형태의 발작 증상이 단독으로 또는 복합되어 나타나게 된다. 예를 들어 아버지의 심부름을 가던 아이가 갑자기 멍하게 서 있어 아버지가 왜 그러냐고 물으며 흔들었지만 그 아이는 아무런 반응을 보이지 않는 경우이다. 정신을 차린 후에 그 아이는 그 동안 무슨 일이 있었는지를 기억하지 못한다. 또, 심한 공포를 느끼는 경우도 있다. 너무도 무섭기 때문에 아이가 도망가거나 뛰어 가거나 하는 동작을 취하기도 하며, 이와는 반대로 쾌감을 느끼기도 한다. 어떠한 생각이 머리 안에서 맴돌기도 하며, 처음 간 곳인데도 불구하고 전에 와 보았던 것처럼 느끼기도 하며, 매일 왔던 곳인데도 낯설게 느껴지기도 한다.

정신 운동의 장애로는 자동증이 있는데, 이때 경련은 없으나 마치 잠자는 상태처럼 보이며 말을 걸면 반응이 없다. 아이는 입맛을 다시거나, 입술을 빨거나, 음식물을 씹거나 삼키는 모양의 운동을 흔히 나타낸다. 또한 목적 없이 앉아 있거나, 서 있거나, 방 안을 이리저리 걸어 다니기도 하며, 때로는 옷을 만지작거리거나 잡아당기는 행동을 보이기도 한다. 그러나 이러한 행동이 지속되는 정신 질환과는 달리 수 분간 일시적으로 나타나는 것이 특징적이며, 아이는 일어난 일에 대하여 기억이 없다. 그리고 이러한 부분 발작은 전체 뇌로 그 전기 에너지가 전파되어 전신 발작으로 이어지는 경우가 많다.

● 이차성 전범화 발작

이것은 처음에 단순 부분 발작 혹은 복잡 부분 발작으로 시작하여 곧 이어 전신 발작으로 이행되는 발작 형태이다.

2 전신 발작

이는 전기 에너지의 과잉 방출이 뇌 전반에 걸쳐 나타나는 경우를 말한다.

● 강직, 간대, 강직-간대 발작(대발작)

가장 심한 임상 증상을 보이는 발작으로, 신체의 모든 근육과 운동 기능이 침범되는데, 이런 형태의 발작을 하는 아이는 의식을 잃고 쓰러져 경련을 하게 된다. 이 발작은 발작이 시작될 때 얼굴 및 사지 근육이 수축(경련)을 하게 된다. 근육이 수축을 하면서 호흡이 멈추고 이어서 아이는 외마디 소리를 지르면서 바닥에 쓰러지게 된다. 호흡이 정지되므로 얼굴 및 피부는 창백해지거나 새파랗게 변하고, 눈을 치켜뜨면서 어금니를 꽉 깨물며, 사지는 뻣뻣하게 된다. 1분 정도 지나면서 쭉 뻗었던 사지가 뻗었다 구부렸다 하는 간대성 운동을 하게 되며, 이때 아이는 혀를 깨물거나 대소변을 보기도 하고, 입에서는 침을 많이 흘리며 거품을 내면서 호흡은 거칠어지고, 팔다리를 흔들며 소변과 대변을 지리기도 한다. 시간이 조금 지나면 이러한 움직임은 느려지고 이윽고 멈춰지는데, 이러한 경련은 대개 수 분 동안 지속되며, 경련이 멈춘 후에 아이는 잠이 들거나 깨어나게 된다. 잠에서 깨어나면서 아이는 심한 두통과 사지의 근육통을 호소하나 그 동안에 자신에게 무슨 일이 일어났는지를 전혀 기억하지 못한다.

● **결신 발작(소발작)**

결신 발작은 주로 소아에서 발생하며, 잠깐 동안(대개 2~10초 정도) 의식 소실을 나타내는 것이 특징이다. 너무도 짧게 일어나기 때문에 주위 사람이 잘 알아채지 못하는 경우도 있다. 이와 더불어 시선이 고정되거나, 눈을 깜박이거나, 입맛을 다시거나, 씹는 모양을 나타내거나, 또는 말을 멈추기도 하는데, 아이는 이러한 주의력 단절이 있었던 사실을 기억하지 못하고, 깨어난 후에는 졸림이 없이 발작이 있기 전에 하던 행동을 다시 계속하게 된다. 예를 들어 환자는 음식을 머금고 있다가 잠시 멍하니 쳐다보는 발작이 일어난 후 다시 깨어나 음식을 씹는 것과 같이 발작은 진행된다. 많을 경우에는 하루에도 수백 번씩 나타날 수 있다. 흔히 이런 아이는 학교에서 수업 시간 중에 한 눈을 팔거나 주의력이 떨어져 있다고 오해를 받아 선생님께 꾸중을 듣거나 지적을 받게 되는 경우가 많다. 경우에 따라서는 엄마와 외출 시 깜박하여 엄마를 잃어버리는 일이 생기기도 한다. 호흡을 빠르고 깊게 할 경우 '발작'이 유발되는 것이 특징적이다.

● **근간대 발작**

근간대 발작은 깜짝 놀랄 때처럼 얼굴이나 팔다리의 근육이 순간적으로 수축하여 흔드는 발작이다. 소아나 청소년기에 많이 발생하고 하루에도 여러 차례 발생하며 특히 잠들기 전과 잠에서 깰 때 잘 일어난다. 깜짝 놀랄 때처럼 사지나 몸통 근육의 갑작스런 수축을 보이는 경련으로, 신체의 어느 한 근육에 국한되어 나타나는 경우에는 갑자기 머리를 떨구거나 팔을 펴거나 구부리게 되며, 별안간 쓰러질 수도 있다. 발작은 잠깐 동안(1~3초) 나타나는데, 발작 후 졸음은 없다.

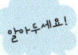

발작 시 보호자 주의사항

아이에게 일어나는 발작을 짧게 하는 방법은 없으나, 발작이 아이에게 미치는 영향을 줄일 수는 있다. 발작을 목격했을 때 차분한 마음가짐으로 다음의 조치들을 침착하게 시행한다.

1 아이 주위에 날카롭거나 아이에게 위험한 물건을 치운다.

2 아이 방에 여러 사람이 모이지 않도록 하고, 조용하게 하고 신선한 공기가 잘 통풍되도록 해주며 밝은 햇빛이나 불빛을 피하여 약간 어둡게 한다.

3 꼭 끼는 옷(특히 목 주위)을 풀어헤쳐서 신체의 속박을 없애준다.

4 입가의 침을 닦아주고, 경련 중에 구토를 할 때에는 옆으로 눕혀야 한다. 경련을 하고 있는 중에 약물 또는 기타 어떠한 것들도 먹이지 않는다. 호흡기로 잘못 들어가 질식할 위험이 있기 때문이다.

5 찬 물을 사용하거나, 따귀를 때리거나, 날카로운 물건으로 손끝을 따거나, 흔들어서 경련을 멈추려 하지 말아야 한다. 이러한 조치는 효과가 없으며 물이나 충격 혹은 상처 때문에 위험할 수 있고, 오히려 경련을 더 조장시키게 된다. 또한 근육이 뒤틀릴 수도 있고 심지어 뼈가 부러지는 경우가 초래될 수도 있으므로 아이의 움직임을 억제하거나 억누르려 하지 말아야 한다.

6 혀나 입술을 깨무는 것을 막을 목적으로 딱딱한 물건을 입 안에 넣지 말아야 한다. 이러한 조치로 이가 부러지거나 이물질을 삼키게 되기도 한다. 고무로 된 치아 보호틀이 있으면 치아 사이에 끼워주고, 그렇지 않은 경우에는 절대로 부러질 염려가 없는 단단한 물건(쇠젓가락이나 수저대)을 깨끗한 천이나 거즈 등으로 여러 번 감아서 고정시킨 다음, 이것을 입 한 구석의 위아래 치아 사이에 이가 상하지 않도록 넣어 주어도 좋다. 입이 닫혀 있는 경우에는 무리해서 벌리려고 해서는 안 된다.

7 아이가 경련하는 동안 일어나는 모든 일을 잘 관찰해야 한다는 것이다. 경련이 얼마나 지속되는지, 신체의 어느 부위에서 시작하여 어떤 모양으로 나타나는지도 자세히 관찰하고 기록해야 한다. 경련 전이나 도중 혹은 후에 다른 증세가 있었다면 이것 역시 기록해야 한다.

8 경련을 최소한 5분은 관찰할 것을 권장한다. 그러나 만약 경련이 5분 이상 지속되면 즉시 응급실로 데려가야 한다. 뇌전증 지속 상태(뇌전증 중첩증) 경련이 쉬지 않고 최소 30분 이상 지속되는 것을 의미한다. 이것은 경련과 관련된 응급 상황으로 즉각적인 치료를 필요로 한다. 물론 5분 동안 경련이 계속되었다고 해서 반드시 뇌전증 지속 상태를 의미하는 것은 아니지만, 보호자가 아이를 데리고 병원에 가는 데 거의 20~30분이 소요될 것이 예상되기 때문이다. 만일 병원에 가는 도중에 경련이 멈추면 다시 집으로 돌아가 관찰해도 무방하다. 하지만 만약 응급실에 도달할 때까지 계속 경련을 하고 있었다면 30분 이상이 경과된 것으로 전문적인 치료를 받아야 한다.

- **탈력 발작(부동, 무동 발작)**

  탈력 발작은 주로 소아에서 많이 발생하며, 전신 근육을 지탱하는 힘이 갑자기 빠져 이로 인하여 갑자기 쓰러지게 되는데, 이때 아이는 머리에 심한 외상을 받을 수 있다. 1~3초 동안의 발작이 있은 후에 아이는 졸림이 없이 다시 일어나게 되는데, 이러한 경련은 하루에도 여러 번 반복되어 나타나며, 특히 아침에 또는 잠에서 깨어난 직후에 많이 볼 수 있다.

3 미분류형 발작

앞서 설명한 발작의 어느 형태에도 포함시키기 곤란한 다양한 형태의 발작을 미분류형 발작이라고 말할 수 있다.

뇌전증의 진단

전문의들이 뇌전증을 진단하는 데 가장 중요한 단서는 정신을 잃거나 이상한 일이 발생하였을 때의 상황이다. 발작이 의심되는 아이가 병원에 올 때에는 그 증상을 관찰한 사람이 같이 오거나 발작을 할 때 전반적인 상황을 상세하게 기록하여 의사에게 제공하면 진단에 많은 도움이 된다.

이러한 상황 설명 외에 전문의사가 뇌전증을 진단하는 데 많이 사용하는 검사로 뇌파검사, 뇌영상검사(MRI 혹은 CT)가 있다. 먼저 뇌파검사는 뇌의 기능적인 면을 보는 검사로써 뇌에서 '발작파'가 나오는지, 발작이 어떤 종류인지를 검사할 수 있다. 그리고 뇌영상검사는 검사를 통해 뇌의 해부학적 형태에 이상이 있는지를 검사할 수 있으나, 검사 비용이 많이 든다. 현재는 이 두 검사를 시행하여 뇌전증을 정확히 진단하는 것이 필요하다. 이러한 검사 외에도 환자의 신체 중 다른 부분, 즉 심장, 폐, 간, 콩팥 등에 이상이 없는지를 확인하기 위하여,

그리고 앞으로 치료를 하는 데 문제가 없는지를 알아보기 위하여 여러 가지 혈액검사를 하게 된다. 특히 소아의 뇌전증을 진단하는 것이 매우 어려운데, 이 시기에는 뇌전증으로 오인되기 쉬운 질환이 많아서 정확한 감별이 필요하다.

뇌전증은 한 가지 질병이 아니라 여러 가지 뇌전증 증후군들을 합쳐서 부르는 진단명이며, 여러 종류의 뇌전증 증후군에는 각각 서로 다른 치료 방법들이 있다. 따라서 적절한 뇌전증 치료를 위해서는 여러 종류의 뇌전증 증후군 중에 어떤 것인지를 알아야 한다. 일단 뇌전증으로 판명되면 정확한 진단, 치료 및 그 예후 판정을 위하여 어떠한 종류의 뇌전증인지를 알아내야 한다. 이에 국제뇌전증퇴치연맹에서는 1981년에 발작의 임상 형태 및 뇌파 소견 등을 기준으로 뇌전증성 발작을 전신 발작, 부분 발작, 미분류형 발작으로 분류하였고, 이후 1989년에는 뇌전증의 질병 자체를 분류하여 제시하였다. 뇌전증을 일차적으로 국소성과 전신성 등으로 나누고 이를 다시 원인, 발작형, 발병 연령, 유발 인자, 경과, 뇌파 소견, 뇌영상 소견 등을 고려하여 복잡하고 세분화된 분류 기준을 제시하였다.

뇌전증의 치료 방법

과거에는 뇌전증이 난치병으로 알려졌으나, 최근에는 항경련 약제가 개발되면서 뇌전증이 성공적으로 치료되고 있다. 대부분의 뇌전증 환자는 항경련제로 뇌전증 발생을 억제할 수 있다. 반면 항경련제로 치료 시 부작용이 발생할 수 있다. 그러나 부작용은 약제를 바꾸면 없어질 수 있다. 오히려 항경련제의 부작용에 대한 편견이나 불신 때문에 항경련제를 지속적으로 복용하지 않거나, 중단하는 것이 더 큰 문제가 될 수 있다. 임의로 약을 끊게 되면 발작이 지속되는 위험한 상태(뇌전증 지속 상태)를 초래할 수 있으므로, 주치의는 보호자에게 임의로 약을 줄이거나 중단하지 않도록 주의시켜야 한다.

항경련제 치료가 시작되면, 의사는 아이에게 알맞은 약물과 용량으로 부작용이 가장 적은 상태에서 가장 효율적으로 치료해야 한다. 일반적으로 약물을 많이 복용하면 발작은 줄어든다. 그러나 약물의 부작용(졸림, 행동 과다, 집중력 둔화 등)이 너무 심할 경우 아이가 제대로 활동할 수 없게 되고, 심지어 발작을 더 악화시킬 수도 있다. 그러므로 처음부터 많은 용량의 약물을 투여하지 않도록 하여야 한다.

보호자들은 약물을 오래 사용함으로써 약물 남용 또는 의존성이 생기지 않나 걱정하게 된다. 그러나 항경련제는 거의 남용이 없다. 오히려 잊어버리고 복용하지 않거나 용량을 적게 복용하는 경우를 조심해야 한다. 실제로 치료의 경과가 좋아서 발작이 잘 조절되고 있던 아이에게서 다시 발작이 재발하는 경우가 흔한데, 대부분은 약을 적게 복용하거나 잊어버리고 복용하지 않았기 때문이다. 의사는 약물치료 후 3~5년간 발작이 없고 뇌파가 정상 소견을 보일 때 투약을 중지하는 것을 시도한다. 따라서 치료 기간이 3년 이내인 경우에는 임의로 약을 끊는 것은 바람직하지 않다. 투약을 중지하기로 결정이 되면, 약물은

약물치료 시작 후 보호자 주의사항

1 약물 투여 후 구역질, 흥분, 행동 장애, 지나친 수면, 이상한 서투름, 탈모, 반응의 둔화, 피부 발진 등을 관찰하여 의사에게 알려야 한다.

2 대부분의 항경련제는 주기적으로 혈액검사를 해야 하며, 이것은 아이의 건강을 위해 중요하다. 매번 방문할 때마다 다음에 언제 와야 되는지 질문하고 다음 번 약속을 지켜야 한다.

3 설령 약물이 아이에게 부작용을 일으키는 것 같더라도 마음대로 약물을 중단하지 말아야 한다. 만약 아이가 한 가지 이상의 약물을 복용중인 경우, 한 가지 약물의 용량을 갑자기 줄이면 평형에 혼란이 생길 수 있다. 어떤 경우에는 약물을 갑자기 끊은 후에 매우 위험한 경련, 예컨대 뇌전증 지속 상태를 유발할 수도 있다.

4 항경련제 이외의 다른 약물을 투여하거나 예방접종 등을 해야 할 경우, 아이가 복용하고 있는 항경련제와 방해 작용이 일어날 수 있으므로 반드시 의사와 상의해야 한다.

수주 또는 수개월에 걸쳐 서서히 줄이면서 끊어야 한다. 만약 약물을 감량하는 도중에 발작이 다시 발생하면 즉시 원래의 용량으로 다시 증량시켜야 한다.

뇌파가 정상이라고 해서 재발을 안 한다는 보장은 할 수 없으며 또한 비정상이라고 해서 반드시 재발한다고도 할 수 없다. 그러나 뇌파에 발작파가 계속하여 나타나거나 악화되는 소견을 보일 경우에는 재발의 위험이 높을 수 있다. 뇌전증 혹은 뇌전증 증후군의 전문적인 세부 진단명에 따라 그 재발률이 서로 매우 다르기는 하지만, 일반적으로 재발의 위험이 높은 경우는 다음과 같다. 이러한 경우들은 경련의 조절 자체를 어렵게 하는 경우들과 대개 일치하므로, 의사는 보다 더 신중하게 검토해야 하고 투약 중지를 연기할 수도 있다.

재발 위험이 높은 경우
- 발병 연령이 어린 경우
- 발작의 병력이 긴 경우
- 발작의 빈도가 잦았던 경우
- 여러 종류의 발작형을 가진 경우
- 신경학적 또는 정신과적 이상이 있는 경우
- 지능 박약이 있는 경우
- 뇌파가 계속적으로 심한 이상 소견을 나타내는 경우

약물치료 외에 뇌에서 뇌전증 발작의 원인이 되는 발작파가 생기는 병소를 잘라내거나 이것이 뇌의 다른 부위로 퍼져 나가는 것을 막아 주는 수술요법도 활발히 사용되고 있다. 이 경우는 일상생활에 심한 지장을 받는 뇌전증 환자이면서 암이나 다른 신경질환 등 진행성 질병이 없고 지능이 일정 수준 이상이 되는 환자가 수술 대상이다. 심한 지능 저하나 정신 이상의 경우에는 수술로 치유되더라도 사회 복귀가 불가능하기 때문에 대상에서 제외된다. 최근에는 뇌전증 수술의 성적도 크게 좋아지고 있다. 따라서 과거 뇌전증 수술은 치료보다는 오히려 후유증만 심각해서 신경외과 의사들 간에도 기피하는 경향이 강했으나, 이제는 정상생활을 할 수 없다고 판단되는 난치성 뇌전증 환자에게는 적극적으로 수술이 시도되고 있다.

뇌전증의 종류에 따라 약물로 치료해야 하는 경우도 있고 수술로 치료해야 하는 경우도 있다. 물론 어떤 치료 방법을 선택해야 하는지는 여러 가지 의학적 요소들을 감안하여 전문의가 신중하게 결정해야 할 것이다.

한편 이러한 약물이나 수술 등의 의료적 치료에 잘 반응하지 않는 난치성 뇌전증 환자들이 있다. 이러한 아이의 치료를 위하여 케톤식이 이용되고 있다. 이 외에도 미주신경자극법도 일부 난치성 뇌전증 환자 치료에 효과를 보이고 있으며, 신경줄기세포 이식도 시도되고 있다. 또, 지금도 계속하여 새로운 약품이 개발되고, 새로운 치료 방법이 연구되고 있다.

02 케톤식의 이해

역사적 배경

성서 시대부터 뇌전증의 치료로 금식이 사용되었고, 기원전 5세기 히포크라테스는 음식은 물론 마실 것조차 절대 금함으로써 발작이 완전히 치유된 뇌전증 환자를 보고한 바 있다.

1920년대에 금식으로 인해 체내에서 일어나는 대사 작용과 유사한 반응을 보이는 케톤식이 처음으로 소개되었다. 1921년 와일더(Wilder)는 식단에서 탄수화물의 비율을 낮추고 지방의 함량을 증가시킴으로써 신체 내에서 케톤체 생성을 유도하여 경련의 빈도를 감소시킬 수 있다고 제안했는데, 이 식단이 케톤식의 시작이다. 이후 1930년대부터 페니토인을 비롯한 항경련제의 사용을 시작으로 점차 효과가 좋은 항경련제들이 개발되면서 케톤식에 대한 시도와 관심은 사라지게 되었다.

그러나 항경련제의 지속적인 복용에 따른 부작용에 대한 우려와 항경련제들의 개발에도 불구하고 뇌전증 환자의 25% 이상이 난치성으로 남게 됨에 따라 다시 케톤식 치료에 대해 관심을 갖게 되었다. 특히 1992년부터 뇌전증 환자의 보호자 모임에 의해 케톤식이 다시 주목받기 시작하였고, NBC-TV의 프로그램 'Dateline'에 소개되면서 전국적인 관심을 받게 되었다. 이 프로그램은 난치성 전신 발작으로 존스홉킨스병원에 내원한 2세 남자아이 찰리(Charlie)의 사례를 바탕으로 하였다. 케톤식을 시도하여 빠른 시일 내에 경련이 소실된 찰리의 아버지는 찰리 재단을 설립하였고, 프리먼(Freeman) 박사와 영양사 밀리센트 켈리(Millicent Kelly)는 부모들과 임상의들, 영양사들을 위한 비디오를 제작하였다. 또한 그의 아버지는 1997년 '사랑의 기도-아들을 위하여(First Do No Harm)'라는 영화를 제작하여 케톤식이 뇌전증의 기적적인 치료 방법임을 소개하였고, 이러한 움직임을 통하여 뇌전증 환자의 가족들이 케톤식에 큰 관심을 갖게 되었다. 뿐만 아니라 찰리 재단은 케톤식의 효과 연구를 위해 다기관 전향성 연구를 지원하였으며, 여러 연구들에서 뇌전증 억제 효과에 대한 보고들이 이루어지면서 케톤식이 재조명 받게 되어 현재 45개 이상의 국가에서 적용되고 있다.

이와 같이 케톤식이 90여 년간 난치성 소아 뇌전증 치료에 많이 사용되고 있음에도 불구하고, 케톤식의 항뇌전증 작용 기전은 아직까지 확실하게 규명되지 않았으며, 이에 대한 과학적인 연구 시도 또한 적은 편이다. 최근에 이 식이요법의 항뇌전증 작용 기전을 밝히고 그 동안의 임상 경험에서 제기된 여러 가지 의문점들을 해결하기 위하여 동물실험을 비롯한 본격적인 기초 연구가 시도되기 시작했으며, 이에 대한 연구 성과가 나타나고 있다. 국내에서도 이 식이요법의 임상적 이용이 널리 확대되어 뇌전증 환자의 치료에 도움을 주고 있으며, 이 방면에 대한 기초 연구도 활발해지고 있다.

케톤식의 원리

케톤식은 어떤 영양소는 체내에서 케톤체(Ketone Body) 생성을 증가시키는 케톤 생성 효과(Ketogenic Effect)를 보이는 반면, 어떤 영양소는 반대로 케톤체를 생성시키지 않는 항케톤 생성 효과(Anti-Keotgenic Effect)를 가지고 있다는 개념에 기초하고 있다. 즉, 포도당은 모두 체내에서 완전히 연소되기 때문에 케톤체가 형성되지 않은 항케톤 생성 효과를 보인다. 이 외에 지방의 경우에는 1/10 정도, 단백질은 절반 이상이, 그리고 당질 전부는 포도당으로 분해되므로, 항케톤 생성 효과를 보인다. 반면 지방은 대부분 케톤체를 생성하는 케톤 생성 효과가 있다.

모든 음식에 함유된 영양소 성분에 따라 케톤/항케톤 생성비(Ketogenic/Anti-Ketogenic Ratio)를 계산할 수 있다. 이 비율은 다음의 공식으로 계산할 수 있다.

> **케톤/항케톤 생성비(Ketogenic/Anti-Ketogenic Ratio) 공식**
> $K/AK = (0.9 \times F + 0.46 \times P)/(1.0 \times C + 0.1 \times F + 0.58 \times P)$ [in gram scale]
> *K: Ketogenic, AK: Anti-Ketogenic, F: Fat, P: Protein, C: Carbohydrate

최근에는 이 케톤/항케톤 생성비보다 더욱 간편한 케톤 생성비(Ketogenic Ratio)를 통해 계산하고 있다. 케톤 생성비는 다음의 공식으로 계산할 수 있다.

> **케톤 생성비(Ketogenic Ratio) 공식**
> Ketogenic Ratio = Fat/(Carbohydrate+Protein) [in gram scale]

케톤/항케톤 생성비가 최소한 1.5:1 정도로 구성된 식사를 섭취하게 되면 혈액 및 소변 내의 케톤체 농도가 상승한다. 그리고 이 비가 3:1보다 클 때에 경련 조절이 가장 잘 이루어진다. 뿐만 아니라 총 섭취 칼로리는 케토시스(체내에서 케톤체가 많이 형성된 상태)를 유지하기 위하여 어느 정도 제한하여야 한다.

케톤식의 종류

케톤식에서 중요한 영양소 성분은 지방산이다. 지방산은 긴사슬 지방산(Long-Chain Fatty Acid)과 중사슬 지방산(Medium-Chain Fatty Acid)을 기본으로 사용하게 되는데, 고전적인 케톤식은 긴사슬 지방산을 사용한다. 옥테인산(Octanoic Acid)이나 데칸산(Decanoic Acid) 같은 중사슬 지방산은 세포 내로 쉽게 이동하기 때문에 긴사슬 지방산에 비하여 케톤체를 더 많이 생성하게 된다. 따라서 중사슬 지방산을 사용하게 되면, 일일섭취량 중의 지방 함량을 낮추고 탄수화물과 단백질의 함량을 보다 높일 수 있을 것으로 예견된다. 그러나 임상적으로는 긴사슬 지방산과 중사슬 지방산 사이에 큰 차이는 없는 것으로 나타나고 있다. 한편 중사슬 지방산은 복부 팽만과 설사가 더 흔하게 나타나는 반면, 긴사슬 지방산으로 구성된 식단은 맛이 없으며 변비를 잘 유발한다고 보고되고 있다.

와일더가 창안한 고전적 케톤식(Classic Ketogneic Diet)은 칼로리를 일반 권장량의 75%로 제한하면서 케톤 생성비를 4:1이 되게 식사를 구성하도록 하였다. 하루 섭취 칼로리를 3번으로 나누어서 공급하는데, 각 식사 때마다 케톤 생성비가 동일한 비율, 즉 4:1로 유지되도록 하였으며, 간식의 경우에도 동일한 비율이 유지되도록 하였다. 고전적 케톤식은 탄수화물을 매우 제한하므로 음식에 대한 거부감이 심할 수 있으나, 설사나 복통 등 음식 자체로 인한 부작용은 훨씬 적다.

이후 후텐로허(Huttenlocher) 등에 의해 제안된 MCT(Medium Chain

Triglyceride) 오일을 사용한 케톤식은 칼로리 공급을 일반 권장량으로 유지하고 전체 칼로리의 60%를 MCT 오일을 사용하였다. 이 식사는 고전적 케톤 생성 식이에 비해 간편한 장점이 있다. 또한 고전적 케톤식보다 좀 더 많은 탄수화물과 단백질이 허용되어 음식에 대한 적응을 쉽게 할 수 있고, 옥테인산과 데칸산 등 중사슬 지방산이 많이 포함되어 단위 칼로리당 케톤을 더 효과적으로 생성할 수 있다. 뿐만 아니라 혈청 콜레스테롤 농도가 비교적 안정적으로 유지되는 장점도 있다. 그러나 고전적 케톤식에 비해 케토시스가 보다 신속하게 나타나고 잘 유지되는 장점은 있으나, 소화 장애, 복통, 설사 등 음식에 의한 소화기 부작용은 더 심할 수 있고, 비용 면에서도 비싼 것이 단점이다. 한편 임상적으로는 이 두 식이요법의 항뇌전증 효과에 대한 직접적인 비교 연구 결과는 아직 부족하지만, 두 식이요법의 항뇌전증 효과는 유사한 경련 종류에 대해서는 동일한 효과를 보이는 것으로 보고되고 있다.

슈와르츠(Schwartz) 등에 의해 1989년에 변형 MCT 식이요법(Modified MCT Diet)이 소개되었는데, 식사의 30%를 MCT 오일로 공급하고 41%를 긴사슬 지방산(Long-Chain Saturated Fat)으로 공급하는 방식으로, 기존의 MCT를 이용한 케톤식의 단점을 어느 정도 보완하면서 기존의 식이요법과 동일한 수준의 경련 조절 효과를 보인다고 발표하였다. 이외에도 우디(Woody) 등이 제안한 옥수수유를 이용한 케톤식이 있다. 이는 MCT 대신 옥수수유를 이용한 것으로 항경련 효과는 MCT 식이요법과 별 차이가 없으면서 경제적으로는 저렴하여 MCT 식이요법 대신 이용할 수 있는 방법이다.

케톤식이 일반식보다 지방량이 많다 보니, 지속적으로 식사를 유지하는 것이 보호자나 아이에게 매우 어려운 일이 된다. 좀 더 적용 가능한 케톤식의 다른 유형에 대한 연구가 지속되면서 변형된 앳킨스 식이요법(Modified Atkins Diet, MAD)과 저당지수 식이요법(Low Glycemic Index Treatment, LGIT) 등이 시도

되고 있다. 고지방 함량식 섭취를 권장하면서 탄수화물 섭취만 10g/일(성인은 15g/일)로 제한하는 변형된 앳킨스 식이요법은 케톤 생성비가 1.5:1로 구성되는데, 고전적 케톤식에 비해 단백질을 엄격하게 제한하지 않아도 되는 장점이 있다.

한편 저당지수 식이요법의 경우, 금식 및 케톤식의 항경련 효과는 혈당 감소 및 혈중 케톤체 생성 증가와 연관된 것으로 알려져 왔는데, 최근의 연구 결과들

고전적 케톤식 외 식이요법

난치성 뇌전증 환아들을 위한 식이요법으로 케톤식(KD) 외에도 변형된 앳킨스 식이요법과 저당지수 식이요법 등이 있다.

1 변형된 앳킨스 식이요법(Modified Atkins Diet, MAD)

앳킨스 다이어트는 미국에서 알려진 다이어트 방법으로 우리나라에서는 일명 '황제 다이어트'라는 명칭으로 불린다. MAD는 단백질과 지방은 제한하지 않으면서 탄수화물은 극도로 제한하는 식이요법이다. 이를 케톤식의 식사원칙과 접목시켜 칼로리는 75~80% 정도로 제한하면서 영양소의 구성은 탄수화물 10%, 단백질 30%, 지방 60%로 구성하여 진행하고 있다. 아이의 적응도에 따라 1개월 후 탄수화물을 늘려 유지하기도 한다. 케톤성(지방)과 항케톤성(단백질+탄수화물)의 비율은 1.5~2:1 사이에서 유지된다. 식이요법 진행과 조리법은 케톤식과 동일하다.

2 저당지수 식이요법(Low Glycemic Index Treatment, LGIT)

당지수란 식품 중 탄수화물 50g을 먹은 후 2시간 동안 혈당이 오르는 것을 숫자로 나타낸 것이다. 당지수가 높은 음식을 먹으면 빠른 시간 안에 탄수화물이 분해되어 혈당이 빨리 오르고, 당지수가 낮은 음식을 먹으면 탄수화물이 천천히 분해되어 혈당이 느리게 오른다. LGIT는 당지수가 50 이하로 낮은 식품 위주로 선택하여 식단을 작성하는 방법으로, 칼로리를 75~80% 정도 제한하면서 영양소의 구성 비율이 탄수화물 10%, 단백질 30%, 지방 60%로 구성한다. 케톤성(지방)과 항케톤성(단백질+탄수화물)의 비율은 0.6~0.7:1 정도 유지된다. MAD와 마찬가지로 식이요법 진행과 조리방법은 케톤식과 동일하다.

하루 1,000kcal의 경우 영양소 요구량 및 비율

	열량(kcal)	지방(g)	단백질(g)	탄수화물(g)	비율(지:단+탄)
케톤식	1,000	100	15	10	4:1
앳킨스 식이요법	1,000	87.7	42.9	10	1.66:1
저당지수 식이요법	1,000	66	75	25	0.66:1

*식단의 예(부록 참조)

에 의하면 케톤체 생성 외에도 혈당 조절이 항경련 효과와 부분적으로 연관이 있는 것으로 보고되고 있다. 당지수(Glycemic Index)는 탄수화물에 들어있는 당질의 양을 기초로 하여 혈당의 상승률을 나타낸 지표로써, 당지수가 높은 음식(정제된 탄수화물)은 혈당 및 혈중 인슐린 농도를 현저히 상승시키는 데 비해 당지수가 낮은 음식(육류, 유제품, 일부 과일, 채소, 정제되지 않은 곡류 등)은 식후 혈당 및 혈중 인슐린 농도를 덜 높이게 된다. 따라서 탄수화물 섭취량을 제한하면서 당지수가 낮은 음식으로부터 탄수화물을 공급받도록 하는 저당지수 식이요법을 통하여 식후 혈당의 현저한 상승을 예방할 수 있는데, 고전적 케톤식에 비해 탄수화물 섭취량이 많아지게 되어 일상에서 실천하기가 용이하게 된다. 이렇게 최근에는 고전적 케톤식과 효과는 비슷하면서 환자가 적응하기에 더 쉬운 변형된 앳킨스 식이요법 또는 저당지수 식이요법에 대한 관심과 시도가 증가하고 있다.

케톤식의 항경련 효과

현재까지 케톤식의 항경련 효과는 대부분 증례 보고를 통해 발표되고 있는데, 이 증례 보고들은 대부분 비슷한 결과를 보이고 있다. 다른 약물치료에는 전혀 반응하지 않는 난치성 뇌전증 환자의 약 과반수에서 경련 횟수를 완전히 또는 현저히 감소시키는 것으로 보고되고 있다. 일반적으로 발작의 완전 억제는 30% 내외에 이르며, 항경련 효과는 케톤식을 적절히 유지할 경우에 치료 기간 동안 지속되는 것으로 보고되고 있다.

리빙스톤(Livingstone)은 975명의 근간대 경련, 일차성 전신성 뇌전증, 영아 연축 환자들을 대상으로 시행한 결과에서, 전체 환자의 54%에서 경련이 완전히 소실되었고, 26%에서 현저히 억제된 것으로 보고하였으며, 킨스먼

(Kinsman) 등은 1992년에 뇌성마비, 정신지체 등의 심한 장애를 동반한 난치성 뇌전증 환자 58명을 대상으로 시행한 결과에서는 전체 환자의 29%에서 경련이 완전히 억제되고, 38%의 환자에서 50% 이상 경련이 감소되었다고 하였다. 최근 김흥동 교수진은 케톤식에 대한 다양한 시도와 그 결과에 대하여 많이 발표하고 있는 바, 케톤식을 시행한 아이의 약 1/3에서 경련의 발생 빈도가 50% 이상 감소하였으며, 대부분의 아이에서 식이요법을 시작하기 전보다는 경련 조절 효과가 있는 것에 대한 일관된 결과를 보고하고 있다.

뿐만 아니라 MCT를 이용한 케톤식 역시 실스(Sills)의 보고에 따르면 44명의 난치성 뇌전증 환자 중 50%에서 경련이 완전히 억제되거나 50% 이상 억제되는 것으로 관찰되고 있다.

아직까지 케톤식과 관련한 연구는 연구 방법 및 임상적 변수(발작 형태, 뇌파 소견, 치료기간 등)가 통일되지 않았기 때문에 보다 면밀하게 다양한 증상에 따른 케톤식의 효과 분류가 규명되지 못하였으며, 항뇌전 기증이나 효과 등을 규명하기 위한 실험 연구가 많지 않은 편이 제한점이다. 또한 최근에 케톤식의 항경련 효과에 대한 결과가 과거에 비해 많은 향상을 보이고 있는데, 이는 식품의 영양소 분석이 정밀해지면서 케톤식이 정확하게 실행될 뿐만 아니라, 기존과 다르게 케톤식을 약물 치료와 병행하면서 시도하는 경우가 많아지면서 나타난 결과라고 생각된다.

한편 케톤식의 항경련 효과는 케토시스의 강도 및 지속 상태에 따라 차이가 날 수 있으며, 케토시스가 얼마나 강력하게 기복 없이 지속되느냐에 따라 치료 효과가 결정될 수 있다. 실제로 실험용 쥐에서 강력한 케토시스가 유지되면서 발작이 조절되는 상태에서 포도당을 주입하면 케토시스가 급격히 소실되면서 발작이 발현하는 것을 볼 수 있다. 임상에서도 발작이 빈번한 아이들의 경우 케톤식으로 조절된 상태에서 당질 성분을 과다 섭취하면 바로 발작이 재발하는 경우를 흔히 볼 수 있다. 결국 케톤식의 항경련 효과를 지속하기 위해서는 케톤 비율이 적절한 식사를 지속적 유지하는 것이 매우 중요한 점이다.

케톤식의 항뇌전증 기전

케톤식은 약 90여 년간 임상에서 뇌전증 치료에 사용되어 왔음에도 불구하고 케톤식의 항뇌전증 기전(Antiepileptic Mechanism)은 아직까지 분명하게 밝혀져 있지 않다. 이는 약제의 개발 과정처럼 시험관내(In Vitro), 생체(In Vivo) 실험 및 임상시험의 단계를 거친 것이 아니라, 이러한 단계가 생략된 채 환자 치료에 바로 이용되었기 때문이다.

최근에 케톤식의 항경련 효과에 대한 임상연구 결과들이 계속 보고되면서, 케톤식의 임상사용이 확대되고 그와 더불어 동물모델(Animal Model)을 비롯한 여러 가지 실험 기법을 이용하여 그 항뇌전증 효과나 기전을 밝히려는 연구들이 다방면으로 진행되고 있다.

여기에서는 최근까지의 케톤식의 항뇌전증 기전에 대한 가설을 소개하고자 한다.

1 케토시스

케톤식의 항뇌전증 기전을 설명하는 가설 중 가장 오래된 이론은 이 식이요법의 항뇌전증 효과가 케톤체의 진정 효과에 기인한다는 것이었다. 그러나 케톤식을 유지하고 있는 아이들에서는 거의 케톤체의 진정 효과가 나타나지 않는 것으로 밝혀지면서, 케톤식의 항뇌전증 효과는 금식 혹은 고지방 식사로 인해 생성된 케토시스 그 자체와 직접적으로 관련이 있다는 가설이 출현하였다. 이후 후속 연구에서 발작 조절과 케토시스 사이에 연관성이 있을 수 있으나, 아직까지는 그 인과관계가 완전하게 성립되지는 않고 있다.

케토시스는 금식 혹은 케톤식 시작 후 빨리 출현하는데 흔히 1일 이내에 나타난다. 발작에 대한 긍정적 효과는 금식 및 케톤식 도입기에 나타나기도 하지만 수일 이상 지연될 수도 있다. 이처럼 케토시스 출현 이후 발작 감소가 시간적으로 지연되어 질 수 있다는 것은 케톤식의 항뇌전증 효과가 케토시스 자체에 의한 것이 아니라 케토시스로 인해 유발되어지는 다른 변화에 기인할 가능성이 있음을 암시한다. 또한 케톤식의 발작 조절은 금식에 기인한 초기의 발작 감소와 식이 유지에 따른 후기의 지속적 효과로 구분될 수 있기도 한다.

최근에 동물실험을 통하여 케토시스와 발작 역치와의 관련성이 연구되기 시작했다. 보우(Bough) 등은 PTZ(Pentamehtylenetetrazole) 발작 역치와 혈청 케톤 농도 사이에 명백한 상관관계를 발견하였는데, 이는 케토시스의 정도가 발작 방어에 관련되어 있을 가능성을 암시한다. 그러나 케톤혈증과 발작 역치의 시간 경과 사이에는 현저한 불일치가 있었으며, 나아가 칼로리가 제한된 정상 식이를 섭취한 쥐에서 케톤혈증이 없는데도 불구하고 소규모의 발작 방어 효과가 발견되었다. 또 다른 실험은 칼로리가 제한된 케톤생성 식이와 정상 식이를 한 쥐에서 연령을 보정하였을 때 발작 역치는 케톤혈증의 정도와 연관성이 없음을 보여 주었다. 이러한 발견에서 케톤체 농도 상승과 발작 역치 증가가 케톤식에 의한 각각의 독립적인 결과일 것이라고 암시하지만, 발작 방어에 필요한 케톤체 농도의 역치(Threshold)가 존재할 가능성을 전혀 배제할 수는 없다.

2 산-염기 변화와 산증

다른 하나의 초기 가설은 케톤식에 의해 생긴 산증(Acidosis)이 발작에 효과를 가진다는 것이었다. 레녹스(Lennox)는 과호흡(Hyperventilation)이 알칼리증(Alkalosis)과 결신 발작을 유발시킨다는 것을 관찰하고, 케톤식의 항뇌전증 효과에 있어서 산증이 결정적 인자라고 최초로 추측하였다. 다른 초기 연구자들도 역시 케톤식에 의한 케토산(Ketoacid) 생산과 산증이 항뇌전증 효과를 일으키는 기전임이 분명하다고 생각했었다.

그러나 케톤식 중인 환자에게 중탄산나트륨($NaHCO_3$)을 주었을 때 인지할 수 있을 만큼의 알칼리증은 나타나지 않았으나, 발작이 증가하였고, 반면 무기산(Inorganic Acid) 투여로 유발시킨 산증은 발작 조절을 지속적으로 유지하지 못했다. 그리고 경도의 대사성 산증이 케톤식 초기에 생기지만, 여러 연구들에서 이 식이요법을 받는 아이들에게서 즉시 거의 완벽한 보상(Compensation)이 일어나는 것을 보여 주었다.

위드로(Withrow)는 고지방 식이를 계속 섭취하는 쥐에서 pH가 초기에 감소하지만 수일 후에 과호흡과 PCO_2가 저하되면서 혈액 pH가 정상 수준으로 유지됨을 보여 주었다. 후텐로허는 케톤식이의 한 종류인 MCT 식이로 1년 이상 치료받은 아이의 정맥혈 pH를 측정하여 모든 아이에서 pH는 정상이면서 HCO_3-와 PCO_2가 감소해 있음을 발견하였다. 다비디안(Davidian) 등은 MCT 식이를 한 생쥐에서의 급성 및 만성 케토시스에 대한 연구를 통하여, 뇌세포 내 pH를 안정되게 유지하기 위해 만성 케토시스 상태 하에서 산도가 높아지게 되면, 수소 이온을 세포 밖으로 방출하는 보상 기전이 일어날 것이라고 추측하였다.

그들은 결론적으로 케토시스의 항뇌전증 효과가 뇌세포 내 pH의 감소에 의존하지 않는 것 같다고 생각하였다. 데비보(DeVivo) 등은 고지방 식이를 섭취한 성숙한 쥐의 뇌 pH를 측정하여 일반 사료를 섭취한 대조군과 비교하였는데 유의한 차이는 발견하지 못하였다. 최근에 알 무달라알(Al-Mudallal) 등도 고지방 식이를 5~6주간 섭취한 쥐의 뇌 피질세포 내 pH 수준이 일반 사료를 섭취한 대조군과 비교하여 유의한 차이가 없음을 발견했다. 결국 이러한 관찰을 통하여 케톤식의 항뇌전증 효과는 뇌 산증을 통하여 직접적으로 매개되는 것 같지 않다는 결론에 이르게 하였다. 그러나 산-염기 변화가 신경원 흥분성(Neuronal Excitability)을 조절한다는 이론에 근거하여 세포내 및 세포외 이온 농도의 변화가 막흥분성(Membrane Excitability)을 변화시킬 수 있는 기전에 대한 연구는 필요하다고 생각된다.

3 수분 균형과 탈수

초기 연구들은 금식과 탄수화물 제한이 조직(Tissue) 탈수를 초래하는데, 이것이 케톤식의 항뇌전증 효과를 나타내는 기전이라고 하였다. 브릿지(Bridge)와 아이옵(Iob)은 케톤식의 항뇌전증 작용은 신체에서 여분의 수분과 나트륨이 소실되는 것과 직접적으로 관련이 있다고 보고하였다. 밀리찹(Millichap)과 존스(Jones)는 케톤식 중인 생쥐와 아이들에게서 발작 감수성을 연구하였으며, 결신 뇌전증 환자에서 아세타졸아마이드(Acetazolamide)의 작용에 대한 전해질 균형의 변화를 관찰 비교하였다. 그들은 케톤식의 작용 기전이 산증과 케토시스와는 무관하며, 나트륨과 칼륨의 음성균형(Negative Balance)과 가장 밀접한 상관관계가 있다고 하였다.

그러나 이후의 연구들은 이러한 발견을 반복하는 데 실패했으며, 데비보 등은 고지방 식이를 먹인 쥐와 일반 사료를 먹인 쥐에서의 전체 뇌 전해질 및 수분 함유량이 일관된 차이를 나타내지 않음을 발견하였다. 비록 케톤식 중인 환자에서 미세하거나 일과성인 전해질 변화가 임상적으로 나타날 수도 있지만 근본적 역할은 아닌 것 같다. 또한 케톤식에서의 탄수화물 제한이 염류이뇨(Saline Diuresis)를 일으키지만, 항뇌전증 작용으로는 알려져 있지 않다.

4 지질 효과

케톤식은 체내에서 과도한 양의 지방산을 생성한다. 이로 이해 고지혈증(Hyperlipidemia)이 신경원(Neuron) 혹은 아교세포(Glia) 막의 지질 구성을 변화시키거나 막 단백 가동성 혹은 기능에 영향을 미치거나 혹은 어떤 대사 기전에 의하여 발작 감수성을 감소시킬 것이라는 가설이 있다. 사람 및 동물을 대상으로 한 여러 연구에서 케톤식을 유지한 개체들에게서 혈청 지질의 상승이 관찰되었다.

그러나 혈청 지질 농도 증가와 발작 조절 사이의 시간적 상관관계는 매우 모호하다. 혈청 지질 상승이 수주에 걸쳐 서서히 일어나는 점은 발작 감소와 서로 관련이 있을 가능성을 보이지만, 식이요법을 급히 중단하였을 때 지질은 증가된 상태로 유지되는데 발작이 재발한다. 지질의 특정 유형, 사슬 길이, 혹은 포화도가 발작 조절에 중요한 역할을 할 수도 있지만, 이 주제는 면밀히 연구되지 않았다. 동물실험에서 고콜레스테롤 식이(Cholesterol-Rich Diet)가 PTZ와 청각성 자극에 의해 유발된 발작을 방어한다는 보고는 있었지만, 사람에서는 콜레스테롤 농도와 발작 조절 사이에 일관된 상관관계가 발견되지 못했다.

비경구로 섭취된 지방산은 신경원 막에 통합되어 막의 유동성과 구성을 변화시킬 수 있다. 그러므로 지질 유형에 따라 막흥분성에 서로 다른 효과를 미칠 것이라는 가설은 합리적이며 검증 가능한 것으로 생각된다. 예후다(Yehuda) 등은 식이 속의 오메가3($\omega-3$)/오메가6($\omega-6$) 다불포화지방산(Polyunsaturated Fatty Acid) 비율이 단일 및 다회 준경련 용량의 PTZ를 포함한 여러 뇌전증 모델에서의 발작 방어의 결정적인 변수라고 보고하였다. $\omega-3$ 변종의 지방산은 심장 근세포 막의 흥분성을 감소시키며 또한 신경원 흥분성에 억제성 역할을 수행할 수도 있다. 지방산 농도는 또한 발작성 활동(Paroxysmal Activity) 중에 증가할 수 있으며 그 결과로 이온 항상성(Ionic Homeostasis)에 영향을 미침으로

써 흥분성을 변화시킬 수도 있을 것이다.

5 뇌 에너지 대사 변화

케톤식의 기전에 대한 가장 포괄적인 생화학적 이론은 데비보와 동료들에 의해 제시되었다. 케톤식을 섭취한 쥐의 뇌는 일차적 에너지원(Energy Source)이 탄수화물에서 지방으로 바뀌는 대사 적응을 겪으면서 뇌에서 에너지 충전(Energy Charge)이 증가되었다. 즉, 당분해(Glycolysis)와 TCA 회로의 효소와 기질들이 ATP/ADP의 상대적 비율을 증가시키도록 변화되어, 결국 에너지 예비량(Reserve)이 증가한다. 이러한 대사 적응의 결과로 뇌에서 이용될 수 있는 에너지가 많아지게 되면서 발작이 감소한다는 가설이 만들어졌다.

그러나 에너지 예비량의 증가에 의해 발작 경향이 감소되는 기전은 불명확하다. 발작을 일으키고 유지하기 위해서는 뇌가 충분한 에너지를 필요로 하며, 게다가 발작은 에너지 공급을 고갈시킬 수 있다. 하지만 알 무달라알 등은 뇌 포도당 농도가 케톤식에 의해 변화되지 않음을 확인하는 동시에 데비보 등이 보았던 것과 같은 대뇌피질의 당원(Glycogen), 포도당-6-인산(Glucose-6-Phosphate), 젖산, 구연산 등의 증가를 관찰하지 못했다. 결론적으로 케톤식 기전에 대한 생화학적 가설은 여전히 복잡하고 불완전한 상태로 남아 있다.

6 신경원 흥분성에 대한 직접 효과

케톤체가 직접적으로 신경원 흥분성을 변화시키는지를 검사하기 위하여 시험관내(In Vitro) 뇌절편(Brain Slices)에 케톤체를 직접 적용하여 그 효과를 조사하는 것이 최근에 사용되기 시작한 유망한 실험 방법이다. 니센(Niesen)과 지(Ge)는 11~25일령의 쥐로부터 배양된 해마(Hippocampus) CA1 신경원으로부터 부위 및 전세포 기록(Field and Whole Cell Recording)을 하였다. 전위기록 과

흥분성(Electrographic Hyperexcitability)은 고칼륨(High Potassium), 4-AP(4-Aminopyridine, 4-아미노피리딘), 바이쿠쿨린(Bicuculline) 및 급속 시험관내 흥분(In Vitro Kindling)의 여러 시험관내 방법으로 유발되었다. 생리적으로 적절한 농도에서의 β-OHB 혹은 아세토아세트산의 관류(Perfusion)는 고칼륨 및 4-AP 모델에서 CA1에서의 다발성 집단 극파(Multiple Population Spikes)의 크기와 수를 감소시켰다.

게다가 β-OHB는 4개 모델 전체에서 자발적 군발(Burst)과 발작-유사 방전(Ictal-Like Discharges)을 제거하였다. 전세포 기록에서 β-OHB는 GABAA-Mediated IPSP(Inhibitory Postsynaptic Potential, 억제성 시냅스후 전위)의 진폭을 증가시켰는데, 이는 직접적인 시냅스후 효과(Postsynaptic Effect)를 암시한다. 이 발견은 케톤체가 신경원 흥분성을 직접적으로 억제할 수 있음을 의미하며 케토시스의 정도 그 자체가 항뇌전증 효과를 나타내는 데 결정적인 변수일 가능성을 시사한다. 루스티히(Lustig)와 니센은 또한 단순히 쥐에게 케톤체와 함께 수분 공급을 추가함으로써 PTZ-유발 발작을 방어할 수도 있다는 예비실험 결과를 최근에 발표했다.

03 병원에서의 케톤식 진행

케톤식 진행 프로토콜

　케톤식 식이요법의 진행은 지역에 따른 식문화나 식품의 영양성분에 따라 상당한 차이가 있기 때문에 임상적 및 연구적으로 표준화된 프로토콜이 필요하다. 현재는 존스홉킨스병원에서 시행하는 케톤식 프로토콜을 기본으로 하여, 케톤식의 시행 및 추적 관찰에 대한 전반적인 프로토콜이 점차 발달하고 있다.
　식이요법 시작 전 환자들은 병력 청취 및 검사실 검사를 통하여 적절한 양의 케톤체를 생성하는 데 영향을 주는 대사 이상 여부에 대해 평가받는다. 그리고 3~7일간 입원하여 아이에게 처방되는 케톤식에 적응하면서 보호자는 퇴원 후 식단을 계획하고 준비하는 과정, 발생 가능한 부작용에 대한 교육을 받는다.
　식이요법은 단계적으로 진행되는데, 첫째 날에는 계산한 열량의 1/3, 둘째 날에는 2/3, 그리고 셋째 날에는 계산된 칼로리의 전부를 섭취하게 되며, 케톤식에서 부족한 영양소를 보충하기 위하여 비타민과 무기질, 칼슘 섭취가 권장된다. 식이요법을 시작한 단계에서는 혈당 및 요중 케톤, 생체 징후를 관찰해야 하며, 퇴원 후에는 3, 6, 12, 18, 24개월째에 정기적으로 내원하여 검사실 검사를 시행한다. 다음은 세브란스병원에서 시행하는 정기적 추적 검사에 대한 내용이다.

케톤식의 금기 및 합병증에 대한 정기적 추적 검사

시기	검사 내용
케톤식 시작 전	전혈구계산, 혈중요소질소/크레아티닌, 간기능검사, 전해질, 칼슘/인/알칼리인산분해효소, 마그네슘, 요산, 지질 프로필, 소변검사(소변 내 케톤 포함), 응고검사, 소변 내 칼슘/크레아티닌+아밀라제/리파제, 암모니아, 혈당 심초음파(심장질환 과거력 있었던 환아)
케톤식 시작 매일, 0, 1, 2, 3, 4일	혈당(하루 2회 이상) 0, 2, 4일 전혈구, 간기능검사, 전해질, 요산, 소변검사(소변 내 케톤 포함), 아밀라아제/리파아제, 암모니아
외래 1, 3, 6달	퇴원 후 1달, 3달, 6달(그 이후 보통 3~4개월 간격)에 추적검사 시행 케톤식이 시작 전 검사와 동일
추가적인 검사들	복부초음파, 심초음파 필요에 따라 손목 단순영상촬영, 골밀도검사, 골효소 프로필 추가

*세브란스병원에서 시행하는 정기적 추적 검사

적용 대상

케톤식은 나이, 성별에 관계없이 2가지 또는 3가지 이상의 항경련제 치료에도 조절되지 않는 뇌전증(특히 전신 발작) 환자에게 고려해야 한다. 발달 기형으로 인해 미성숙한 대뇌 피질을 가진 아이에서 좋은 효과가 있었다고 보고되었으며, 뇌의 대사작용에 이상을 일으키는 GLUT-1 결핍 증후군(Glucose Transporter-1 Deficiency)이나 PDHD(Pyruvate Dehydrogenase(E1) Deficiency)에서도 치료법으로 고려될 수 있고, 드라베(Dravet) 증후군, 영아 연축, 근간대성 무정위성 뇌전증, 결절성 경화증 등에서는 조기 치료로 사용될 수 있다.

이 밖에 레녹스 가스토 증후군(Lennox-Gastaut Syndrome)에 동반된 혼합 발작 등에도 비교적 효과적인 것으로 보고되어 있고, 대발작을 포함한 발작성 경련에도 어느 정도 유효하지만, 소아 결신 발작(Absence Seizure)이나 복합 부분 발작(Complex Partial Seizure)에는 효과가 떨어지는 것으로 알려져 있다. 최근 연구에서 이미 효과적으로 알려진 무강직성, 근간대성 발작 이외에도 전신성 발작성 경련과 이차성 전범화 발작을 동반하거나 하지 않는 모든 종류의 부분성 뇌전증에도 거의 유사한 항경련 효과를 보이는 것으로 보고되고 있다. 하지만 해마 경화증을 동반한 측두엽성 뇌전증의 경우에는 케톤식의 효과가 제한적일 것으로 추정되고 있고, 수술적 치료에 의한 완치율이 높은 것으로 알려져 있어, 이러한 경우에는 케톤식을 시도하지 않도록 한다.

케톤식을 시작하기 전에는 심각한 급성 합병증을 야기할 가능성이 있는 선천성 대사 이상 질환이 배제되어야 하는데, 파이루브산 카르복실레이스 결핍(Pyruvate Carboxylase Deficiency)이나 포르피린증(Porphyria)에서는 절대 금기이다.

케톤식의 유지와 종료

성공적인 케톤식을 위해서는 첫 1년 동안은 최소한 3개월에 한 번씩 내원하여 의료진의 관리를 받아야 한다. 영아 또는 영양 결핍의 위험도가 높은 아이는 더 자주 내원해야 할 수도 있으며, 식이요법을 시행하는 모든 아이는 약제, 검사, 식이요법 등 의사, 영양사 등으로부터 관련 사항 전반에 걸쳐 지속적으로 관리를 받아야 한다.

의료진은 케톤식이 성공적이지 않다고 판단되면 3개월 후 중단하게 되고, 성공적인 경우에는 약 2년 후에 종료를 고려하게 되나, GLUT-1 결핍 또는

PDHD 환자에서는 더 장기적인 식이요법이 필요하고 난치성 뇌전증에 대한 개개인의 반응에 따라 기간을 조절하기도 한다. 식이요법 중단 후 약 20%에서는 경련이 재발한다고 알려져 있기 때문에 경련이 소실된 아이에게서 식이요법을 중단하기 전 이러한 재발 위험도를 평가하기 위하여 뇌파 검사를 시행하는 것이 권장된다. 이때 뇌파에서 경기파가 관찰되거나 MRI 소견이 비정상적인 경우, 결절성 경화증에서는 재발의 위험도가 더 높다. 긴급하게 식이요법을 중단해야 하는 경우가 아니라면, 케톤식의 중단은 2~3개월에 걸쳐 서서히 시행하는 것이 권장된다.

케톤식의 부작용

케톤식을 시행하는 경우 칼로리, 단백질, 무기질, 비타민 결핍과 함께 포화

케톤식의 초기 및 후기 부작용

초기(또는 후기) 부작용	후기 부작용
위장관 장애*	성장 장애
탈수α	간부전
감염β	위식도역류 악화
패혈증	미네랄 결핍
지질성 흡인 폐렴	비타민 결핍
간염	골감소증
급성 췌장염	신장결석
생화학적 불균형	심근병증
비정상적인 지방질 프로필ε	부정맥(QT 간격 연장)
저혈당δ	철결핍성 빈혈
지속적인 대사성 산증	이차성 저카르니틴혈증
저단백질혈증	시신경병증
반복적인 저나트륨혈증	기저핵 손상
고요산혈증	

(*)오심·구토, 설사, 변비, 식욕감퇴 (α)5% 이상 체중감소, 현저하게 건조한 피부 또는 점막 긴장도 감소, 요비중 1,020 이상 (β)폐렴, 방광염, 비 특이적인 발열 (ε)혈중중성지방 증가, 고콜레스테롤혈증, 혈중고밀도지질단백 저하 (δ)혈당이 40mg/dl 미만이면서 오심, 기면, 발한, 현기증, 빈맥, 창백함 동반

지방 및 콜레스테롤의 과다 섭취 위험이 있기 때문에 소아에게는 특히 신중하게 시행해야 한다. 식이요법 시작 후 초기에 일부 부작용은 수일 내에 발생하기도 하며, 수개월 후에 나타나기도 한다. 흔히 발생하지는 않지만 심근병증, 심각한 감염, 호흡곤란을 초래하는 흡인성 폐렴과 같은 심각한 합병증에 대해 주의 깊게 관찰해야 한다. 특히 부정맥 또는 대사적 기저 질환이 있거나 엑세그란(Zonisamide), 토피라메이트(Topiramate), 아세타졸아마이드(Acetazolamide) 등의 약물을 복용 중인 아이는 케톤식 부작용의 위험성이 증가한다. 하지만 대부분의 부작용은 일시적이며, 정기적인 추적검사 및 보존적 치료로 조절 가능하다.

케톤식 시 발생되는 문제들

케톤식을 하는 처음 몇 주 동안은 부모, 의사, 그리고 담당 영양사간에 긴밀하게 의사소통하면서 식이요법 조절 및 관찰이 필요하다. 식이요법을 시작한 며칠 동안에 발작이 잘 조절되었다면 식이요법이 잘 진행되고 있음을 의미한다. 반대로 잠잠하던 발작이 다시 재발하였다고 해서 식이요법이 실패했다는 것을 의미하지는 않는다. 따라서 좀 더 면밀하게 식이요법 방법을 살펴보거나 비율을 조절하는 등 다른 노력을 더 시도하면서 반응을 살펴보도록 한다.

진행 도중에 여러 가지 상황 및 문제가 발생할 수 있다. 그러나 만약 문제가 생긴다고 해도 케톤식의 성공적인 결과를 믿고, 적극적으로 이 문제들을 해결하려는 긍정적이고 적극적인 사고를 가지고 적응하도록 해야 하겠다. 무엇보다도 아이가 이 식사에 잘 적응할 수 있도록 부모나 가족들의 적극적인 지지와 노력이 가장 중요하다.

다음은 케톤식 시작 시 흔히 발생할 수 있는 문제들이다.

1 저혈당 증세

케톤식을 시작하게 되면 처방 칼로리도 낮고, 포도당의 급원이 되는 탄수화물 양이 적기 때문에 처음에는 혈당이 점차 떨어지게 되면서 저혈당 증세가 나타날 수 있다. 아이가 매우 졸려하거나 갑자기 행동이 조용해지면 저혈당을 의심해 볼 수 있다. 이 외에 창백함, 이마에 땀, 지나친 잠, 박동이 빨라짐, 어지러움, 구역질 등이 나타나기도 한다. 병원에서는 정기적으로 혈당을 매 12시간마다 검사하며 관찰한다. 그렇지만 언제라도 저혈당이 의심될 때는 혈당검사를 하도록 해야 한다. 가끔 혈당이 매우 낮아도(40mg/dl) 별다른 저혈당 증세를 보이지 않는 경우도 있는데, 이때에는 다른 처치 없이 계속 집중관찰(Close Observation)하면 된다. 케톤식 시작 시기에 저혈당이 흔히 나타나지만, 증상이 심한 저혈당은 큰 아이에서는 매우 드물다.

아이의 증상이 저혈당에 의한 것인지 명확히 구분되지 않을 경우에는 먼저 소량의 오렌지주스나 포도당을 먹여본다. 그러나 너무 자주 주거나 많이 먹

알아두세요! 저혈당이 나타났을 때 대응 요령

1 저혈당 증세가 없는 경우에는 아이를 주의해서 세심히 관찰한다.
- 혈당이 30~40mg/dl 이어도 아이에게 특별한 증상이 없다면, 자세히 관찰하고 2시간 후에 재측정하면서 아이의 상태를 관찰한다.
- 혈당이 25mg/dl 이하로 떨어지면 아이를 더 자세히 관찰하는데, 별 증세가 없으면 그대로 두고 계속 관찰한다.
- 영유아의 경우에 혈당이 25mg/dl 이하면 저혈당 증세가 있는지 면밀히 관찰한다.

2 저혈당 증세가 있는 경우, 예를 들어 아이가 구역질을 하고 힘없이 늘어지거나, 식은땀을 흘리고 어지러워하거나, 창백해지면서 심한 졸림을 호소하는 경우에는 15~30cc의 오렌지 주스를 먹인다. 주스로 구역질이 멈추지 않으면 15cc를 1시간 후에 더 준다. 너무 많이 주면 케토시스를 지연시키거나 일으키지 못하게 될 수도 있다.
- 영유아의 혈당이 25mg/dl 이하면 저혈당 증세가 없어도 30cc 오렌지 주스를 먹인다. 1시간 후에 다시 검사하고, 필요하면 30cc를 더 준다.

3 아이가 발작을 일으키거나 의식 혼탁을 보이면서 혈당이 25mg/dl 이하로 떨어지면 즉시 5% 포도당 수액을 정맥 주사한다.

이게 되면 케토시스에 이르지 못하게 된다. 만약 저혈당이 아닌데도 환자가 계속 졸리면, 약물에 의한 부작용 여부를 고려해볼 수 있다. 즉, 페노바비탈(Phenobarbital)이나 벤조디아제핀(Benzodiazepine) 같은 항경련제를 투여하고 있다면, 이러한 약제를 줄여 보면서 관찰하도록 한다.

한편 졸리는 현상은 뇌파 검사 등을 하면서 사용하는 진정제의 사용이 원인일 수도 있다. 그래서 뇌파 검사나 자기공명영상 검사 등과 같이 진정제가 필요한 검사는 케톤식을 시작하기 전에 실시하도록 한다. 그래야 저혈당증에 의한 증세와 구분할 수 있다.

2 약물치료와의 상호 관계

케톤식이 시작되면 약물을 증량하지 않아도 약물의 농도가 증가되는 효과가 나타나면서 약은 독성의 원인이 되는데, 이러한 경우에는 용량을 줄이는 것이 좋다. 항경련제와 케톤식 사이에 일관적인 상호 작용에 대한 증거는 없으나, 미주신경 자극제와 함께 사용된 경우 효과가 향상된다는 보고가 있다. 반대로 특정 항경련제에 의해 그 효과가 감소하거나 부작용이 증가한다는 증거는 없다. 케톤식이 성공적인 경우 대부분 첫 수개월 이내에 항경련제 투여량을 감소할 수 있는데, 페노바비탈과 벤조디아제핀은 특별히 신중하게 감량해야 한다.

3 발작 빈도 증가

케톤식 시작 초기에 발작 빈도는 증가하거나 감소하거나 혹은 별다른 변화가 없이 유지되기도 한다. 몇몇 환자에서는 일단 케토시스에 도달하면 발작이 현저히 감소하거나 없어지는데, 이런 환자의 경우 케톤식이 장기적으로도 효과가 있을 것으로 예견할 수 있다. 간혹 발작 빈도가 증가하기도 하는데, 입원에 대한 스트레스나 일상의 갑작스런 변화 혹은 수면 부족, 약물 중독 등으로 인한

것일 가능성을 살펴보아야 한다. 이러한 변화를 극복하고 케톤식에 잘 적응하게 되면 발작은 감소할 수 있다.

4 케톤식 섭취 거부

케토시스, 저혈당, 낮은 열량, 고형 음식 부족 등으로 환자가 식욕 저하를 호소할 수 있다. 초기 식사량을 서서히 증가시켜 나가면서 무리하지 않고 적응시키도록 하여야 한다. 만약 섭취를 거부하더라도 식사량의 2/3 이상은 먹어야 한다. 20~30분 후까지 먹지 않고 음식이 남아있다면, 그 음식은 버리고, 다음 끼니에서 케톤 비율이 유지된 식사로 다시 먹도록 한다.

성공적인 케톤식을 위한 기본 요건

존스홉킨스병원에서 사용해온 고전적인 케톤식은 일정 기간 금식 기간을 거친 후 케톤식을 적용하였다. 그러나 금식으로 인한 공복감으로 이후에 적용되는 케톤식에 대한 순응도가 낮았다. 최근에는 금식을 하지 않고 바로 케톤식으로 진행하는 것이 순응도가 더 높고 탈수 위험 및 혈중요소질소의 상승, 전해질 불균형 등과 같은 초기 합병증 발생 가능성이 더 낮았으며, 항경련 효과에는 큰 차이가 없으면서 오히려 입원 기간을 단축시키는 장점이 있는 것으로 연구 결과가 보고되고 있다. 이에 많은 병원에서는 초기 금식은 하지 않고 바로 케톤식으로 진행하고 있어 환자들의 금식으로 인한 고통 없이, 케톤식에 대한 적응이 용이하게 되었다.

한편 케톤식의 효과를 향상시키고 치료 목표를 달성하기 위해서는, 케톤식 치료에 대한 팀 치료와 정확한 식단 구현 및 교육이 중요하다. 병원은 케톤식에 대한 의사, 영양사, 간호사로 팀을 구성하여 치료하고 있다. 의사는 환자의 상태에 따라 케톤식의 비율을 처방하고, 환자의 임상 상태를 관찰하여야 한다. 합병증을 예방하고 완화시켜 주어야 하며 케톤식 이후에 경련의 빈도가 감소하지 않는다면, 케톤 생성을 방해하는 요인을 찾아내고 차단해야 한다. 전문 영양사는 처방된 케톤식 비율에 맞는 식사를 구현하고 제공하여야 한다. 뿐만 아니라, 퇴원 후에도 지속적인 케톤식을 유지하도록 보호자에게 케톤식 비율에 맞는 식단 계산 및 조절에 대하여 교육하고 지속적으로 상담한다.

의료팀 뿐만 아니라 케톤식의 성공을 위하여 가장 중요한 구성원은 환자 및 가족이다. 무엇보다 환아의 식사에 대한 순응도 향상이 중요하며, 이를 지지하고 지속적으로 유지시키기 위해서는 보호자의 결심과 실천 또한 중요하다. 따라서 보호자는 식이요법을 유지하기 위한 교육뿐만 아니라, 합병증에 대한 교육과 예방과 치료에 대해서도 교육받아야 한다. 오심, 구토, 설사, 변비와 같은 흔한 초기 합병증으로 인해 아이 및 보호자가 초반에 식이요법을 포기하는 경우도 있으므로, 의료진은 합병증에 대한 증상 완화뿐만 아니라 지속적으로 심리적인 지지를 제공하여야 한다.

결론적으로 의료진과 보호자 모두가 식이요법에 대한 긍정적인 자세를 갖고, 케톤식이 식사가 아닌 치료의 방법으로 이해하고 케톤식을 유지하는 것이 매우 중요하다.

케톤식 교육

케톤식의 교육은 의사, 간호사, 영양사의 팀워크로 이루어진다. 의사는 질환에 대한 전반적인 이해, 치료방향, 케톤식을 하는 목적 등을 설명한다. 간호사는 케톤식 적응도를 확인하면서 퇴원 후 일상생활에서의 주의사항, 응급상황 시 대처방법, 보조제 섭취에 대한 설명을 한다. 영양사는 입원 시에는 단계적으

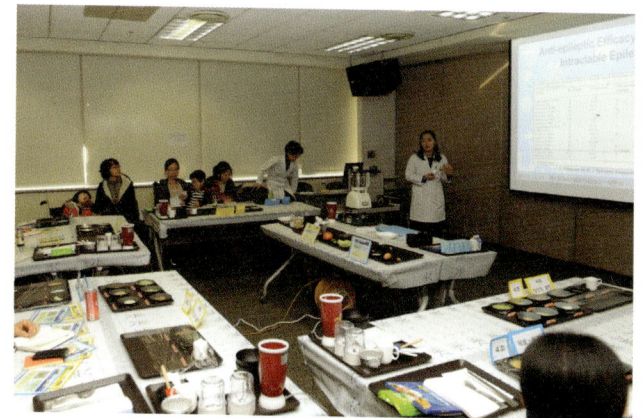

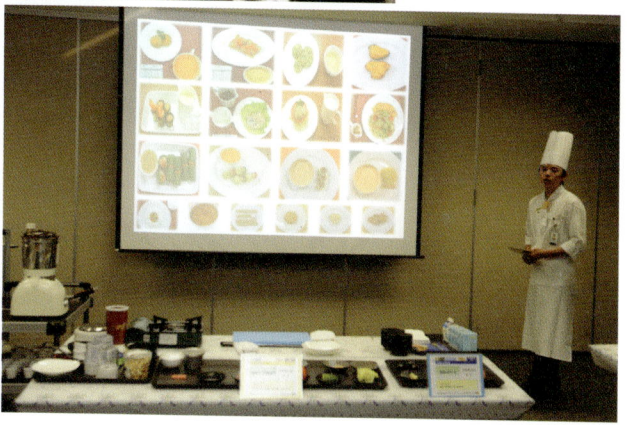

로 식사를 지급하면서 적응도를 확인한다. 퇴원 후에도 식이요법을 진행할 수 있도록 케톤식의 식사원칙, 주의사항, 식단 작성방법, 식단 작성 프로그램 사용방법 등에 대해 교육을 진행하고 있다. 퇴원 후에도 환자의 상태 및 치료 변화에 따라 상담을 하여야 한다.

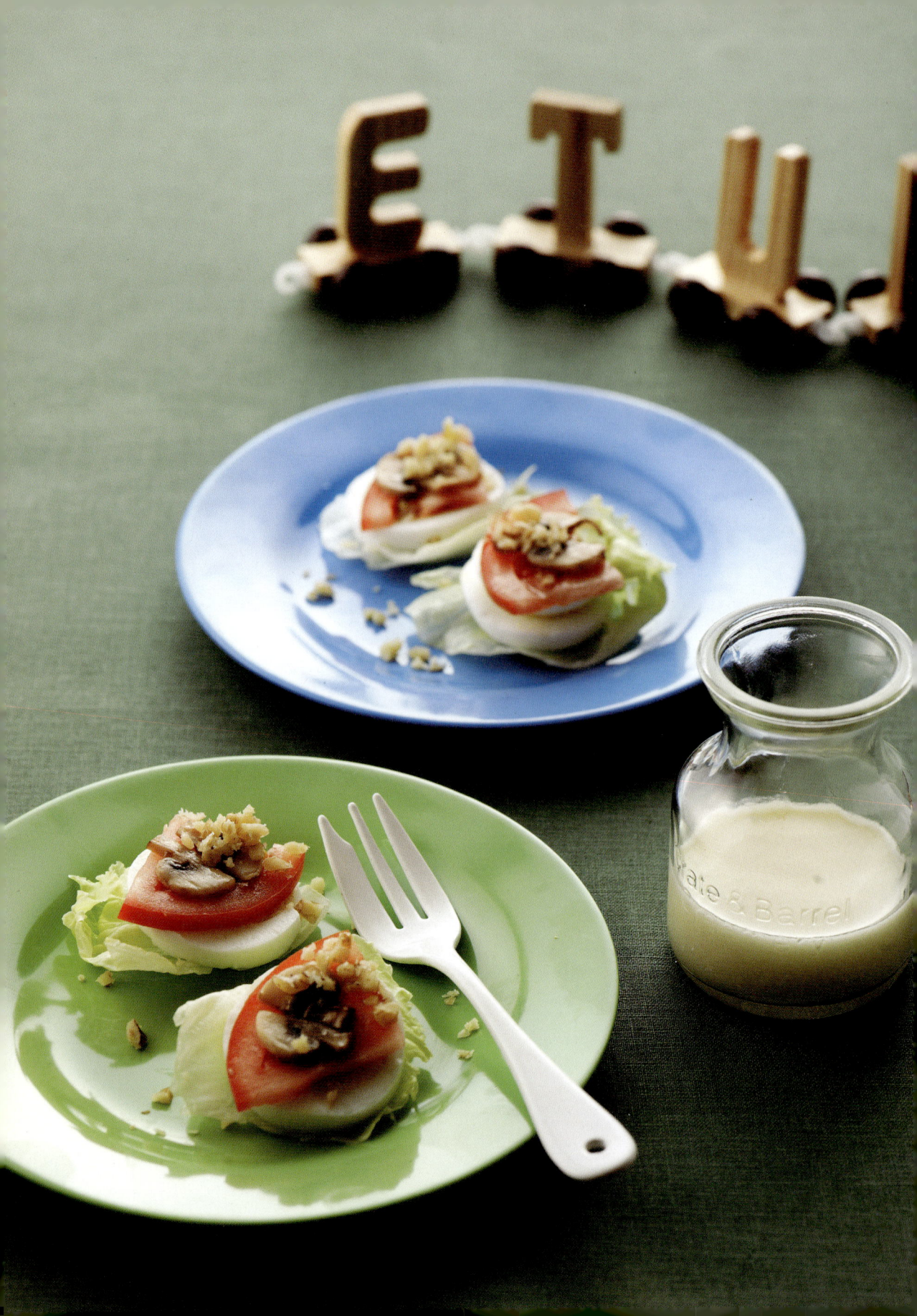

PART. 2
케톤식 식사 가이드
영양사, 보호자 편

케톤식은 일반적인 식사의 영양소 구성과는 반대로 구성된 식사이다. 케톤식을 통해 항경련 효과를 보기 위해서는 식사 내 영양소 비율이 정확하게 유지되도록 구성하여야 하며, 사용되는 식재료의 양을 소수점까지 측정하여 조리해야 한다. 뿐만 아니라 100% 섭취와 지속적으로 유지하기 위해 여러 가지 사항을 지키고 알아야 한다. 그 과정은 다소 어려우나 치료 효과는 매우 높은 식이요법이니 희망을 가지고 도전해보자.

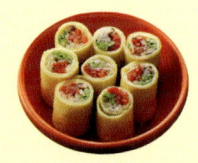

01 케톤식을 시작하며

케톤식의 구성

케톤식은 영양소 구성이 고지방 저탄수화물로 영양소 성분이 조정된 식사이다. 일반적인 식사는 영양소의 성분이 탄수화물 60%, 단백질 15%, 지방 25% 정도로 구성되는데, 케톤체를 발생시키는 영양소인 지방 양을 케톤체를 발생시키지 않는 항케톤성 영양소인 탄수화물과 단백질을 합한 양과 비교하여 비율을 계산해보면 1:3 정도이다.

반면 케톤식은 지방(케톤성):탄수화물+단백질(항케톤성)이 3~4:1로, 일반적인 식사의 영양성분의 비율과는 반대로 구성된 식사이다. 케톤식의 항경련 효과를 달성하기 위해서는 식사에서 케톤 비율이 정확하게 유지되어야 한다. 따라서 식사 구성 시에 영양소 배분 및 식재료 양이 정확하게 고려되어야 하며, 이 식단에 근거하여 조리 시에는 식재료의 중량을 정확하게, 심지어 소수점까지 측정하여 조리해야 한다. 또한 많은 양의 지방 섭취를 위해서는 지방 함량이 높은 식품을 선택해야 하고, 조리할 때도 기름류를 주로 이용해야 하므로 식품 사용과 조리 방법에서 많은 제한점 등이 있다.

케톤식 준비하기

케톤식은 의료진의 관리 하에 진행되어야 하므로 처음에는 입원하여 시작한다. 입원기간은 적응도에 따라 다르겠지만 일반적으로 일주일 전후가 소요되고, 입원기간 동안 케톤식에 점차 적응하면서 의사, 간호사, 영양사에게 케톤식에 대한 교육을 받는다. 식이요법을 시작하기 전에 금식하거나 특별한 준비사항은 없다. 평소 식사습관을 유지하되, 식습관이 불규칙한 경우에는 규칙적인 식사습관을 들이도록 노력해야 하며, 섭취량이 많은 경우에는 아이의 섭취 권장량 내에서 식사량을 유지하도록 한다.

간식을 잘 먹는 아이는 특히 빵, 떡, 감자, 고구마, 과자 등 탄수화물 위주의 간식을 선호하는 경우에는 간식 섭취를 줄이도록 한다. 돌 이전의 유아들 중에서 모유 수유를 하고 있다면 식이요법 시작 전에 모유 수유를 중단하고 젖병에 익숙해진 후 시작해야 보호자와 아기 모두 식이요법 진행이 덜 힘들다. 분유 수유 중인 경우에는 평소 먹고 있는 분유와 케톤식 환아를 위한 우유인 '케토니아(81페이지 참고)'와 비율을 조정하여 혼합하여 섭취할 수 있다. 이때 분유의 무게를 측정할 수 있도록 저울이 필요하다.

케톤식 시작 전에 아이의 영양 상태를 평가하는데, 현재 아이의 키, 체중을 측정한다. 이전의 체중 변화 및 섭취량 등의 기록이 있으면 영양 상태 평가 및 영양소 요구량 산정에 도움이 된다. 식이요법 진행 중에도 아이의 키와 체중을 주기적으로 측정하여 성장이 적절하게 진행되고 있는지 확인하여야 한다.

특히 아이의 식습관은 케톤식 적응에 영향을 주게 되므로, 케톤 식이요법을 하기로 결정하게 되면, 식이요법 시작 전에 아이가 바른 식사습관을 유지하도록 하는 것과 부모의 긍정적인 마음가짐이 식이요법에 대한 적응과 원활한 진행에 도움이 된다. 또한 케톤식 초기에는 아이가 적응하는 데 매우 힘들 수 있지만, 부모가 아이에게 케톤식을 꼭 해야 하는 이유를 확실하게 알려주면서 실천 의지와 태도를 일관되게 유지했을 때 보다 쉽게 적응하는 사례가 많다.

케톤식 적응하기

　케톤식은 처음에는 적응 기간이 필요하다. 따라서 영양소의 구성 비율을 일정하게 유지한 상태에서 낮은 칼로리로 시작하여 점차 아이에게 필요한 칼로리 섭취에 도달하도록 한다. 케톤식은 3단계로 구분되어 진행되는데, 1~2단계에서는 케톤식에 적응하고 수용도를 높이기 위해 식재료를 모두 혼합한 형태로 식사를 구성한다. 3단계에서는 환아의 기호나 상태를 고려하여 씹고 삼키는 능력이 좋은 아이의 경우 일부 식재료만 혼합하거나 모두 구분하여 지급하는 등 다양한 방법으로 제공한다. 식이요법 시작 첫째 날인 1단계에서는 아이의 케톤식 영양소 요구량의 1/3을 섭취하고, 둘째 날인 2단계에서는 요구량의 2/3, 셋째날인 3단계 이후부터는 아이의 요구량에 준하여 섭취하도록 진행한다. 가장 중요한 점은 제공된 식사는 전부 섭취하여 처방된 칼로리를 충족시키고, 식사 내 영양소의 구성 비율을 유지하는 것이다.

　1~2단계의 경우에는 믹서기를 이용하여 충분히 갈기 때문에 식사 내 비율 유지가 용이하다. 제공되는 칼로리에 따라 다르겠지만 식사량은 끼니당 1/3~1/2공기 정도로 적기 때문에 위에서 느끼는 포만감이 낮아 배고픔을 느낄 수 있다. 이때 케톤식 외에 다른 음식물이나 간식을 섭취해서는 안 된다. 반면에 식사를 전부 섭취하기 힘들어하는 경우에는 무리하게 한 번에 먹이려 하지 말고 두 번에 걸쳐 나누어 먹이도록 한다. 이렇게 혼합된 형태의 식사는 식사 내 비율 유지가 가능하기 때문에 나누어 먹어도 큰 문제는 없다. 식사의 질감은 죽 또는 플레인 요구르트와 같은 농도이며, 식재료 구성량을 조절하면 농도 조

절이 가능하다. 예를 들어 식재료 중에서 액상인 우유 양을 조절하여 되직하거나 더 묽게 농도 조절이 가능하다.

   3단계부터는 식품을 일부분 또는 전부 구분하여 제공하면서 식사에 적응해 나간다. 음식의 형태가 보이므로 식감을 살릴 수 있어 아이들이 적응하기에는 더 유리하다. 단, 주의해야 할 점은 한 번 준비된 식사는 남기지 않고 가급적 30분 이내에 전부 섭취해야 한다는 것이다. 선호하는 식품만 먹고 지방급원이 되는 기름류(주로 올리브유)를 먹지 않는다면 식사 내 비율이 유지되지 못하게 된다. 따라서 아이의 컨디션이 좋지 않아 식사시간이 자꾸 길어지거나 식사를 남기려고 한다면 오히려 모두 혼합한 형태로 조정하는 것이 권장된다. 또한 씹고 삼키기가 원활하지 않은 연령의 경우에도 식재료를 모두 혼합한 형태로 유지하여 제공된 식사를 전부 섭취하도록 한다.

   돌 이전의 분유 수유 중인 아이는 케토니아와 분유를 혼합하여 비율을 맞춘다. 분유 수유인 경우에도 케톤식의 원리와 동일하게 영양소 구성 비율을 유지해야 하며, 점진적으로 칼로리를 높이기 때문에 1, 2, 3단계별로 분유와 케토니아의 혼합양은 각각 다르다. 그러므로 영양사에게 교육받은 정해진 계획에 따라 진행해야 한다. 분유와 케토니아를 혼합하더라도 케톤식은 부피가 매우 작기 때문에 적당량의 물을 넣어 섭취할 수 있다.

   결론적으로 케톤식은 1, 2, 3단계에 걸쳐 칼로리를 점진적으로 늘리는 동안, 준비된 식사는 전부 섭취하도록 하며, 케톤식과 물 이외의 다른 음식물은 절대로 섭취하지 않는다는 점을 꼭 기억해야 한다.

케톤식 진행 시 유의사항

케톤식을 진행하면서 여러 가지 상황이 발생할 수 있다. 이러한 상황을 미리 알고 대처하게 되면 케톤식의 적응을 쉽게 할 수 있으므로 참고하도록 하자.

1 아이에게 저혈당이 발생한 경우

케톤식을 하는 동안에는 혈당이 떨어질 수 있는데, 혈당이 떨어지면 얼굴 창백, 식은땀, 처짐 등의 저혈당 증상이 생길 수 있다. 혈당이 40mg/dl 정도로 떨어지고 저혈당 증상이 없으면 주의 깊게 지켜보면 된다. 그러나 혈당이 25mg/dl 이하이거나 저혈당 증세가 있으면 15~30ml의 오렌지주스를 먹이고 1시간 후 혈당을 다시 측정한다.

2 칼로리 조절이 필요한 경우

케톤식은 현재의 체중을 유지할 수 있을 정도의 칼로리로 시작하므로 식이요법 시작 초기에는 배고픔을 많이 느낄 수 있으나, 보호자 임의로 정해진 식사 외에 칼로리 섭취를 늘리지 않도록 하여야 한다. 그러나 체중감소가 심하거나 아이가 배고픔 때문에 너무 힘들어 하면 칼로리를 늘릴 수도 있다. 반면에 활동량이 줄거나 체중이 늘면 칼로리 섭취를 줄일 수도 있다. 그러나 이럴 경우에는 반드시 의사나 영양사에게 상담하여야 한다.

3 갈증을 호소하는 경우

수분 섭취는 특별히 제한하지 않으므로 탈수 증상, 신결석, 고요산혈증, 산증 등이 생기지 않도록 수분을 충분히 섭취하도록 하여야 한다. 갈증을 호소하면 순수한 물로 섭취하도록 한다.

4 설사를 할 경우

평소 식사와 다르게 케톤식은 다량의 지방으로 구성되어 있기 때문에 설사를 할 수 있다. 그러나 어느 정도가 지나면 적응하게 되므로 관찰하도록 한다. 이 외에 다른 원인으로 설사를 하는지도 살펴본다. 위생적인 문제나 우려가 되는 식재료가 있는지를 확인하도록 한다. 설사가 지속되면 의사의 진료를 받도록 해야 하고, 설사가 지속되게 되면 탈수의 우려가 있으므로 수분 보충에 유의하도록 한다.

5 변비가 심한 경우

케톤식을 시작하면 평소 식사량에 비해 지방 함량은 많고, 섬유질은 적어 식사 부피는 줄게 되어 변비가 생길 수 있다. 이때는 식단을 구성할 때 생야채를 늘려 식사 부피와 섬유소 함량을 늘려 보도록 한다. 한편 수분 섭취가 적절한지 확인하고 수분 섭취를 증가시키도록 한다.

6 항경련 효과가 저하될 경우

케톤식 시작 후 한동안 좋은 결과를 보이던 아이에게 다시 발작이 발생했다면 아래에 제시한 가능한 원인들을 살펴보고 원인을 고쳐야 한다.

● **아이가 먹어서는 안 되는 음식을 먹었거나 계획된 식사 이외의 음식을 몰래 먹었다**

우선 아이가 식이요법 중에 먹지 말아야 할 어떤 것들을 먹을 기회가 있었는지를 살펴봐야 한다. 음식을 누군가가 주었을 수도 있고 아이가 먹었을 수도 있다.

●아이의 체중이 증가했다

과잉 칼로리 섭취도 발작 재발의 주요 원인이 된다. 신체를 유지하는 데 필요한 양 이상의 높은 칼로리는 체내에 지방으로 저장되어 식이요법으로 섭취한 음식 중에서 지방이 적게 연소되고 케톤체가 적게 생성될 수 있다. 식이요법을 처방에 따라 엄격히 시행했음에도 불구하고 체중 증가가 있었다면, 칼로리 처방이 많았다는 것을 의미한다. 케톤식을 하는 첫 해에는 0.5~1kg 이상의 체중 증가가 되지 않도록 하여야 한다.

●식품 준비가 적절하지 않거나 잘못 계산됐다

식이요법 시작 시기에 발작 억제가 잘 되다가 이후 진행 중에 다시 발작이 발생했다면 식이요법 계산 중 잘못이 있을 가능성이 있다. 항경련 효과의 저하는 상당수가 식단 조절 유지 실패에 의한 것이니만큼 식단 구성을 세심하게 살펴보도록 한다.

●실제 식사에서 비율이 유지되지 않았다

아이에게 항케톤성 식이를 먼저 먹이고 나서 케톤성 식이를 거부하여 덜 먹이거나 케톤성 식이를 먹인 후에 토하는 경우에는, 아이에게 섭취되는 식사에서의 케톤 비율이 유지되지 않게 되어 항경련 효과가 감소될 수밖에 없다. 또한 먹일 때마다 케톤식 비율에 차이가 있거나 전체적인 비율은 4:1이지만 끼니마다 비율의 기복이 있으면 항경련 효과의 유지가 지속되기 어려울 수 있다. 그러므로 아이의 식사 끼니마다 처방된 비율로 정확히 섭취하도록 하는 것이 매우 중요하다.

● **아이가 아프다/아이가 다른 이유로 케토시스가 나타났다**

발열이나 감염성 질환 등이 발작 재발의 요인이 될 수 있다. 또한 지방 흡수 장애가 발생하는 경우에도 역시 케톤 생성비의 유지가 실패한 것과 같은 영향이 발생한다. 그러므로 장염과 같은 흡수 장애를 일으키는 질환이 동반되었을 때 이에 대한 적절한 조치가 이루어지지 않으면 케토시스가 유지되지 않으므로 발작이 재발할 수 있다. 또한 지방 흡수가 잘되지 않아 지방성 변이 나타날 경우, 전체적인 식사량을 줄이거나 소화 흡수를 도와줄 수 있는 소화 효소제의 투여 등이 필요할 수 있다.

케톤식 식사 계획하기

이 장은 주로 전문 영양사의 역할에 해당되나, 아이의 영양 상태를 알기 위해 보호자들도 참고할 수 있다. 영양사는 케톤식 식사 계획을 하기 위해 아이의 영양 상태를 평가하고, 아이의 상태와 성장 등을 고려하여 적절한 케톤식을 위한 영양소 요구량 및 영양소 구성 비율을 계획해야 한다.

1 영양 상태 평가하기

케톤식을 계획하기 위해 영양사는 아이의 키, 체중, 최근 체중 변화를 확인하는데, 키와 체중은 아이들의 정상 성장과 영양 상태의 중요한 지표가 되므로, 키와 체중을 주기적으로 측정하여 성장이 적절하게 진행되고 있는지 평가한다.

다음은 질병관리본부와 대한소아과학회에서 한국 남녀 소아, 청소년의 성장 자료를 수집하여 개발한 성장곡선이다. 우리 아이의 키와 체중이 같은 연령과 성별의 또래와 비교하여 어느 정도인지를 평가할 수 있다.

<성장곡선>

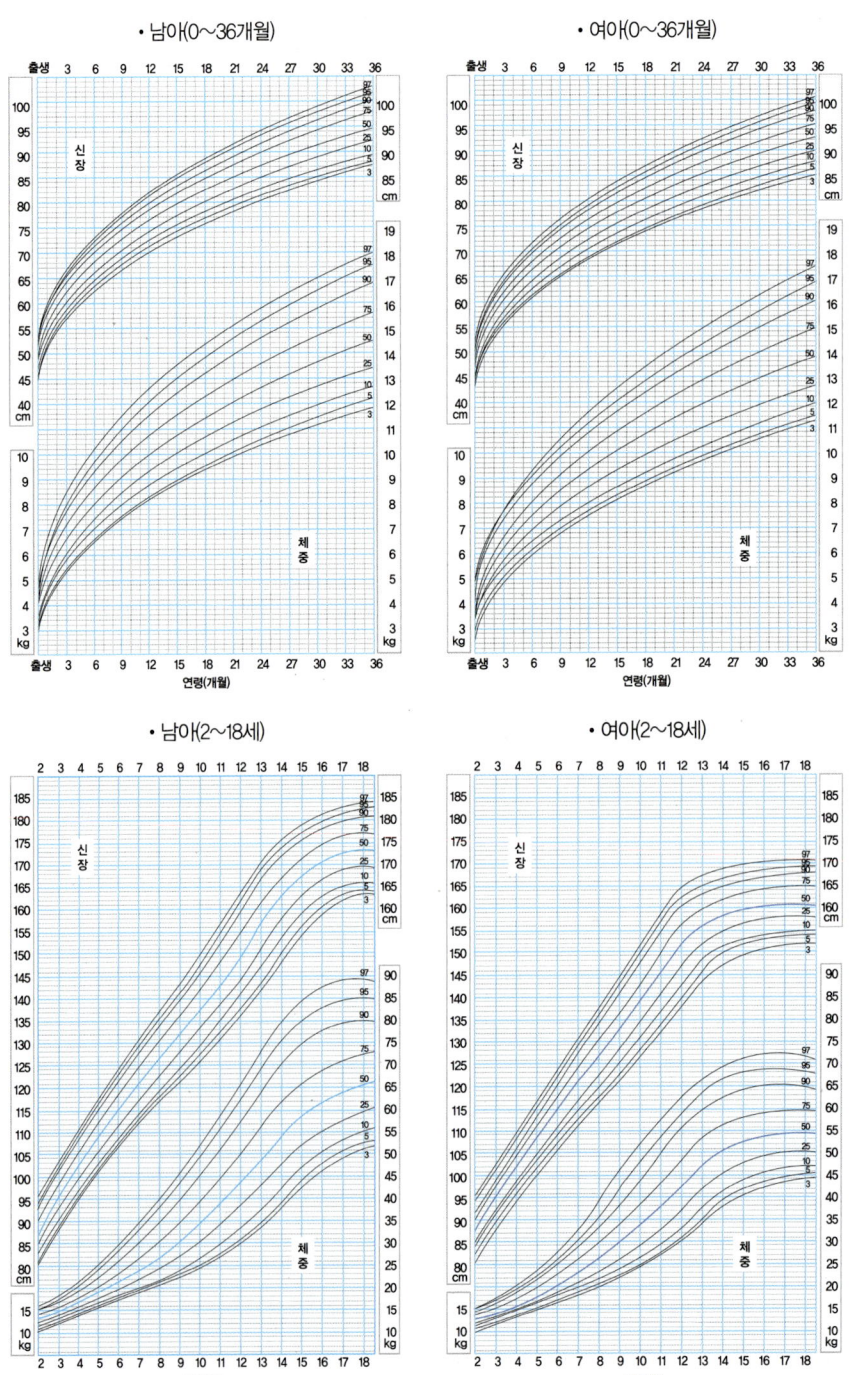

*출처: 소아·청소년 표준 성장도표, 질병관리본부, 대한소아과학회, 2007

〈신장별 표준체중〉

단위: 체중(kg)

신장(cm)	남아	여아	신장(cm)	남아	여아	신장(cm)	남아	여아	신장(cm)	남아	여아
44~45	2.64	2.47	80~81	11.14	10.79	116~117	21.40	20.99	152~153	45.92	45.71
45~46	2.71	2.62	81~82	11.37	11.03	117~118	21.85	21.40	153~154	46.80	46.64
46~47	2.81	2.80	82~83	11.60	11.27	118~119	22.31	21.83	154~155	47.68	47.57
47~48	2.94	2.99	83~84	11.83	11.51	119~120	22.79	22.27	155~156	48.57	48.50
48~49	3.10	3.19	84~85	12.05	11.76	120~121	23.28	22.72	156~157	49.46	49.42
49~50	3.27	3.39	85~86	12.28	12.00	121~122	23.78	23.19	157~158	50.36	50.33
50~51	3.46	3.60	86~87	12.50	12.24	122~123	24.30	23.67	158~159	51.26	51.23
51~52	3.67	3.81	87~88	12.73	12.48	123~124	24.83	24.16	159~160	52.16	52.12
52~53	3.89	4.03	88~89	12.96	12.73	124~125	25.38	24.68	160~161	53.06	52.99
53~54	4.12	4.25	89~90	13.18	12.97	125~126	25.93	25.20	161~162	53.97	52.85
54~55	4.37	4.48	90~91	13.41	13.22	126~127	26.51	25.75	162~163	54.87	54.68
55~56	4.62	4.71	91~92	13.64	13.46	127~128	27.10	26.31	163~164	55.77	55.48
56~57	4.87	4.94	92~93	13.87	13.71	128~129	27.70	26.89	164~165	56.67	56.25
57~58	5.14	5.17	93~94	14.10	13.96	129~130	28.32	27.48	165~166	57.57	56.98
58~59	5.40	5.41	94~95	14.34	14.21	130~131	28.95	28.09	166~167	58.47	57.67
59~60	5.67	5.64	95~96	14.58	14.46	131~132	29.59	28.72	167~168	59.36	58.32
60~61	5.95	5.88	96~97	14.82	14.71	132~133	30.25	29.37	168~169	60.25	58.93
61~62	6.22	6.12	97~98	15.07	14.97	133~134	30.92	30.04	169~170	61.14	59.47
62~63	6.50	6.36	98~99	15.33	15.23	134~135	31.61	30.72	170~171	62.02	59.96
63~64	6.77	6.60	99~100	15.59	15.49	135~136	32.31	31.42	171~172	62.90	60.39
64~65	7.05	6.85	100~101	15.85	15.76	136~137	33.02	32.14	172~173	63.77	60.74
65~66	7.33	7.09	101~102	16.13	16.03	137~138	33.74	32.88	173~174	64.63	61.02
66~67	7.60	7.34	102~103	16.41	16.31	138~139	34.48	33.63	174~175	65.49	
67~68	7.87	7.58	103~104	16.70	16.59	139~140	35.23	34.40	175~176	66.33	
68~69	8.14	7.83	104~105	16.99	16.88	140~141	35.99	35.19	176~177	67.18	
69~70	8.41	8.08	105~106	17.30	17.17	141~142	36.76	36.00	177~178	68.01	
70~71	8.67	8.33	106~107	17.62	17.47	142~143	37.55	36.82	178~179	68.83	
71~72	8.93	8.57	107~108	17.94	17.78	143~144	38.35	37.66	179~180	69.65	
72~73	9.19	8.82	108~109	18.28	18.10	144~145	39.15	38.51	180~181	70.45	
73~74	9.44	9.07	109~110	18.63	18.42	145~146	39.97	39.37	181~182	71.25	
74~75	9.70	9.31	110~111	18.99	18.76	146~147	40.79	40.25	182~183	72.04	
75~76	9.94	9.56	111~112	19.36	19.10	147~148	41.63	41.14	183~184	72.82	
76~77	10.19	9.81	112~113	19.74	19.46	148~149	42.47	42.04	184~185	73.59	
77~78	10.43	10.05	113~114	20.14	19.82	149~150	43.32	42.95	185~186	74.35	
78~79	10.67	10.30	114~115	20.55	20.20	150~151	44.18	43.86			
79~80	10.90	10.54	115~116	20.97	20.59	151~152	45.05	44.79			

*출처: 소아·청소년 표준 성장도표, 질병관리본부, 대한소아과학회, 2007

성장곡선 평가 방법

동일 연령에서 50번째 백분위수에 해당되는 키, 체중을 표준으로 하여 5번째 백분위수부터 95번째 백분위수까지는 정상적인 성장을 의미한다. 하지만 유전적인 결함으로 발달 지연이 있는 경우 연령에 대한 키, 체중 비교보다는 아이의 키에 대한 체중 비교로 발육 정도를 평가한다. 아이의 실제 키의 50백분위수에 해당되는 나이를 찾고, 그 나이의 50백분위수에 해당되는 체중이 적정한 체중이 되며, 25~75백분위수까지 정상 범위로 평가한다.

2 케톤식 영양소 구성 비율 정하기

　일반적으로 소아의 경우 영양소 요구량은 식사 내 적정 비율인 탄수화물 55~70%, 단백질 7~20%, 지방 15~30% 정도를 유지하도록 권장하고 있다. 즉, 케톤성(지방)과 항케톤성(탄수화물+단백질)의 비율로 환산하게 되면 1:3 정도가 된다. 반면 케톤식의 경우에는 케톤성(지방)과 항케톤성(탄수화물+단백질) 영양소 비율은 주로 4:1이 되며, 돌 이전의 연령이거나 적응도가 낮은 경우 3:1로 진행된다.

3 케톤식을 위한 영양소 요구량 산출하기

●칼로리 요구량

　칼로리 요구량은 키, 체중, 표준체중, 연령, 성별, 성장속도, 활동량 등을 고려하여 개별적으로 산정한다. 케톤식을 위한 칼로리는 또래 칼로리 요구량의 75~80% 정도로 제한하여 진행하는데, 이는 체중이 감소되지 않고 현재 체중을 유지할 수 있는 열량이다. 식이요법을 하는 처음 1년 동안에는 가능한 한 몸무게가 증가되지 않도록 해야 한다.

　연령에 따라 아이의 체중을 측정하여 적정 체중을 기준으로, 다음과 같은 기준으로 계산한다.

연령	필요 칼로리
1세 미만	75~85kcal/kg
1~3세	70~75kcal/kg
4~6세	65~68kcal/kg
7~10세	55~60kcal/kg
11세 이상	30~40kcal/kg 또는 그 이하

● 식이단위당 열량

케톤식 영양소 계산을 하기 위해서는 '식이단위당 열량'을 먼저 계산한다. 즉, 4:1 비율의 케톤식일 경우, 지방 4g과 단백질과 탄수화물을 합한 양을 1g으로 구성해야 한다. 이를 칼로리로 계산하게 되면 지방은 1g당 9kcal, 단백질과 탄수화물은 1g당 4kcal를 공급하므로, 식이단위당 열량은 '(케톤성 비율×지방 열량)+(항케톤성 비율×단백질과 탄수화물의 열량)'으로 계산된다. 예를 들어 4:1 비율의 케톤식의 식이단위당 열량은 '(4×9)+(1×4)=40kcal'가 된다.

그 외 비율의 경우를 계산한 식이단위당 열량은 다음과 같다.

비율	식이단위당 열량
4:1	40kcal
3.5:1	35.5kcal
3:1	31kcal
2.5:1	26.5kcal
2:1	22kcal

● 하루 총 식이단위수 산출

식이단위당 열량을 이용하여 하루에 필요한 총 식이단위수를 산출하는데, 하루 칼로리 요구량을 식이단위당 열량으로 나눈다.

> 예) 하루 칼로리 요구량이 1,200kcal이면서 케톤식 비율이 4:1인 경우, 하루 총 식이단위수는 (1,200kcal÷40kcal)=30이 된다.

● 지방 필요량

지방량은 하루의 총 식이단위에 케톤식 비율 4를 곱한다.

예) 하루 총 식이단위수가 30이면 (30×4)=120g이 필요하다.

● **단백질 필요량**

단백질량은 아이의 체중을 기준으로 산정하는데, 보통 1~1.5g/kg 정도 유지하도록 한다.

예) 아이의 체중이 18kg이면 18×단백질 필요량(1g/1kg 체중)=18g이 된다.

● **탄수화물 필요량**

하루 총 식이단위수에서 단백질 필요량을 뺀 나머지가 탄수화물 필요량으로 결정된다.

예) 산출된 하루 총 식이단위수(30)-단백질 필요량(18)=12g이 된다.

알아두세요!

케톤식의 영양소 요구량 계산 요점 정리

예) 키 106cm, 체중 18kg, 케톤 생성비율 4:1인 5세 남자아이의 경우

1. 칼로리 요구량 계산: 18kg×(65~68)kcal=1,200kcal
2. 4:1 식이단위당 열량=(4×9)+(1×4)=40kcal
3. 하루 총 식이단위수=1,200kcal/40kcal=30
4. 지방량=30×4=120g
5. 단백질량=18×1g/kg=18g
6. 탄수화물=30-18g=12g

그러므로 아이의 케톤식 칼로리 및 영양소 구성은 1,200kcal, 탄수화물 12g, 단백질 18g, 지방 120g이 된다.

케톤식에 사용되는 식재료

케톤식에 사용되는 식재료는 제한적이다. 특히 탄수화물을 제한해야 하므로 탄수화물이 많이 함유된 식재료는 사용할 수가 없다. 따라서 식재료에 함유된 영양소 성분을 잘 살펴보고 문제가 되거나 양의 제한이 필요한 경우를 꼼꼼히 따져야 한다. 다음은 각 식품군별로 주의하거나 선택할 수 있는 재료에 대해 설명하였다.

1 곡류군

곡류군은 주로 탄수화물이 많이 함유되어 있는 식품들이다. 따라서 케톤식에서는 당연히 제외되어야 한다. 곡류군에 해당되는 식품으로는 밥, 빵, 국수, 감자, 고구마, 떡, 잡곡류, 밀가루 등이 있다. 특히 케톤식에서는 밥을 제한해야 하는데, 우리나라 식문화는 주식으로 밥을 섭취하고 있어 이러한 주식 문화에 대한 심리적 갈등이 생기게 된다.

또한 이 외에도 곡류군 식품들이 제공하는 포만감을 느낄 수 없는 점 등이 아이와 보호자가 초기에 케톤식 식이요법에 적응하는 데 힘들어 하는 요인이 되기도 한다. 반면 식이요법 초기에는 엄격하게 지키다가 어느 정도 기간이 지나면 다시 종전의 식습관처럼 곡류군 식재료를 식단에 함께 구성하려는 경우가 있으니 주의해야 한다.

2 어육류군

어육류군 식품은 신체를 구성하고 우리 몸에서 조절 작용을 하는 호르몬 및 효소, 그리고 면역세포의 구성물질이 되는 단백질이 많이 함유된 식품이다. 소고기, 돼지고기, 생선류, 달걀, 두부류 등이 대표적이다.

어육류 식품을 식단에 사용할 때는 아이의 식단 내 허용 범위 양만큼 사용해야 하며, 육류인 경우에는 눈에 보이는 지방을 제거하고 순수한 살코기로 온전히 무게를 측정하도록 한다. 생선은 튀기거나 구운 후 가시를 발라내고, 먹을 수 있는 생선살의 무게를 측정한다. 두부는 팬에 기름을 두르고 부친 다음 소금으로 간을 하여 무게를 측정한다. 계란의 경우 무게를 측정하는 방법이 2가지이다. 주로 익힌 후의 무게를 측정하는데, 흰자와 노른자를 충분히 섞어 익힌 후의 무게를 측정하는 방법과 흰자와 노른자를 혼합 후 생것의 무게를 측정하여 오븐에 굽거나 찌는 방법이 있다. 두 번째 방법은 계란찜류에 해당되며, 아이가 한 번에 전부 먹을 수 있도록 작은 크기의 용기에 담아야 한다. 특히 치즈와 계란노른자는 단백질 급원 식품이면서 지방 함량이 높으므로 이를 메뉴에 자주 이용하는 것이 좋다.

3 채소군

채소류의 칼로리는 비교적 적고, 우리 몸의 윤활유인 비타민과 무기질의 함량이 높으며, 식이섬유소의 주요 급원이 되는 식품군이다. 가지, 오이, 호박, 시금치, 브로콜리, 버섯류 등을 이용할 수 있다. 아이들 중에 채소를 심하게 거부하는 경우 식단에서 제외할 수는 있지만, 아이에게 필요한 비타민, 무기질 섭취를 위해 소량씩이라도 섭취할 수 있도록 한다. 채소류는 생으로 먹거나 볶은 후의 무게를 측정하여 먹도록 한다. 생채소를 이용할 때는 드레싱으로 올리브유나 마요네즈 등을 함께 이용할 수 있다. 마요네즈의 영양소 함량을 고려하여 식단에 포함해야 하며, 정해진 양만큼 측정해야 한다.

4 지방군

지방군 식품은 주로 지방 성분이 함유되어 있어, 케톤식에 가장 많이 사용되는 식품군이다. 지방식 식품에는 식물성 기름류인 참기름, 콩기름, 들기름, 올리브유 등과 땅콩, 잣, 호두, 아몬드와 같은 견과류 등이 있다. 케톤식 요리에 주로 사용되는 어육류, 채소류에 함유된 지방 양만으로는 케톤식 비율을 맞추기가 어려우므로, 지방군 식품을 추가로 사용하여 비율을 맞추게 된다. 지방군 식품에서는 올리브유를 많이 사용하는데, 시중에서 주로 판매되는 압착유 100%인 올리브유는 질적인 면에서는 우수하나 올리브유 특유의 향이 강하기 때문에 거부감이 클 수 있다. 따라서 향이 적은 정제유 함량이 80~90%, 압착유 함량이 10~20% 범위 내의 올리브유를 사용할 것을 권장한다.

올리브유 외의 기름으로 카놀라유, 식용유, 참기름, 들기름 등도 사용 가능하므로 요리에 따라 올리브유와 함께 병행하여 섭취할 수 있다. 지방 함량이 높은 땅콩, 호두, 잣, 아몬드, 마카다미아 등의 견과류를 함께 이용하면 올리브유 사용량을 줄일 수 있고, 지방산 조성도 좋아지며 고소한 맛도 낼 수 있다. 그러나 견과류를 좋아하지 않거나, 견과류 알레르기가 있는 경우에는 견과류를 제외하도록 해야 한다. 특히 영아에게는 견과류 중 땅콩은 알레르기를 일으킬 수 있으므로 두 돌이 지난 후 먹여보면서 관찰하도록 한다.

조리할 때 사용되는 기름은 아이의 식단에 구성되어 먹어야 하는 기름과는 별도로 사용하도록 한다. 즉, 식단에 별도로 구성된 올리브유는 반드시 섭취하여 비율이 유지되도록 하고, 조리할 때는 식용유, 카놀라유, 참기름, 들기름 등 다양한 기름으로 자유롭게 사용한다.

5 우유군

성장하는 아이에게는 칼슘이 중요하므로, 칼슘 섭취를 위해서 소량이라도 매끼 우유를 먹도록 한다. 최근에는 우유의 종류도 다양해졌지만, 영양소 성분이 조금씩 다르므로 케톤식에서는 보편적으로 섭취하는 흰 우유를 선택하도록 한다. 가당우유, 요구르트, 플레인 요구르트 등은 탄수화물 함량이 높으므로 제한해야 한다. 식사를 한 번에 갈아서 섭취해야 하는 경우에는 액상우유의 양을 충분히 늘려 식단을 구성한다. 아이가 우유를 좋아하면 가능한 범위 내에서 충분히 섭취할 수 있도록 메뉴 조절을 한다. 아이의 기호에 따라 우유 대신 두유로 구성할 수 있는데, 최근에는 두유 종류가 매우 다양해서 이 또한 영양소 성분이 달라지므로 여러 재료가 혼합되지 않은 두유로 선택한다.

6 과일군

과일군은 비타민과 무기질뿐만 아니라 탄수화물의 함량이 높다. 과일의 당도는 탄수화물의 양을 의미할 수 있고, 재배기술과 지역 온도에 따라 차이가 있어 식품성분표와 일치하지 않을 수 있다. 최근에는 재배기술이 발전하면서 과일의 당도가 높아져 식품성분표에 제시된 성분보다 탄수화물 함량이 높으므로 과일의 사용은 제한하도록 한다. 다만 과일 중에 토마토는 사용 가능하다.

02 케톤식 식단 구성하기

식재료 고르기

식단 구성 시 앞에서 제시한 식품군 중에 곡류와 과일류를 제외한 식품군에서 골고루 선택하는데, 어육류, 채소류, 우유, 견과류, 올리브유 등 5가지 재료를 기본적으로 구성한다. 식재료들마다 영양소의 함량이 다르므로 선택한 식재료의 종류와 양을 잘 조합시켜 아이에게 필요한 영양소 기준량에 정확하게 맞추도록 하여야 한다. 이제 케톤식 식단 작성 방법을 순서대로 알아보도록 하자.

1 어육류군

고기(소, 돼지, 닭), 생선(가자미, 조기, 임연수, 갈치, 삼치, 병어, 새우), 계란, 두부, 치즈 등에서 1가지를 선택한다.

2 채소군

재료를 한 번에 갈아서 섭취하는 경우를 생각하면서, 거칠지 않은 채소 1가지를 선택한다. 세브란스병원에서는 아이에게 선호도가 높은 가지, 애호박, 숙주, 양배추, 오이, 시금치, 무, 브로콜리, 버섯류 위주로 구성하고 있다.

3 우유군

우유, 두유, 케토니아(케톤식용 우유) 중 아이의 기호에 따라 1가지를 선택한다. 식재료를 갈아서 섭취하는 경우에는 액상인 우유 양으로 농도를 조절할 수 있다. 우유를 많이 구성하면 묽게 조절이 되고, 적게 구성하면 되직하게 농도 조절이 된다. 케토니아를 식단에 구성하는 경우 케토니아의 영양성분이 이미 케톤식 비율인 4:1로 맞추어 있으므로, 별도의 올리브유 사용량을 줄이는 데 도움이 될 수 있다.

4 지방군

지방급원으로 올리브유를 선택한다. 칼로리 섭취량이 높은 아이의 경우, 섭취해야 하는 올리브유 양이 많아져서 먹기 힘들어 할 수 있으므로, 다른 기름류(카놀라유, 참기름, 식용유 등)와 함께 먹는 것도 좋다.

5 견과류

지방군에서는 올리브유와 함께 견과류를 선택한다. 견과류는 고소한 맛과 더불어 지방 함량이 높으므로 올리브유를 줄이는 데 도움이 된다. 땅콩, 호두, 잣, 아몬드, 마카다미아 등으로 선택한다.

매끼 섭취량 계산하기 (참고: 〈부록〉 케톤식 식단 작성 프로그램)

케톤식은 매끼별로 처방된 케톤식 비율을 기준으로 식재료가 구성되고 사용량이 정해져야 한다. 케톤식에 사용되는 식재료 양을 계산하기 쉽고 정확하게 산출할 수 있게, 사용량의 소수점 첫째 자리까지 계산할 수 있도록 만들어진 '케톤식 식단 작성 프로그램'을 이용하여 산출하여 보자.

1 가장 먼저 탄수화물 양을 맞춘다

탄수화물이 함유된 채소와 우유, 견과류 양을 조정하면서, 구성된 식재료의 탄수화물 양의 합이 처방된 탄수화물 기준량의 소수점 첫째 자리는 물론, 소수점 둘째 자리는 0.05 미만이 되도록 맞춘다.

2 두 번째로 단백질 양을 맞춘다

단백질 급원식품인 육류, 생선, 계란, 치즈 등으로 맞춘다. 식단에서 사용되는 단백질 급원식품에 함유된 단백질 양의 합이 처방된 단백질 기준량의 소수점 첫째 자리는 물론, 소수점 둘째 자리는 0.05 미만이 되도록 양을 조정한다.

3 세 번째로 지방 양을 맞춘다

지방 급원식품으로는 탄수화물과 단백질이 거의 함유되어 있지 않은 올리브유 양을 조절하면서 소수점 첫째 자리까지 맞춘다. 지방식품의 경우에는 처방된 지방량보다 약간 초과되는 것은 특별한 문제가 없다. 오히려 지방량이 아이

케톤식 섭취량 계산 요점 정리

예를 들어 처방 칼로리가 1,000kcal로 케톤 비율이 4:1 인 경우

1단계 케톤식 영양요구량 산출 방법에 의하여 산출된 각각의 영양소 양은 탄수화물 10g, 단백질 15g, 지방 100g이다.

2단계 이 값을 한 끼니 당 다시 배분하게 되면 탄수화물 3.3g, 단백질 5.0g, 지방 33.3g이 된다.

3단계 이 값을 '케톤 식단 작성 프로그램' 상에서 식단 구성에 적용 시 탄수화물은 3.30~3.34g, 단백질은 5.00~5.04g까지 허용되며, 지방은 33.3g 이상 허용된다. 케톤 생성 비율은 4.00~4.04까지 허용된다.

의 처방 기준량보다 적게 계산되지 않도록 주의한다.

4 최종 케톤 비율이 처방된 비율과 일치하는지 확인한다

3번까지 각각 영양소의 양을 확인한 후 최종적으로 케톤식 비율을 확인한다. 케톤식 비율이 가장 중요한 부분이기 때문에 소수점 첫째 자리는 물론이고, 둘째 자리는 0.05 미만이 되도록 맞춰야 한다.

다음은 식단 작성 시 사용되는 '케톤식 식단 작성 프로그램'의 예이다.

> 식단 예: 1,000kcal 4:1의 경우
> 하루 섭취 기준: 1,000kcal, 탄수화물 10g, 단백질 15g, 지방 100g
> 한 끼 섭취 기준: 333kcal, 탄수화물 3.3g, 단백질 5.0g, 지방 33.3g

식단 예 〉 한꺼번에 갈아서 먹는 경우

식품군	용량(g)	탄수화물(g)	단백질(g)	지방(g)	열량(kcal)
닭고기	11.9	0.012	2.856	0.167	13.685
시금치	16.1	0.966	0.499	0.081	5.313
잣	6.0	1.056	0.924	3.690	38.400
우유	26.1	1.305	0.731	0.861	15.921
올리브유	28.6	0.000	0.000	28.600	263.406
아침	88.7	3.339	5.010	33.398	336.725
비율				4.000	

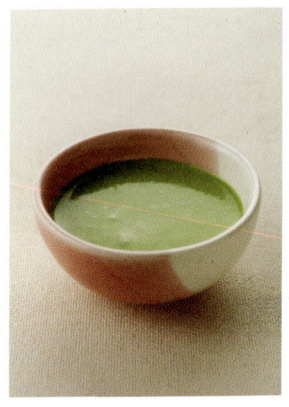

식단 예 〉 계란과 브로콜리는 구분하고, 호두, 우유, 올리브유는 갈아서 먹는 경우

식품군	용량 (g)	탄수화물 (g)	단백질 (g)	지방 (g)	열량 (kcal)
계란(전란)	22.8	0.365	2.280	2.508	33.972
브로콜리	17.8	0.890	0.890	0.053	5.874
호두	8.3	1.046	1.278	5.536	55.029
우유	20.4	1.020	0.571	0.673	12.444
올리브유	24.6	0.000	0.000	24.600	226.566
점심	93.9	3.321	5.019	33.371	333.885
비율				4.001	

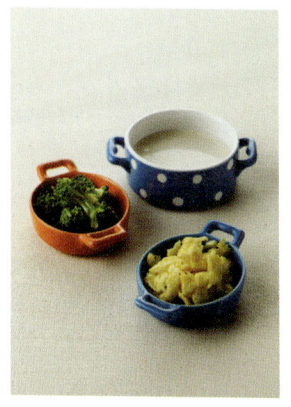

식단 예 〉 모든 식재료를 모두 구분하여 먹는 경우

식품군	용량 (g)	탄수화물 (g)	단백질 (g)	지방 (g)	열량 (kcal)
새우	14.9	0.015	2.995	0.134	14.006
애호박	25.0	1.400	0.225	0.025	6.500
아몬드	6.0	1.182	1.116	3.252	35.880
두유	15.4	0.724	0.678	0.554	10.780
올리브유	29.4	0.000	0.000	29.400	270.774
저녁	90.7	3.321	5.0135	33.366	337.94
비율				4.003	

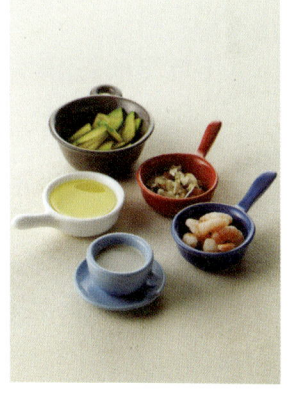

케톤식 조리하기

(참고: 3장 조리도구 편)

　케톤식 비율로 영양소의 양까지 정확하게 계산하여 식단이 구성되면, 식단에서 산출된 식재료의 양대로 조리되어야 하는데, 이를 위해서 식재료의 무게는 전자저울을 이용하여 정확하게 측정하여야 한다.

　케톤식 조리 시 몇 가지 유의할 사항은 첫째, 작성된 식단에서 식재료의 무게는 반드시 전자저울로 정확하게 측정하여 사용하여야 하는데, 일부 식재료의 경우(고기, 생선 등)에는 조리 전 무게가 아니라 조리 후 무게로 측정된다. 둘째, 조리할 때는 허용되는 양념류만 사용하여야 한다. 셋째, 조리 시 사용되는 기름은 식단에 제시된 기름 양과는 별도이며, 사용량의 특별한 제한은 하지 않아도 된다.

1 식재료의 무게를 정확하게 측정하고, 일부 식재료는 조리 후 무게로 측정한다

　작성된 식단의 모든 식재료는 전자저울을 이용하여 정확하게 측정하여 사용하도록 한다. 따라서 소수점 첫째 자리까지 측정할 수 있는 전자저울을 준비한다. 조리가 필요한 식재료는 조리 후의 무게를 감안하여 전자저울을 이용하여 측정한다. 예를 들어 조리 전에는 10g보다 많은 양으로 조리한 후 조리 후 무게로 10g을 측정하여 사용하도록 하여야 한다. 그러나 조리가 필요하지 않은 견과류, 우유, 올리브유와 같은 식재료는 정해진 무게만큼 측정한다.

2 허용되는 조미료를 사용한다

　조리할 때에는 허용되는 조미료와 제한되는 조미료는 잘 구분하여 사용하여야 한다. 염분은 특별히 제한하지 않으므로, 음식의 간을 할 때에는 소금을 적절히 사용하도록 한다. 후추, 식초, 겨자, 고춧가루, 깨소금 등도 소량씩 사용 가능하다.

그러나 간장, 된장, 고추장을 이용하여 조리하게 되면 탄수화물, 단백질, 지방 함량에 오차가 생기게 되므로 사용하지 않도록 한다. 단맛을 내는 설탕이나 올리고당, 꿀, 조청 등은 사용 또한 제한하여야 한다. 특히 케톤식이 진행되면서 케토시스가 형성된 이후에 이런 당분을 섭취할 경우 케토시스가 급격히 감소되어 항경련 작용도 저하되므로 절대적인 주의가 필요하다. 이 외에도 케첩, 플레인 요구르트 등의 사용도 제한하여야 한다.

3 조리에 사용한 기름은 식단에서 제시한 양과는 별도로 사용한다

기름으로 굽거나, 볶거나, 튀기는 방법으로 조리할 때 사용되는 기름으로는 식용유, 카놀라유, 참기름, 들기름 등 다양하게 사용할 수 있으나, 이는 식단에 포함되지 않는다. 식단에 구성된 기름은 반드시 섭취해야 하는 양을 제시하는 것이며, 조리 시에 사용되는 기름 양을 식단에서 제시하는 기름 양에 포함하지 않으며, 조리 시 기름 사용량을 제한할 필요는 없다.

03 케톤식 섭취하기

식단에 근거하여 조리된 음식 전부 섭취하기

식사 때마다 케톤성(지방):항케톤성(단백질+탄수화물)의 비율이 유지되어야 하므로 한자리에서 식사를 다 먹도록 한다. 혹시 식사 때 일부 음식을 남겼어도 다음 끼니에 이를 더하여 먹지 않도록 한다. 케톤식은 식사량을 엄격하게 제한하기 때문에 정해진 칼로리를 식사로 전부 섭취했다면 다른 간식 섭취는 일체 하지 않도록 한다. 만약 소량의 무언가를 섭취할 경우 칼로리뿐만 아니라 케톤식 비율도 유지되어야 하므로, 미리 계획하여 열량, 비율에 맞게 식사 내에서 배분하여 섭취한다. 결론적으로 미리 계획하지 않은 음식은 먹지 않도록 한다.

다른 음식 섭취하지 않기

아이의 손이 닿는 곳에 음식물을 방치하지 않도록 주의하고, 아이가 몰래 다른 음식을 먹을 수 있으므로 보호자가 관심을 기울이도록 한다. 보호자 외에 다른 주위 사람들이 아이에게 음식물을 무심코 먹여서 케톤식 비율을 떨어뜨리는 경우가 있을 수 있으므로 어린이집, 유치원, 학교 등 선생님과 가까운 친척에게 현재 우리 아이가 식이요법 중이라는 것을 알리는 것도 도움이 된다.

물 충분히 섭취하기

물은 특별히 제한하지 않으며, 반드시 생수, 정수 등 맑은 물로 충분히 섭취하고, 보리차, 결명자차, 녹차 등은 삼간다. 케톤식을 하는 아이들 중 갈증을 느끼는 경우에는 하루 동안에 일정한 간격을 두고 수분 섭취를 하도록 한다. 또한 수분 섭취를 거부하는 아이들의 경우에는 아이가 먹어야 하는 수분 권장량을 참고하여 적절한 수분 섭취가 되고 있는지 확인한다.

다음은 아동 및 청소년의 1일 수분 권장량이다.

체중	1일 수분 요구량
≤1kg	150ml/kg
〉1kg	100~150ml/kg
〈10kg	100ml/kg
10~20kg	1,000ml+50ml/10kg 이상 초과 kg
〉20kg	1,500ml+20ml/20kg 이상 초과 kg

*출처: 임상영양관리지침서(제3판)

간식 및 케토니아 섭취하기

케톤식은 소량의 무엇인가를 섭취할 때도 열량과 비율을 고려해야 하므로 간식 섭취도 미리 계획을 세워야 한다. 주로 하루 3끼를 섭취하므로 아이의 하루 섭취 기준량을 3회로 나누어 처방받는데, 아이의 연령 및 적응도에 따라 4~5회로 나누어 처방된 탄수화물, 단백질, 지방의 기준량으로 식단을 구성하는 것도 가능하다.

케토니아를 활용하는 방법으로 식단 작성 시 케토니아를 일정량 구성하고 나머지 칼로리를 케톤식으로 구성할 수도 있다. 그러면 케토니아를 간식처럼 섭취할 수도 있고, 한 끼 식사량이 많아 식사시간이 자꾸 길어지는 경우에도 식사를 분배할 수 있어 도움이 된다. 시간이 부족한 아침식사 시간에 케토니아를 활용하는 것도 권장된다.

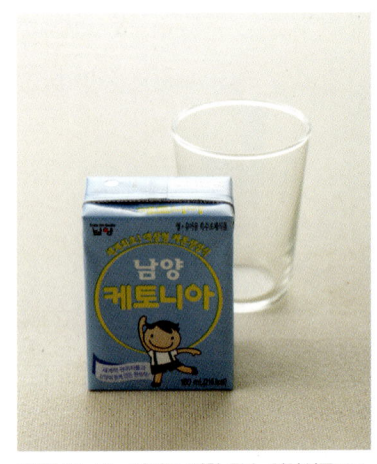

케톤식을 하는 아이를 위한 특수 영양식품으로, 연세대학교 김흥동 교수와 인제대학교 김동욱 교수의 공동연구팀과 남양유업의 연구진에 의해 개발되었다. 1팩의 칼로리는 216kcal이며, 케톤 생성 비율은 4:1로 맞추어져 있다.

케토니아는 케톤 생성비율 4:1로 맞춰진 액상 제품이므로, 개봉하여 바로 섭취할 수 있어 사용하기에 편리하다. 식사가 준비되지 않았는데 아이가 배고파하는 경우, 이동 또는 여행 중인 경우, 응급실에 입원하는 경우 등에도 활용할 수 있다. 케토니아의 비율이 4:1이므로, 다른 비율 3:1, 2:1을 유지하는 경우에는 우유와 혼합하여 비율과 칼로리를 맞춰 섭취한다. 돌 이전의 아이가 식이요법을 해야 하는 경우에도 먹고 있는 분유와 케토니아를 혼합하여 케톤식 비율과 칼로리를 맞춰 섭취한다.

케톤식 중단 및 종료하기

케톤식의 효과 여부를 판정하기 위해 시작 후 3개월까지 케톤식을 유지하면서 지켜보게 된다. 이후 식이요법이 장기간 지속되어야 한다면, 주기적으로 케톤식 칼로리 또는 비율 변경이 필요할 수 있다. 하지만 칼로리 및 비율은 보호자 임의대로 변경해서는 안 된다. 외래 진료 시 식이요법 효과 여부 및 아이의 성장 속도 등을 고려하여 의사의 결정에 따라 변경해야 한다.

케톤식 종료는 비율을 점차 감소시키면서 진행되는데, 아이들마다 진행방법이 다를 수 있다. 일반적으로 약물 복용을 중단하고 4:1 비율의 케톤식으로 경련 없이 1년이 경과하면 비율을 조절하게 된다. 아이의 증상을 좀 더 호전시키기 위해 4:1 비율을 유지하는 기간이 1~2년 정도 더 연장될 수 있다. 3:1 비율로 6개월 정도 유지한 후 2:1 비율로 6개월간 더 유지하고, 이후 금지되었던 음식을 점차 시도할 수 있다. 식이요법에 반응이 좋은 아이들은 2년이 되기 전에 식이요법을 끝내기도 한다.

칼로리 및 비율이 변경되면 영양소 요구량도 달라지므로, 이에 대해 영양사와 상담을 통해서 반드시 확인해야 한다.

04 자주 하는 질문 모음

1 케톤식을 시작하면 얼마 동안 진행하고, 효과는 언제 알 수 있을까?

케톤식 시작 후 체내에서 항경련 효과를 발휘하기 위한 변화가 발생하는 데는 어느 정도 시간이 필요하다. 일반적으로 식이요법을 시작하고 2~3개월 정도 경과를 관찰한 후 효과가 없을 때 중단하게 된다.

2 우리 아이는 어떤 식이요법을 하게 되나?

식사 구성에서 지방 비율이 높을수록 항경련 효과가 좋을 수 있다. 그러나 현실적으로 지방 비율이 높은 식이요법에 적응하거나 유지하기란 쉽지 않다. 따라서 케톤식의 적응이 어려운 경우, 혹은 지방 비율이 높아서 여러 가지 부작용으로 유지가 힘들 경우, 그리고 식이요법을 수년간 또는 심지어 평생 지속해야 할 경우에는 지방 비율이 낮은 식이요법으로 시도하는 방법도 권장된다.

3 케톤식이 어렵다는데, 어떤 점이 어려운가?

케톤식을 진행하면 평소의 일반적인 식사와 다르게 식사가 구성되므로 어려움을 호소하게 된다. 특히 많은 양의 기름을 식사와 함께 먹어야 하는 점과 달콤한 간식을 전혀 먹을 수 없다는 점이 아이나 부모들에게는 가장 어려운 사항이 될 수 있다. 또한 비율을 정확하게 맞추어서 식단을 구성해야 하고, 조리 시에도 전자저울을 이용하여 식품의 무게를 정확하게 측정해야 하는 세심함도 일상에서는 고충 사항이 될 수 있다. 무엇보다 이 식사요법이 장기간 진행되면, 단조로운 식사로 인해 아이와 엄마 모두 지치는 시기도 있을 수 있다. 따라서 식이요법을 하는 동안 부모의 긍정적인 마음가짐으로 아이를 설득하고 지지하는 자세가 케톤식의 원활한 진행을 위해 매우 중요하다.

4 아이가 먹어야 하는 양을 다 못 먹고 있는데, 자꾸 남겨도 되나?

일단 식단에 의해 만들어진 식사는 전부 섭취해야 한다. 그러나 아이의 컨디션이 좋지 않아 단기간 먹는 양이 줄었을 경우라도 처방된 케톤식 비율이 유지되었다면 크게 문제되지는 않을 수 있다. 그렇지만 장기간 지속적으로 먹는 양이 적다면, 아이의 영양 상태나 체력에 영향을 미칠 수 있으므로 주의해야 한다. 우선 식사의 부피를 줄여 적은 양으로 최대한 먹을 수 있도록 식단을 구성해 보고, 식재료를 모두 혼합한 음식으로 한 번에 먹을 수 있도록 하거나, 못 먹은 양만큼을 케토니아로 대체하여 소량씩이라도 자주 먹이는 것도 방법이 될 수 있다.

5 케톤식을 다 먹었는데도 배고파하는데, 양을 좀 늘려도 되나?

케톤식은 현재 체중을 유지할 수 있는 수준으로, 아이의 섭취 칼로리를 권장 칼로리의 75~80% 정도로 제한한다. 특히 아이가 과체중인 경우, 실제 체중보다 이상 체중을 기준으로 섭취 칼로리를 처방하므로 더욱 배고픔을 느낄 수 있다. 하지만 아이가 처방된 식단에 의한 음식을 전부 섭취하였다면, 그 외에 임의로 식사량을 늘리지 않도록 한다. 간혹 활동량이 많았던 날(운동회, 소풍 등)에는 하루 50~100kcal 정도 추가 섭취를 고려할 수 있으며, 이때 섭취량을 쉽게 알 수 있도록 케토니아를 이용하여 1/2팩 정도 섭취하도록 한다. 식단의 섭취량 이외에 케토니아를 주기적으로 또는 매일 섭취하게 된다면, 아이의 식단에서 섭취하게 되는 케토니아의 칼로리만큼을 제외하도록 한다.

6 그동안 우리 아기는 분유만 먹었는데, 케톤식으로는 어떻게 진행하나?

돌 이전의 아이의 경우 젖병을 이용하여 평소 먹던 분유와 케토니아를 혼합하여 비율과 칼로리를 맞춘다. 평소 분유 섭취량에 비해 케토니아 섭취량은 매우 적으므로 물을 혼합하여 부피를 늘려 먹도록 한다. 그리고 돌이 지나면서 다양한 식재료를 이용한 케톤식을 시도하게 되는데, 이때는 식재료를 모두 혼합한 형태로 시작한다. 우선 하루 한 끼 정도 시작하여 아이가 잘 적응하면 케톤식의 횟수를 점차 늘리면서 그 양만큼의 케토니아와 분유 섭취 횟수는 줄인다.

7 보리차만 먹던 아이라 생수는 잘 안 마시는데, 어떻게 해야 하나?

케톤식에서 보리차는 허용되지 않으며, 생수를 섭취해야 한다. 평소 보리차에 익숙한 아이들 중에 생수를 먹지 않아 수분 섭취가 부족할 수 있다. 이때는 생수에 케토니아 몇 방울을 떨어뜨려 섭취를 유도하거나, 한 끼 식사 정도를 액상인 케토니아로 구성하여 수분 섭취를 늘려 본다. 돌 이전의 아이들 중에는 케토니아로 섭취하다가 돌이 지나 케톤식으로 진행하면서 케토니아 섭취량이 줄어들게 된다. 이때 케토니아를 통한 수분 공급량이 감소되므로 평소보다 수분 섭취에 좀 더 주의해야 한다.

8 알레르기가 있으면 어떻게 하나?

알레르기 발생식품은 제외하고 다른 식품으로 대체해야 한다. 식이요법 시작 전에 알레르기 발생식품은 미리 영양사에게 알려서 식사 구성에 도움을 받도록 한다.

9 아이가 밥을 찾는데, 케톤식 비율에 맞춘다면 먹여도 될까?

케톤식은 탄수화물을 제한하는 식사이므로 탄수화물의 급원이 되는 밥은 당연히 먹지 않아야 한다. 밥 외에도 감자, 고구마, 빵, 떡, 잡곡, 밤, 묵, 국수 등도 탄수화물의 급원식품이므로 제한해야 한다. 케톤식 비율이 조정되어 2:1까지 낮아지더라도 밥은 허용되지 않으며, 케톤식 식이요법이 종료된 이후에 먹을 수 있다.

10 아이가 배고픔을 많이 느껴서 야채를 더 많이 늘리려고 하는데, 아이의 영양소 요구량 내에서 탄수화물은 늘리고 단백질은 줄여서 비율 4:1에 맞추어도 되나?

아이의 케톤식 영양소 섭취량은 현재 키, 체중, 연령, 성별 등에 따라 결정된다. 특히 단백질 양은 현재 체중 정도(비만도)를 고려하여 결정되는데, 연령이 높은 경우, 체중이 많이 나가는 경우, 또는 단백질 증량이 필요한 경우에는 탄수화물 요구량은 오히려 더 많이 제한된다. 채소는 탄수화물 함량이 높으므로 상대적으로 단백질 섭취량이 적어진다. 따라서 가끔 한 번 정도는 가능하나, 너무 자주 또는 매끼 조절하게 되면, 아이의 단백질 요구량이 부족한 상태로 장기간 유지되면서 성장 및 영양 상태에도 영향을 줄 수 있으므로 권장하지 않는다.

11 옆에 있는 아이는 우리 아이와 나이가 같은데 칼로리가 더 높은 이유는?

아이들의 칼로리를 처방할 때는 아이의 나이뿐만 아니라 키, 체중, 성별 등을 고려하여야 한다. 따라서 나이가 같더라도 키, 체중이 다른 경우 처방 칼로리가 다를 수 있다. 또한 칼로리가 같아도 아이의 영양 상태 및 성장 속도에 따라 각각의 영양소, 즉 탄수화물, 단백질 요구량은 달라질 수 있다. 따라서 부모가 임의로 칼로리나 영양소 성분을 조절하지 말고, 담당 영양사에게 문의해야 한다.

12 지방급원으로 올리브유만 먹나?

어육류, 야채, 우유 등의 지방 함량만으로는 케톤식 지방 비율을 맞추기 어렵기 때문에 식사와는 별도로 올리브유를 함께 섭취해야 한다. 특히 칼로리가 높은 경우 올리브유 섭취량은 그만큼 많아지게 되어 섭취하기가 어렵다. 이때는 지방 함량이 높은 견과류를 식단에 추가하여 구성하면 올리브유 섭취량을 줄이고, 고소한 맛도 나며, 지방산 조성도 좋아질 수 있어 적극 권장한다. 또한 아이가 올리브유를 먹기 힘들어 하면 다른 기름인 카놀라유, 참기름, 식용유 등을 함께 먹는 것도 방법이다.

13 불포화지방산은 어떻게 섭취하나?

불포화지방산은 분자 내에 이중결합을 갖고 있는 지방산으로 반드시 음식을 통해서 섭취해야 하는 필수지방산이다. 식품으로는 등푸른 생선, 식물성기름, 견과류 등이 있다. 케톤식에서 불포화지방을 높이려면 어육류군은 등푸른 생선으로, 채소군은 녹색채소로, 지방급원은 올리브유와 견과류를 선택하여 식단을 구성하면 된다. 조리할 때에는 올리브유 외에 다양한 기름(카놀라유, 들기름, 참기름, 포도씨유 등)을 사용하도록 한다.

14 해당 식재료를 한꺼번에 넣고 갈아서 먹이고 있는데, 미리 여러 끼니를 만들어 얼려도 괜찮은가?

케톤식은 지방 함량이 많은 식사이므로 미리 만들어 냉장 보관하게 되면 자칫 지방이 분리되는 경우가 발생될 수 있어 바람직하지는 않다. 따라서 한꺼번에 갈아서 먹는 경우 냉장보다는 냉동 보관한 후 해동하여 먹이도록 하는 것이 좋다. 해동 방법은 중탕하거나 전자레인지를 이용하도록 한다. 중탕의 경우 잘 저어주면서 7~10분간 중탕하는데, 이때 저어주지 않으면 가운데는 잘 녹지 않으므로 주의해야 한다. 전자레인지를 이용하는 경우 30초씩 3번 정도 데워주는데, 30초마다 꺼내어 저어준다. 한번에 1분 30초를 돌리게 되면 그릇의 가장자리만 녹고 가운데 부분은 잘 녹지 않을 수 있으므로 주의한다.

15 외출할 때 외부에서 먹을 수 있는 방법은?

외출할 때는 간편하게 섭취할 수 있는 케토니아를 칼로리에 맞춰 준비하는 편이 가장 간단한 방법이다. 그러나 케토니아를 먹지 않는 경우에는 도시락을 준비하도록 한다. 가능한 조리과정이 필요 없는 식재료를 선택하고, 뜨거운 음식보다 차가운 음식이 휴대가 편리하다. 예를 들어 육류군에서는 치즈를 선택하고, 채소군에서는 양상추, 오이 등 생야채와 마요네즈를 준비한다. 가령 '케토 쿠키(152페이지 참고)'와 같이 간단하게 만들어서 이용해도 좋다. 외출이 장기간(여행)으로 길어진다면 미리 집에서 일정에 따라 전체 또는 몇 끼니의 식사를 준비하여 가는 것이 필요하다. 여행지 상황에 따라 가능한 식재료의 무게를 재어 지참하기도 하고, 여행지에서 직접 조리가 가능할 경우에는 해당 식재료, 저울, 믹서기 등을 준비하도록 한다. 여행지에서 전자레인지를 사용할 수 있는지 미리 확인하는 것도 요령이다.

16 간식은 어떻게 먹나?

하루 칼로리를 식사로 전부 섭취했다면 그 외의 간식 섭취는 할 수 없으며, 소량의 무언가를 섭취하는 경우에도 그 자체로 케톤식 비율을 맞추어 섭취하도록 한다. 아니면 미리 하루 식단 구성 시 간식에 해당하는 칼로리와 영양소를 배분하는 것도 좋다.

17 우리 아이의 케톤식 비율은 4:1이 아닌데, 케토니아를 먹는 방법이 다른가?

케토니아는 1팩에 180ml이며, 칼로리는 216kcal이고, 케톤식 비율이 4:1로 조성되어 있는 액상 제품이다. 식사가 준비되지 않았는데 아이가 배고파하는 경우, 이동 또는 여행 중인 경우, 응급실에 입원하는 경우 등에 대체하여 활용할 수 있다. 아이의 처방된 케톤식 비율이 4:1이 아닌 경우 케토니아와 우유 또는 두유 등을 혼합하여 영양소 비율과 칼로리를 '케톤식 식단 작성 프로그램'을 이용하여 맞춰서 이용하면 된다.

18 주치의가 케톤식 영양소 비율(또는 칼로리)을 바꾸라고 하는데, 어떻게 하나?

장기간 식이요법을 진행하다 보면 치료 효과 및 아이의 체중, 성장 속도 등에 따라 칼로리 또는 영양소 비율을 변경하는 경우가 있다. 또한 아이가 배고픔으로 인해 너무 많은 체중감소를 보이거나, 수응도가 낮을 경우 처방 칼로리를 100kcal 정도 증가시키는 경우도 있다. 진료 시 주치의 선생님께서 칼로리 또는 비율을 변경하자고 하면, 담당 영양사와 상담 또는 이메일을 통해 변경되는 영양소 구성량을 확인 후 진행하도록 한다.

19 케톤식과 변형된 앳킨스 식이요법은 다른가?

케톤식과 앳킨스 식이요법은 식사 원칙, 식재료 선택, 식단 작성방법, 조리방법 등은 모두 동일하다. 하지만 케톤 생성 비율이 다르므로 처방되는 영양소 기준량이 다르다. 그러므로 케톤식(4:1)을 처방받은 경우에, 임의로 앳킨스 식이요법으로 바꾸어 진행해서는 안 된다.

20 식이요법 종료는 어떻게 하나?

일반적으로 약물 복용을 중단하고 케톤식으로 경련 없이 1년이 경과하면 케톤식 비율을 조절하게 된다. 케톤식 비율을 3:1 비율로 6개월 정도 유지하고, 다음 2:1 비율로 6개월간 더 유지한다. 이후 2:1 비율에서 일반식으로 진행하면서 그동안 먹지 못했던 음식을 점차 먹을 수 있게 된다.

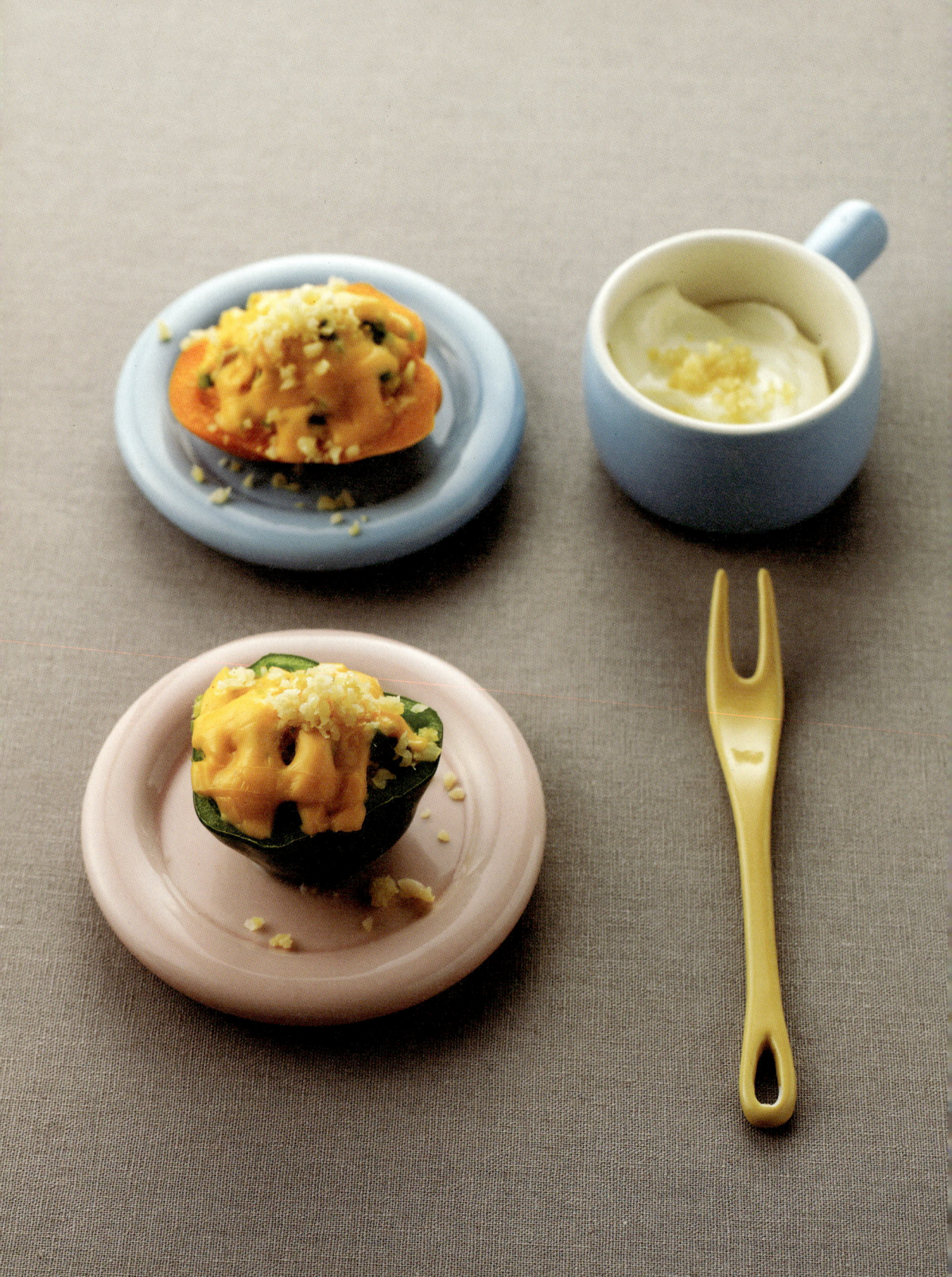

PART. 3
케톤식 레시피

세브란스병원에서는 케톤식을 진행하고 교육하는 과정에서 아이와 부모들의 고통을 같이 경험하였고, 과학적이면서도 부모에게는 좀 더 쉽게, 아이들에게는 맛있는 케톤식에 대한 많은 고민을 하게 되었다. 그 결과 다양한 식재료와 조리법, 그리고 다양한 상황에서 먹을 수 있는 케톤식 메뉴를 개발하기 시작하여 현재까지 개발된 메뉴가 90여 종이 되었다. 이제 다양한 메뉴로 아이에게는 만족감을 높이고 엄마에게는 든든한 지침서가 되어 성공적인 케톤 생성 식이요법이 되길 기원하면서 우리 아이의 특별한 케톤식을 소개하고자 한다.

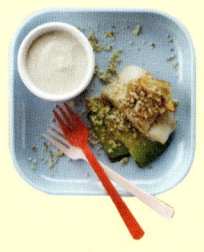

01
조리 전 알아둘 사항

레시피 구성

본 도서에 제시된 레시피는 각각 칼로리 400kcal, 케톤 비율 4:1에 맞추었다. 따라서 이를 기본으로 케톤식 비율이 다른 경우에는 조절하여 적용하도록 하자. 한편 조리의 난이도에 따라 분류하였다. 따라서 케톤식 초기에는 난이도가 낮은(쉽고 간단한 케톤식) 요리부터 천천히 시작하여 자신감도 생기고 아이들도

레시피 구분

난이도	레시피 종류	메뉴 수
쉽고 간단한 케톤식	오븐사용(쿠키, 구이, 그라탱)	14
	얼리기	5
	탕, 국, 수프류	6
	샐러드 및 냉채류	13
	볶음류	5
특별한 케톤식	오븐사용(구이, 찜, 파스타)	7
	튀김류	3
	얼리기	4
	탕, 국, 수프류	4
	샐러드 및 냉채류	8
	쌈류	6
	볶음류	10
변형된 앳킨스 식이요법	샐러드 및 냉채류	2
	볶음류	3

다양한 요리를 원하게 되면 난이도가 약간 높은(특별한 케톤식) 요리를 시도해보자. 메뉴는 케톤을 생성하기 위한 식사이므로 각 레시피 이름에는 '케토'를 붙여 표현하였다. 그리고 변형된 앳킨스 식이요법의 경우 'MAD'를 붙여 구분하였다.

레시피 활용법

1 레시피에 제시된 식품의 무게를 한 번에 사용하는 경우 '만드는 방법'에 명시하지 않았다.

2 제시된 식품의 무게를 2회 이상 나누어 사용하는 경우 '만드는 방법'에 명시하였으니 참고하면 된다.

3 제시된 오븐의 온도는 예열 후 온도이다(오븐의 경우 예열 시간이 필요하다.).

4 식재료의 무게는 조리 후 무게를 측정한다. 조리가 필요하지 않을 경우 그대로 측정한다.

5 레시피 활용에 도움이 되도록 팁(➕)을 꼭 확인하도록 한다.

6 각 레시피는 칼로리 400kcal, 비율 4:1에 맞추었으므로 케톤식을 하는 아이들에게 모두 해당되는 비율이다. 단, 케토 바, 케토 쿠키(1, 2, 3), 케토 커스터드 등 5개 레시피는 200kcal, 4:1에 맞추었다.

7 우리 아이의 칼로리 및 비율에 맞추고자 하는 경우, 식단 작성 프로그램을 이용하여 식재료 양을 조정할 수 있다. 각 레시피마다 표의 빈칸을 이용하여 조정된 레시피를 메모하도록 한다. 단, 제시된 레시피와 식재료 함량 차이로 음식의 모양은 달라질 수 있다.

8 케톤식(4:1)과 변형된 앳킨스 식이요법(1.5~2:1)의 케톤 생성 비율이 다르므로 케톤식을 진행하는 경우 변형된 앳킨스 식이요법의 레시피를 활용할 수 없다.

케톤식 조리 시 필요한 조리도구

조리도구	취급요령

전자저울	1. 케톤식은 식재료 양을 정확히 계량하는 것이 중요하기 때문에 소수점 첫째 자리까지 측정할 수 있는 전자저울을 사용한다.
	2. 전자저울 사용 시 기울어진 곳이나 울퉁불퉁한 곳에서 계량할 경우 영점이 정확히 맞춰지지 않으므로 편편한 곳에서 계량한다.
	3. 액체류를 계량할 때는 한 번에 부어 맞추기 어려우므로, 어느 정도 용기에 부어 맞춘 후 수저를 이용하여 정확하게 맞춘다.
	4. 식재료 무게를 계량하는 방법
	  1) 편편한 곳에서 전자저울의 평형을 맞춘다.
	  2) 용기를 저울에 올려놓고 용기버튼을 누르고 다시 '0'이 되는지 확인한다.
	  3) 식재료를 올려놓고 무게를 확인한다.

믹서기	1. 믹서기의 용기 중에서 큰 것과 작은 용기가 있다면 가능한 작은 것을 이용한다. 적은 양을 갈아서 덜어내야 하기 때문에 작은 용기를 사용한다. 2. 칼날은 십자 칼날과 일자 칼날이 있다면 내용물을 깨끗이 덜어내기에는 일자 칼날이 더 용이하다. 3. 케톤식에서는 견과류나 야채 등 고체식품의 양에 비해 물, 우유 등의 액체식품의 양이 적게 들어가는 경우가 많기 때문에 칼날이 금방 소모될 수 있다.
알뜰주걱	1. 케톤식은 정해진 양을 모두 섭취하는 것이 중요하기 때문에 조리한 음식이 용기나 믹서기에 묻은 것까지 긁어내기 위해 알뜰주걱이 필요하다. 2. 스테인리스보다 실리콘 재질의 알뜰주걱이 부드러워 깨끗하게 긁어지고 주걱 자체에 묻어나는 양도 적다. 3. 주걱의 크기가 클수록 주걱 자체에 묻어나서 손실되는 양이 많아지므로 작은 크기를 권장한다. 총길이 18cm, 머리 부분 3×5cm 정도면 사용이 용이하다.

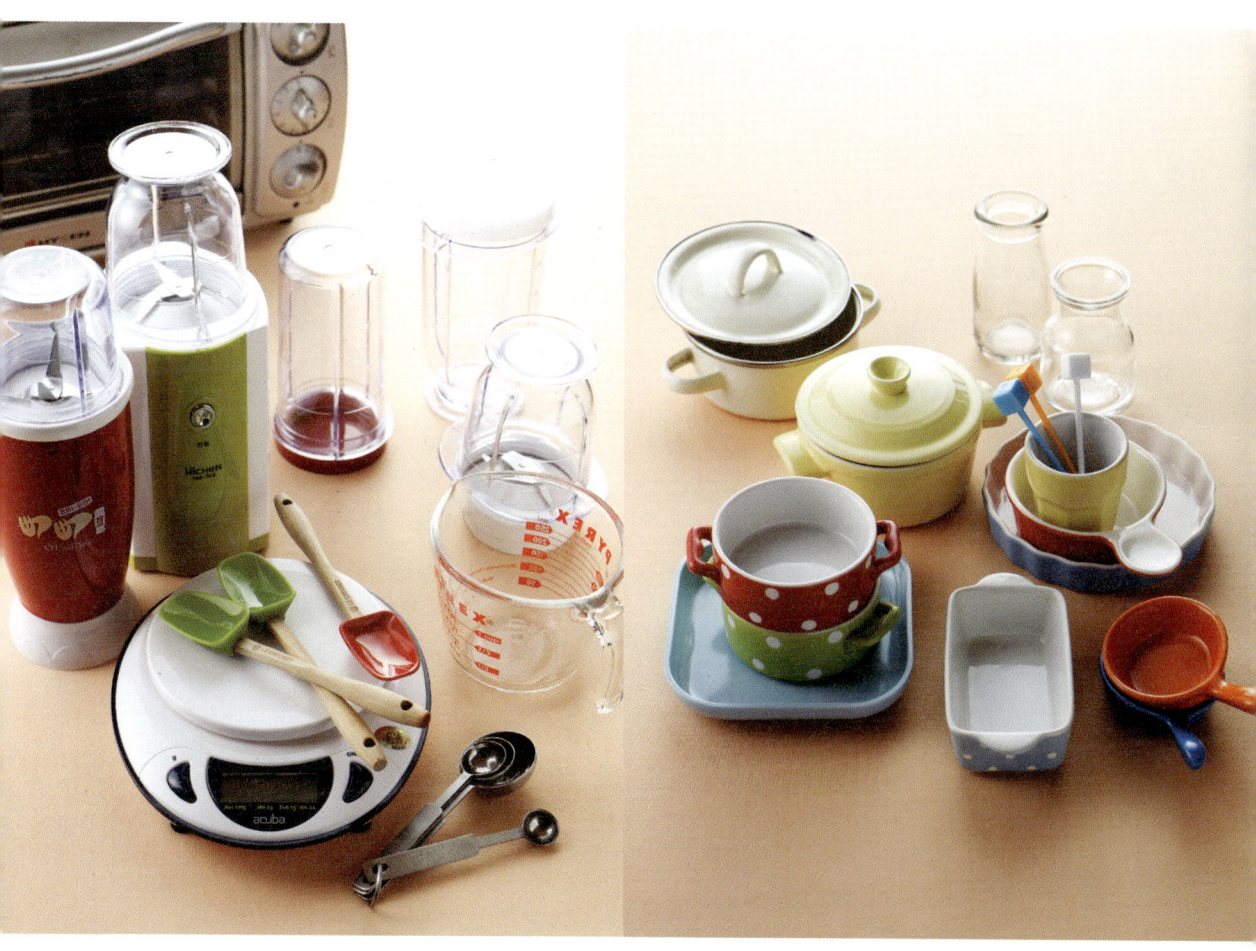

식재료 고르는 요령

1 어육류군

식품군	구입요령	취급요령
소고기	색이 밝고 윤기가 나는 것이 좋다. 지방색이 유백색, 연노랑이 좋고 황색인 경우에는 고기가 질기거나 풋내가 나는 경우가 있다.	육류는 기름 제거 후 살코기 부분을 이용하며, 소량이 사용되기 때문에 다진 고기를 주로 사용한다.
돼지고기	선홍빛이 도는 고기가 좋다.	기름이 많은 삼겹살보다는 볶음이나 구이로 사용되기 때문에 목살, 돈후지를 많이 사용한다.
닭고기	살이 연한 크림색이고 약간 붉은 빛이 도는 것이 신선하다.	껍질은 벗기고, 살코기(닭가슴살, 안심 등)를 사용한다.
오리고기	선홍빛을 띠며 탄력 있는 것이 좋다.	케톤식에서는 가슴살을 사용한다.
계란	껍질이 거칠거칠하고 무거운 것이 좋다.	전란과 생것을 구분하여 사용한다. **전란** 계란을 풀어 팬에서 익힌 후 무게를 측정한다. **생것** 생것일 때 흰자와 노른자를 섞어 무게를 측정한다. 믹서기를 이용하면 쉽게 섞인다. 주로 찜요리를 할 때 사용한다.
두부	유통기한이 짧은 식품이기 때문에 유통기한을 확인하고 구입한다.	통째로 흐르는 물에 여러 번 씻어 사용한다. 데친 후에는 물기 제거 후 무게를 측정한다.
생선류	살에 탄력이 있어야 좋다.	굽기 전에 소금, 후추 밑간을 하면 비린내를 줄일 수 있다. 생선은 조리 후 뼈를 제거한 후 살의 무게를 잰다.
연어	껍질에 검은 얼룩이 없는 것으로 꼬리가 찢어져 있지 않고 탄력이 있으며 살빛이 선명한 것이 좋다.	샐러드에 사용하는 연어는 보통 훈제연어를 사용하고, 구이에 사용하는 연어는 스테이크용 연어를 사용한다.
새우	껍질이 단단하고 투명하며 윤기가 있어야 신선하다. 머리 부분이 거무스름하게 변했거나 전체적으로 불투명한 흰색이 도는 것은 오래된 것이다.	새우는 껍질을 벗기고 조리 후 살만 이용하여 무게를 잰다. 케톤식에서는 섭취량이 많지 않으므로 칵테일새우 정도의 크기를 사용한다.
오징어	적갈색이나 유백색으로 몸통에 탄력이 있고 광택이 도는 것이 좋다.	볶음요리에는 오징어에 칼집을 내어 조리하는 것이 좋다.

2 채소군

식품군	구입요령	취급요령
가지	표면이 쭈글쭈글하지 않고 탱탱한 것, 색깔이 짙고 윤기가 있으며 상처가 없는 것이 좋다.	수분이 많은 식품으로 조리 시 쉽게 조직이 연해져서 열을 많이 가하면 무르기 쉽다.
당근	표면이 매끄럽고 형태가 바른 것이 좋다. 단단하고 뿌리 끝이 가늘수록 심이 적고 조직이 연하다.	잔뿌리를 잘라내고 흐르는 물에 흙을 깨끗이 씻어낸다.
버섯류	갓이 완전히 벌어지지 않고 약간 오므라든 것, 색이 거뭇거뭇하지 않고 깨끗한 것이 좋다.	신문지에 싸서 습기를 제거하고 냉장고에 보관하면 더욱 신선하게 보관할 수 있다.
브로콜리	봉오리가 꽉 다물어져 있고 중간이 볼록한 것이 좋다.	삶거나 데칠 때 끓는 물에 소금을 살짝 넣으면 색을 유지할 수 있다.
숙주, 콩나물	줄기가 통통하고 잔뿌리가 적으며 무르지 않은 것이 좋다. 좋지 않은 냄새가 나면 신선하지 않은 것이다.	바로 조리하지 않고 보관할 경우 물에 씻지 않고 냉장보관 하는 것이 좋다.
아보카도	껍질의 색이 녹색에서 약간 검게 변할 때 손으로 쥐어봐서 탄력이 있는 것이 좋다.	잘 익은 아보카도는 부서지기 쉬우니 두껍게 썰어야 모양을 살릴 수 있다. 덜 익은 아보카도는 하루 정도만 쌀 속에 묻어 놓으면 말랑거릴 정도로 금방 익는다.
양상추	꼭지 크기는 10원짜리 동전 크기 정도가 적당하고 모양이 구형에 가깝고, 짙은 녹색일수록 좋다.	케톤식에서 양상추는 생것으로 많이 사용한다. 손질한 양상추를 얼음물에 담가 두었다가 먹기 직전에 요리하면 더욱 아삭하다.
오이	녹색이 짙고 가시가 있으며 탄력과 광택이 있고, 껍질이 억세지 않고 굵기가 고르고 꼭지가 싱싱한 것이 좋다.	오이를 채썰기 할 때는 모양을 위하여 돌려깎기 하여 사용한다.
토마토	크고 단단한 것, 붉은 빛깔이 선명하고 균일한 것이 좋다. 꼭지가 신선하며 초록색을 띤 것이 좋다.	토마토는 상온에 보관하는 것이 좋다. 토마토 껍질을 벗길 경우, 십자 칼집을 낸 후 끓는 물에 살짝 데치면 쉽게 벗길 수 있다.
피망, 파프리카	샐러드에 생으로 사용할 경우, 껍질이 단단하고 색이 선명한 것이 좋다. 볶음요리에 사용할 경우, 두껍지 않고 크기가 좀 작은 것을 고르는 것이 좋다.	피망은 파프리카보다 매운맛이 좀 더 강하다. 파프리카는 피망보다 더 달고 아삭아삭한 식감이 있어서 샐러드류에 많이 사용한다.

3 지방군

식품군	구입요령	취급요령
올리브유	불순물이 없고 맑은 것, 걸쭉하지 않고 물처럼 흘러나오는 것이 좋다.	올리브유는 정제유(정제유 80~90%, 압착유 10~20%)로 사용한다.
참기름, 들기름	투명하며 밝은 갈색의 황금빛을 띠는 것으로 제조일이 가장 최근인 것을 구입하는 것이 좋다.	공기와 햇빛에 노출되면 쉽게 상하기 때문에 입구를 완전히 밀착시켜 밀봉하는 것이 좋다.
견과류	눅눅하지 않은 것이 좋다.	견과류에는 아몬드, 호두, 마카다미아, 땅콩, 잣 등을 자주 사용한다.
휘핑크림	유통기한을 확인한다.	액상휘핑크림을 사용한다.
우유	유통기한을 확인한다.	우유는 냄새를 흡수하는 성질이 있어 냄새를 유발하는 식품과 함께 보관하지 않는다. 보편적으로 섭취하는 흰 우유로 사용한다.

4 사용 가능한 조미료

허용 조미료	제한 조미료
식초, 소금, 후추, 겨자, 고춧가루, 깨소금, 파슬리, 실파	설탕, 올리고당, 꿀, 케첩, 장류(된장, 간장, 고추장)

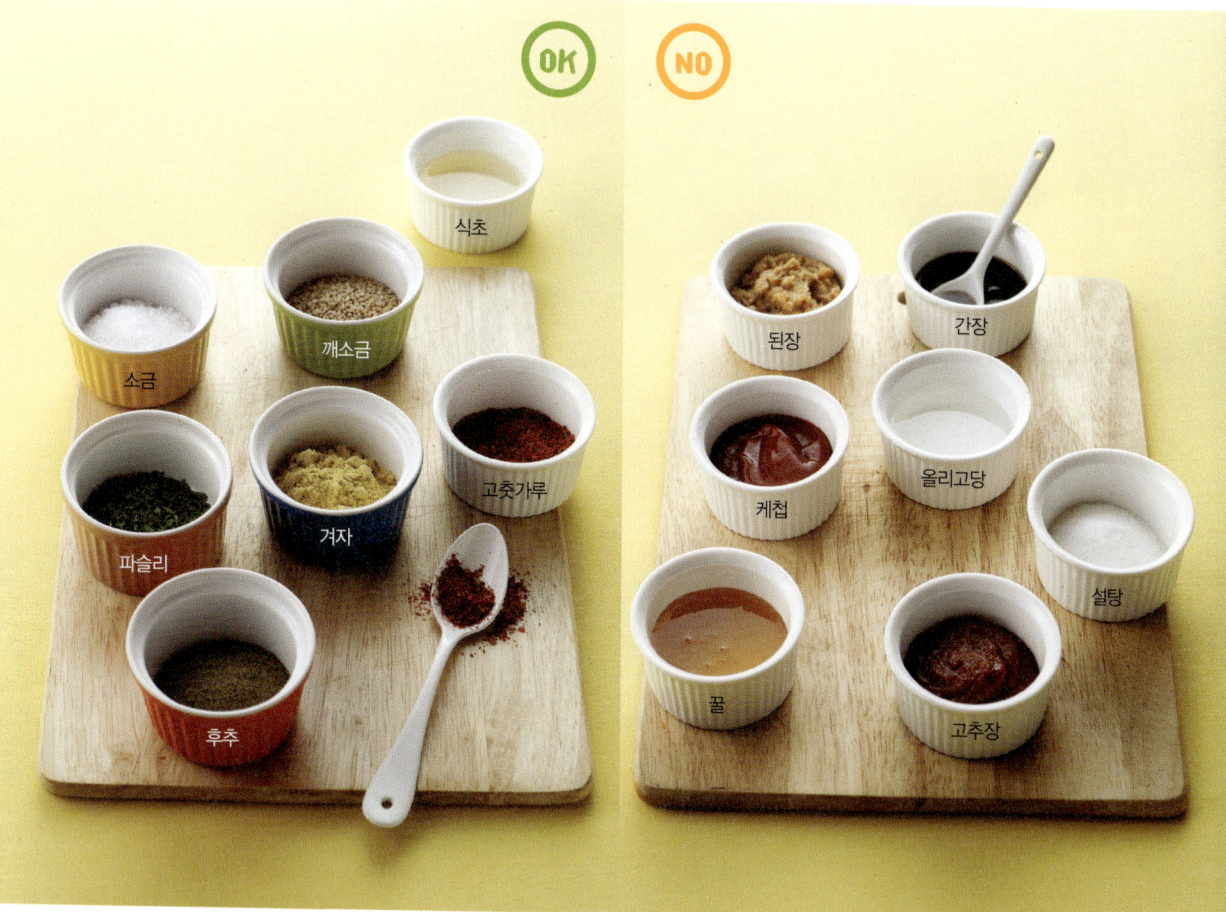

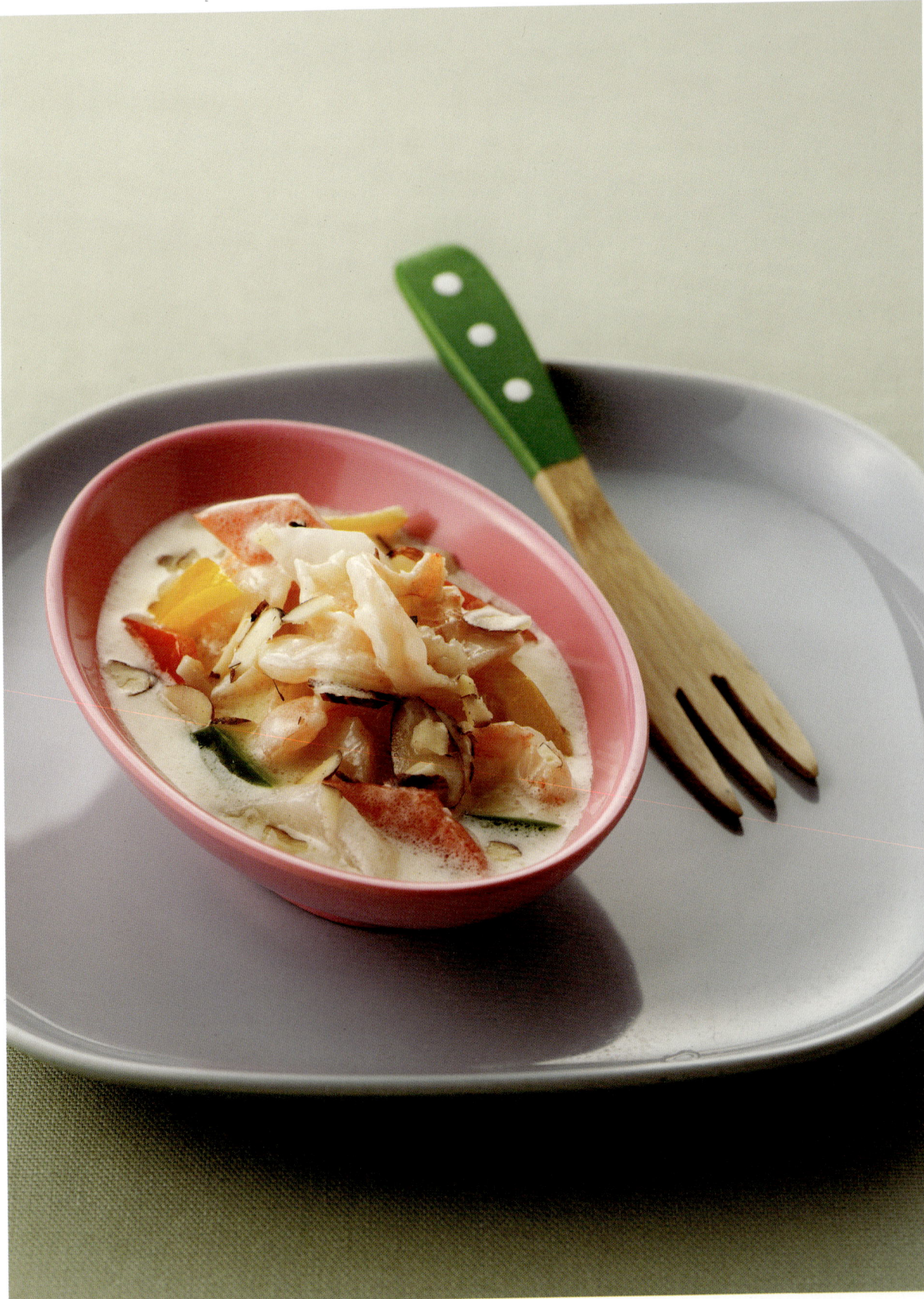

02 케톤식 레시피 소개

쉽고 간단한 케톤식

MENU 1 케토 크림새우

재료	단위	양	우리 아이의 레시피
새우	g	23.3	
파프리카(노랑)	g	6	
파프리카(빨강)	g	6.2	
양파	g	5	
아몬드	g	4.6	
마요네즈	g	6	
휘핑크림	g	33	
올리브유	g	20.3	
칼로리	kcal	400	
비율		4:1	

만드는 방법

1 새우는 데친 뒤 1/2로 포를 떠서 정량한다.
2 파프리카(노랑, 빨강)와 양파는 1.5×1.5cm 마름모로 썰어 볶는다.
3 데친 새우와 ②를 함께 볶는다.
4 팬에 ③의 재료와 마요네즈, 휘핑크림, 올리브유를 넣고 볶은 뒤 소금과 후추로 간을 맞춘다.
5 접시에 담은 뒤 아몬드 슬라이스를 위에 뿌려낸다.

➕ 새우가 들어간 크림소스 파스타를 좋아하는 아이들에게 인기 최고인 메뉴이다. 양이 적으니 조리할 때는 작은 프라이팬을 이용하는데, 볶을 때 기름이 분리될 수 있으므로 센 불보다는 중불로 기름이 충분히 흡수되도록 한다.

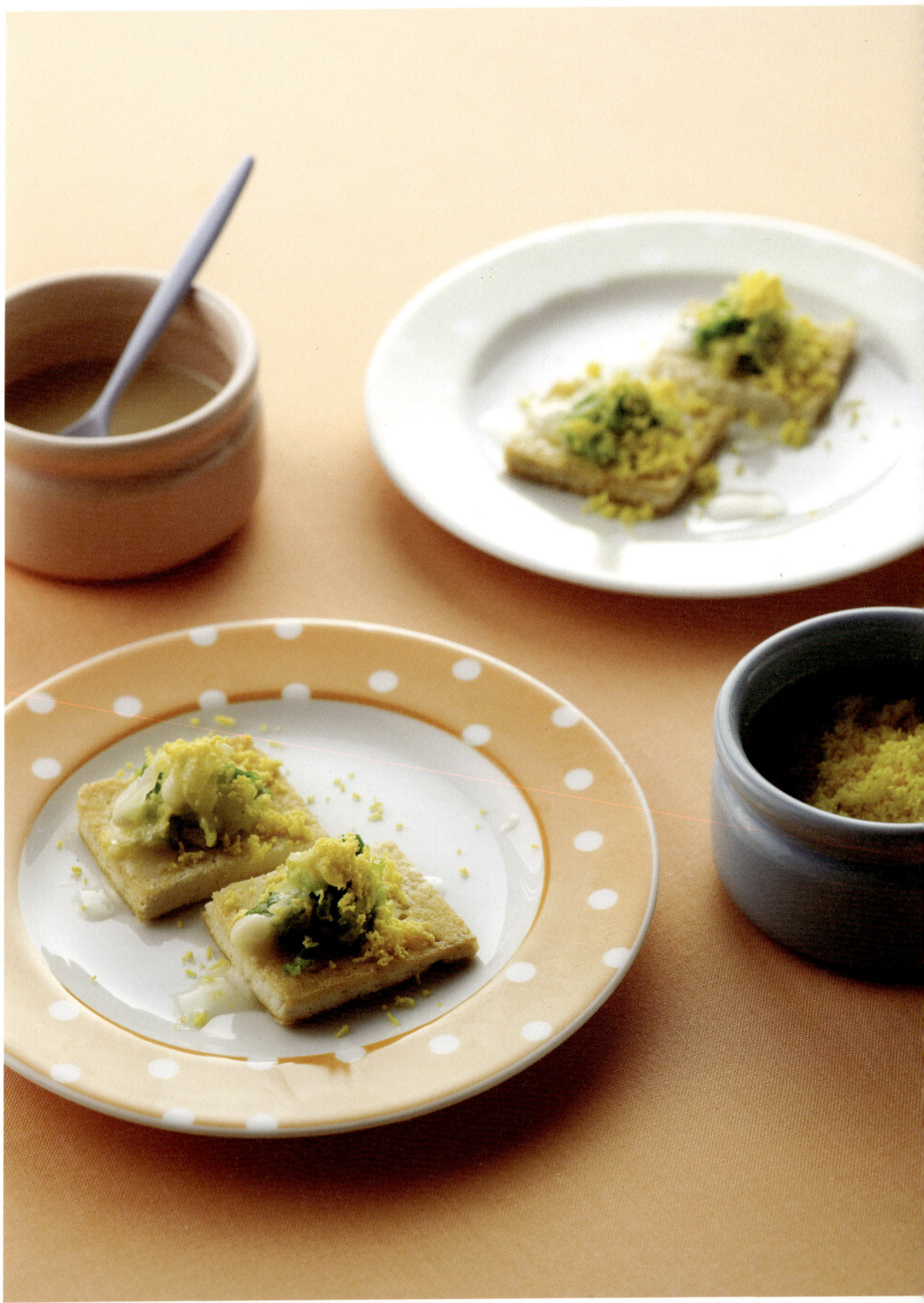

MENU 2 케토 그린두부전

재료	단위	양	우리 아이의 레시피
두부	g	59	
배추	g	12	
계란노른자	g	6	
양파	g	6.3	
마카다미아	g	10	
마요네즈	g	8.2	
카놀라유	g	20.6	
칼로리	kcal	400	
비율		4:1	

만드는 방법

1. 두부를 기름에 부쳐서 정량하여 8×2×1cm로 자른다.
2. 배추는 살짝 데쳐서 소금 0.1g을 넣고 볶는다.
3. 계란노른자는 삶아서 체에 내려 준비한다.
4. 소스 만들기: 볶은 양파, 마카다미아, 마요네즈, 카놀라유, 식초 1.3g, 소금 0.2g을 믹서기에 갈아낸다.
5. 두부를 접시에 담고 그 위에 잔배추를 올린 후 계란노른자를 뿌린다.

두부를 먹을 때 조금은 특별한 방법으로 만들어보자. 노릇노릇하게 잘 구운 두부 위에 노란 배추속 잎을 올리고 새콤한 소스와 함께 먹는다. 먹는 재미로 식사시간이 즐거워진다. 배추는 모양을 살리기 위해 잔배추를 이용한다.

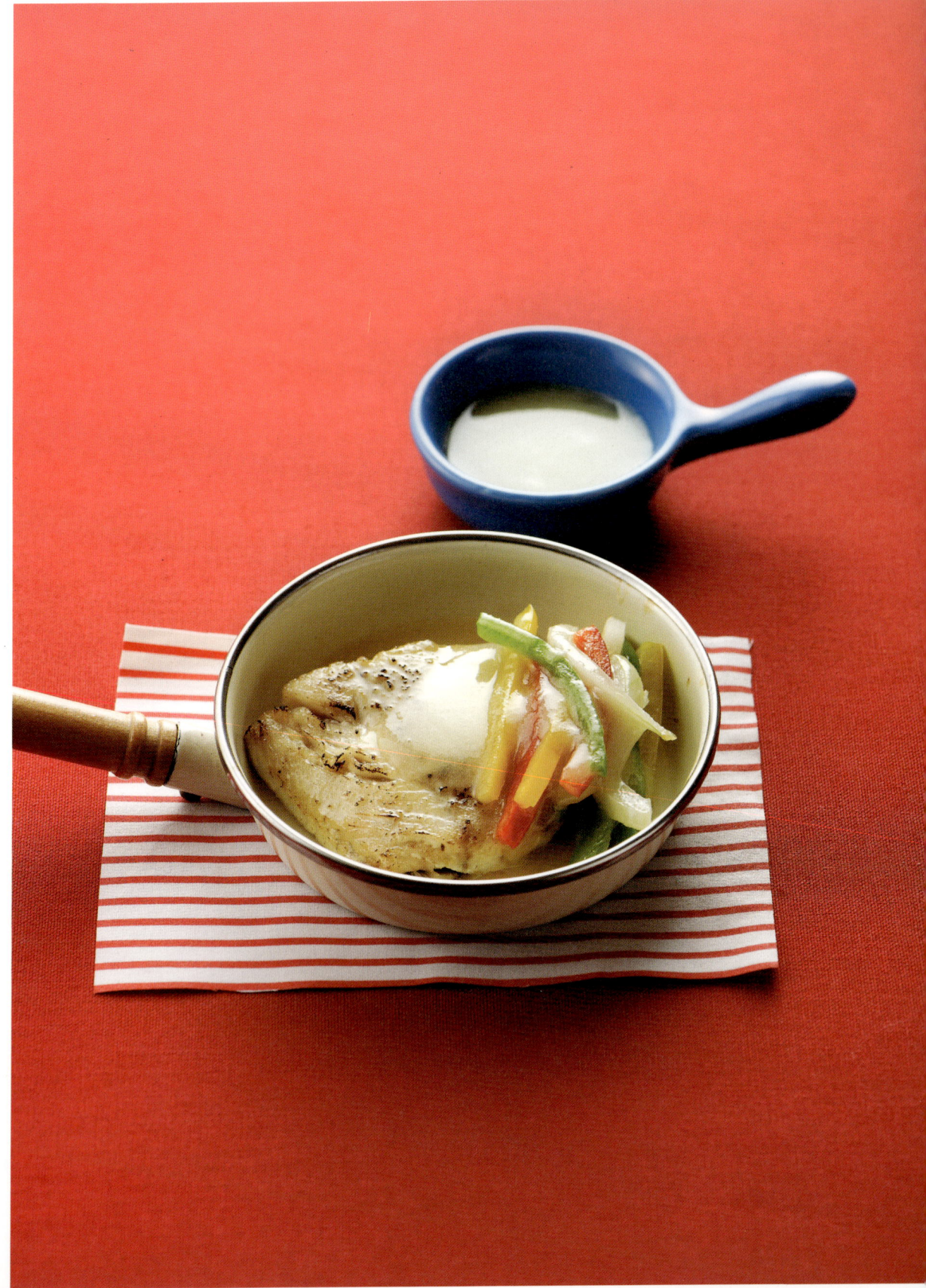

 ## 케토 색동삼치휠렛

재료	단위	양	우리 아이의 레시피
삼치	g	26.9	
파프리카(빨강)	g	5	
파프리카(노랑)	g	5	
피망(초록)	g	5	
양파	g	5	
마늘	g	2.1	
마카다미아	g	12.7	
올리브유	g	29.5	
칼로리	kcal	400	
비율		4:1	

만드는 방법

1. 삼치는 구운 후 뼈를 제거하여 살만 26.9g을 준비한다.
2. 파프리카(빨강, 노랑), 피망(초록), 양파 3g은 4cm 크기로 슬라이스하여 볶은 후 삼치 위에 얹는다.
3. 소스 만들기: 양파 2g, 익힌 마늘, 마카다미아, 올리브유, 소금 0.1g, 후추 0.2g을 넣고 믹서기에 갈아낸다.

> 아이들 성장과 면역력 향상에 필요한 오메가3 지방산이 풍부한 등푸른 생선 삼치에 빨강, 노랑, 초록색 색동옷을 입혀 보자. 삼치를 구울 때 소금, 후추로 밑간을 하면 비린내를 줄일 수 있다.

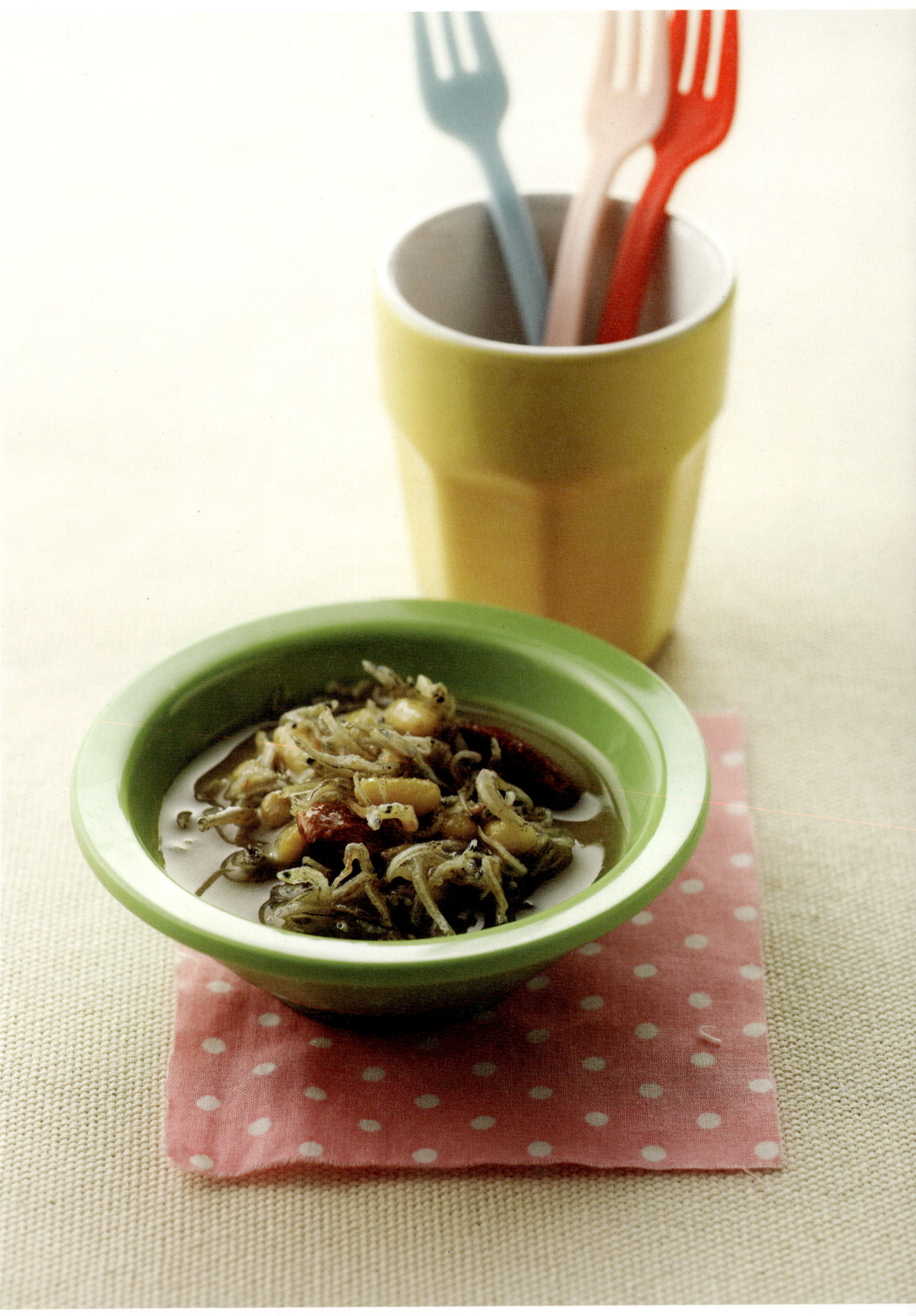

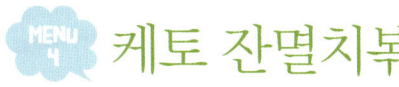 케토 잔멸치볶음

재료	단위	양	우리 아이의 레시피
잔멸치	g	8.3	
아몬드	g	8	
잣	g	7.3	
마카다미아	g	4.5	
참기름	g	4	
올리브유	g	23.3	
칼로리	kcal	400	
비율		4:1	

만드는 방법

1. 잔멸치는 볶아서 준비한다.
2. 아몬드 3g, 잣 4g을 볶아서 준비한다.
3. 소스 만들기: 아몬드 5g, 잣 3.3g, 마카다미아, 참기름, 올리브유를 믹서기에 갈아낸다.
4. 잔멸치를 접시에 담고 소스를 부은 후 ②를 고명으로 뿌린다.

> 뼈의 성장과 발달에 필요한 칼슘의 급원식품인 멸치를 케톤식으로 만들어 보자. 불포화지방산이 함유된 아몬드, 잣, 마카다미아를 소스로 하여 먹으면 맛있게 먹을 수 있다. 멸치가 너무 짜면 물에 담가 소금기를 뺀 후 뜨겁게 달군 프라이팬에 볶도록 한다.

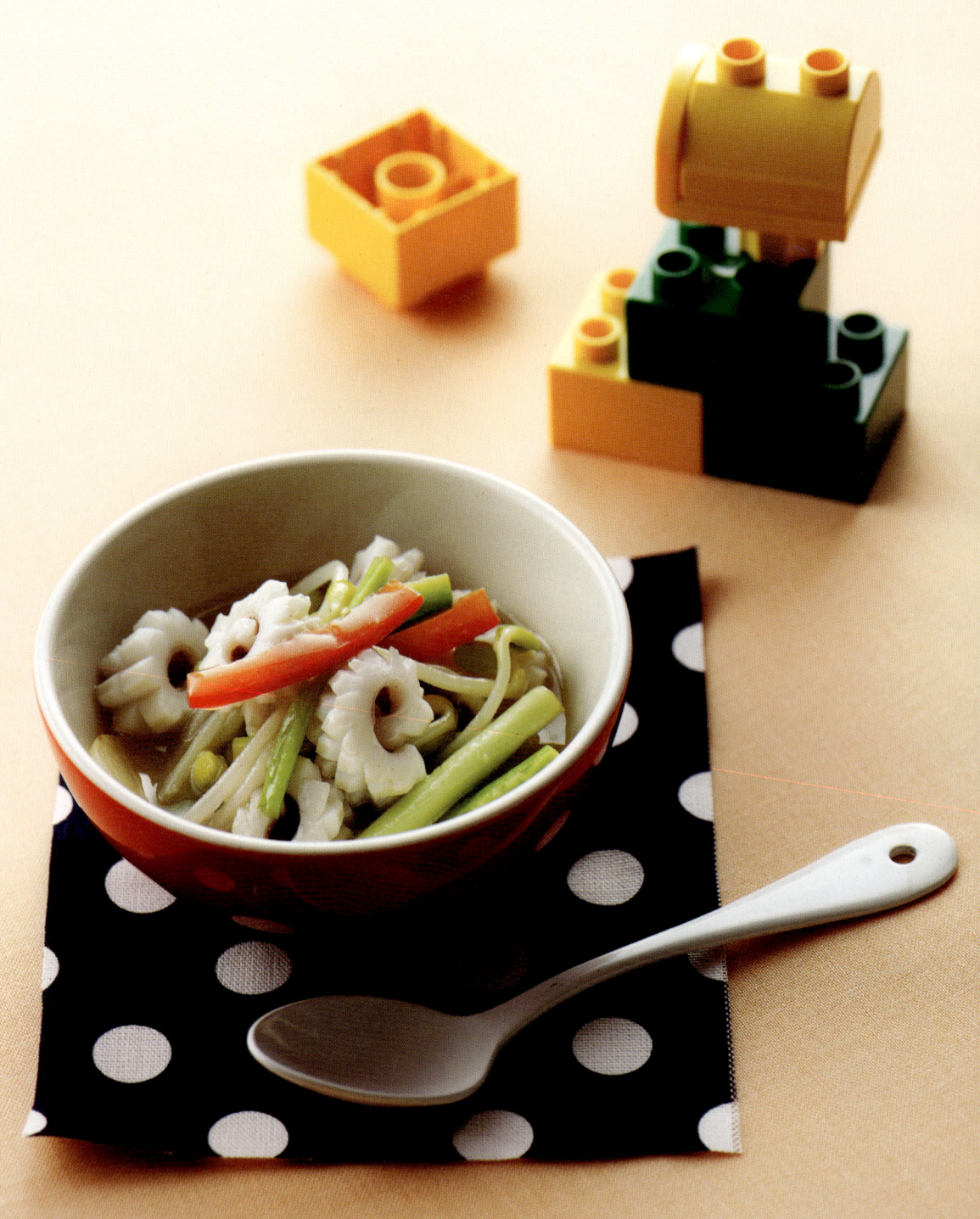

MENU 5 케토 오징어볶음

재료	단위	양	우리 아이의 레시피
오징어	g	22.8	
콩나물	g	10	
미나리	g	3.4	
애호박	g	8	
파프리카(빨강)	g	4	
마늘	g	2.4	
잣	g	8.4	
올리브유	g	29.4	
참기름	g	5	
칼로리	kcal	400	
비율		4:1	

만드는 방법

1 오징어는 칼집을 내어 썰고 볶는다.
2 콩나물은 데치고, 미나리는 5cm 길이로 썰어 준비한다.
3 애호박과 파프리카도 채썰고, 마늘은 편으로 썰어 볶는다.
4 소스 만들기: 잣, 올리브유, 참기름을 믹서기에 갈아낸다.

➕ 오징어가 기름과 어우러져 더욱 고소하다. 오징어를 볶기 전에 불내를 내주면 오징어의 맛이 더 좋아진다. 불내를 낼 때는 센 불에 기름을 넣고 프라이팬에 불이 올라오도록 볶아내면 되는데, 이때 올라오는 불에 화상을 입지 않도록 주의한다.

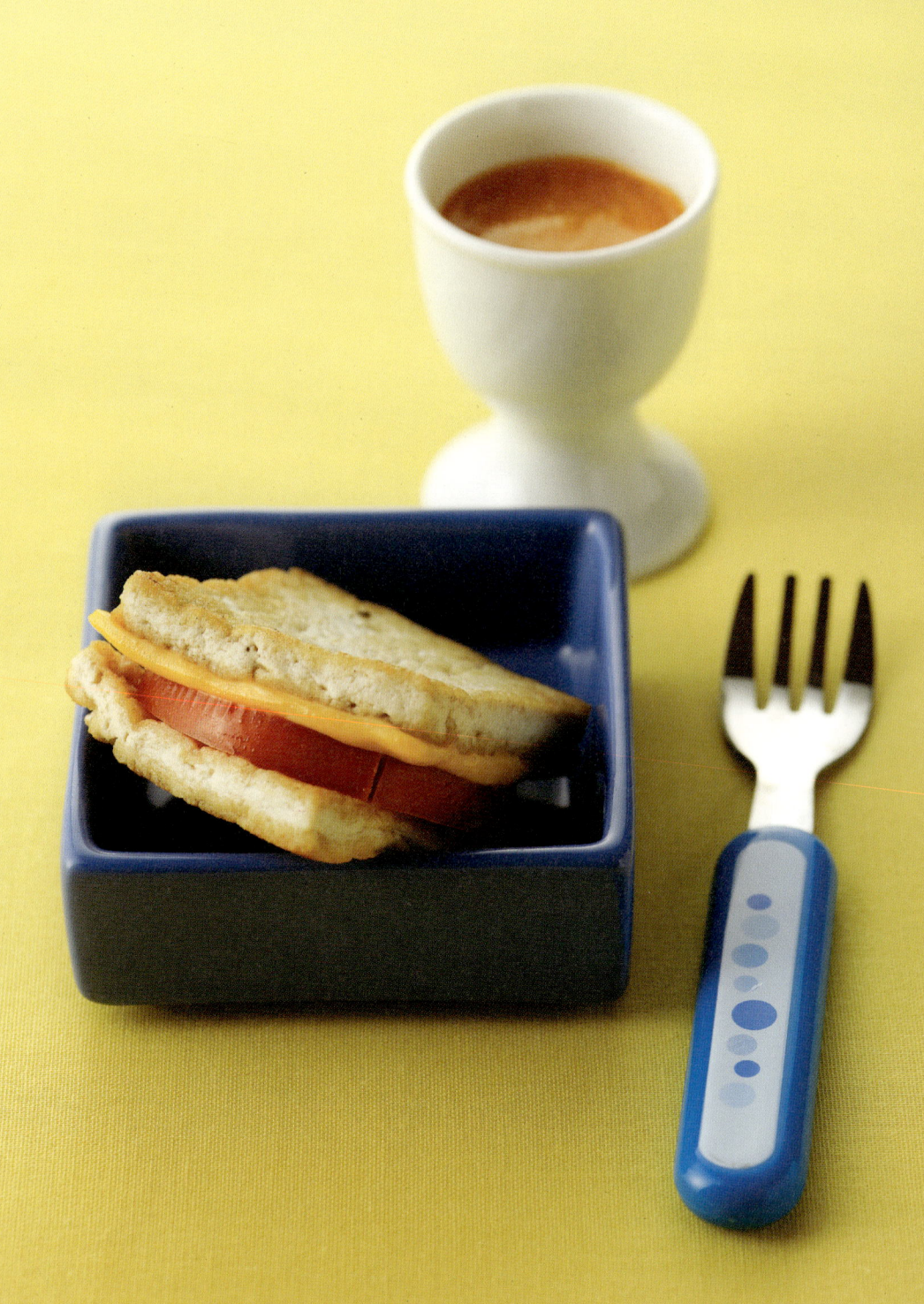

 케토 두부샌드위치

재료	단위	양	우리 아이의 레시피
두부	g	46.6	
치즈	g	13.7	
토마토	g	51.9	
버터	g	7.9	
올리브유	g	27.3	
칼로리	kcal	400	
비율		4:1	

만드는 방법

1. 두부는 두 장으로 포를 떠서 소금 간을 살짝 하여 준비한 후 그릴에 구워 23.3g씩 두 장으로 정량한다.
2. 두부 크기에 맞춰 치즈, 토마토 25g, 버터를 준비한다.
3. 두부 사이에 치즈, 토마토, 버터를 넣어서 샌드위치를 만든다.
4. 소스 만들기: 올리브유와 남은 토마토 26.9g을 믹서기에 갈아 낸다.

> ➕ 샌드위치 빵 대신 두부로 샌드위치를 만들었다. 고소하면서 칼슘 섭취도 더 높일 수 있어 좋다. 아이들에게 두부샌드위치를 주면 좀 색다른 기분으로 먹게 된다. 두부 모양을 잘 잡기 위해 부침용을 준비한다.

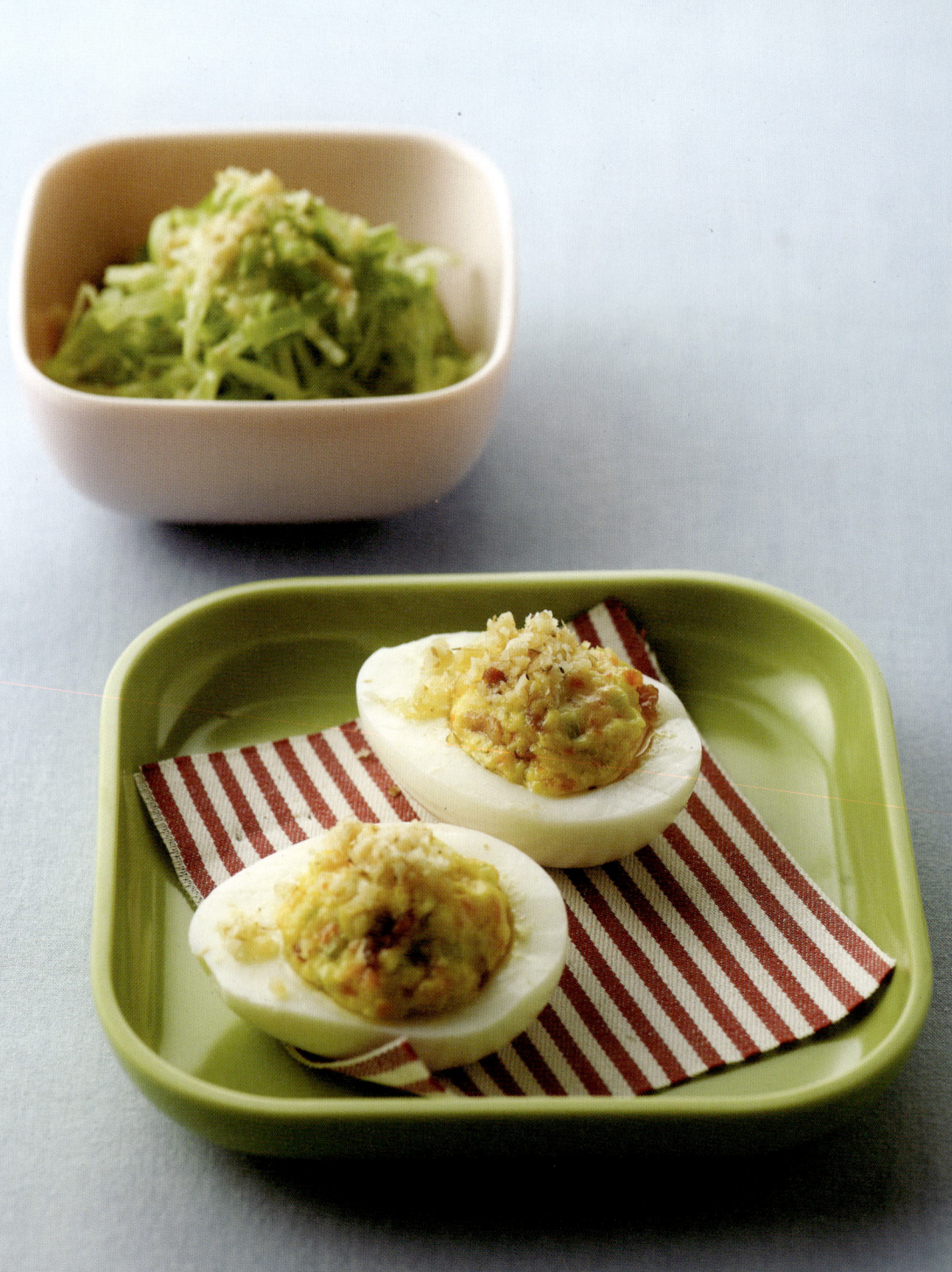

케토 계란카나페와 샐러드

재료	단위	양	우리 아이의 레시피
계란흰자	g	30	
계란노른자	g	10	
베이컨	g	5.4	
양상추	g	24.7	
당근	g	3	
오이	g	3	
마요네즈	g	12.2	
호두	g	3.1	
올리브유	g	23.9	
칼로리	kcal	400	
비율		4:1	

만드는 방법

1. 계란을 삶아서 세로 길이로 반을 자른 후 흰자와 노른자를 분리하여 흰자 무게를 잰다. 노른자는 체에 내린 후 무게를 잰다. 노른자, 베이컨 볶은 것, 당근, 오이 다진 것, 마요네즈, 올리브유 10g과 섞은 후 흰자에 듬뿍 담는다(노른자 있던 자리).
2. 양상추는 채썬다.
3. 소스 만들기: 호두는 곱게 다진 후 올리브유 13.9g을 넣고 섞은 후 식초 0.3g을 약간 첨가한다.
4. 양상추에 소스를 버무린 후 계란카나페와 함께 담는다.

➕ 베이컨, 야채와 소스를 버무려 계란흰자 속에 넣었더니 올리브유가 보이지 않는다. 오이와 당근은 양상추와 함께 샐러드 재료로 사용해도 좋다. 계란은 2조각이 나오도록 크기가 작은 것으로 준비한다. 계란흰자의 무게를 정량할 때 아래쪽 둥근 부분을 편편하게 잘라내면서 무게를 맞추면 좀 더 예쁜 모양을 만들 수 있다.

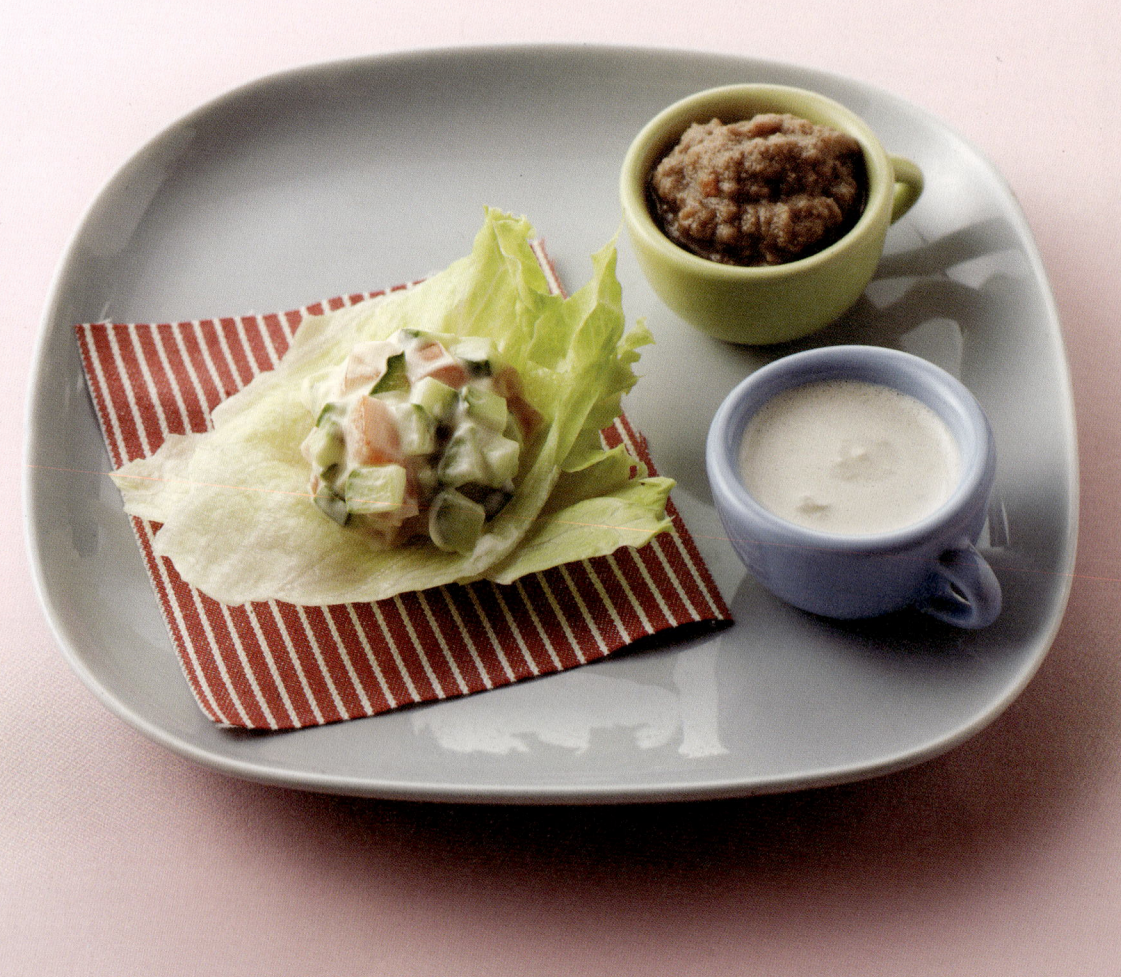

MENU 8 케토 양상추샐러드

재료	단위	양	우리 아이의 레시피
소고기	g	24.7	
양상추	g	9.5	
오이	g	6	
토마토	g	6.9	
마요네즈	g	10.6	
두유	g	25	
올리브유	g	25.8	
마카다미아	g	2.6	
칼로리	kcal	400	
비율		4:1	

만드는 방법

1 다진 소고기와 올리브유 13g은 함께 믹서기에 간다.
2 양상추는 정량하여 잘라서 접시 위에 깔아준다.
3 오이와 토마토를 샐러드용으로 썰어서 마요네즈에 버무린 후 접시에 깐 양상추 위에 얹는다.
4 남은 올리브유와 두유, 마카다미아를 믹서기에 곱게 갈아 마실 수 있게 따로 제공한다.

> 알록달록 색이 고운 채소는 오늘의 주인공. 여기에 다진 고기를 이용한 고기 소스로 단백질을 섭취하여 보자. 먹기 전에 마카다미아를 다져서 뿌리게 되면, 마카다미아의 고소한 향을 느낄 수 있다.

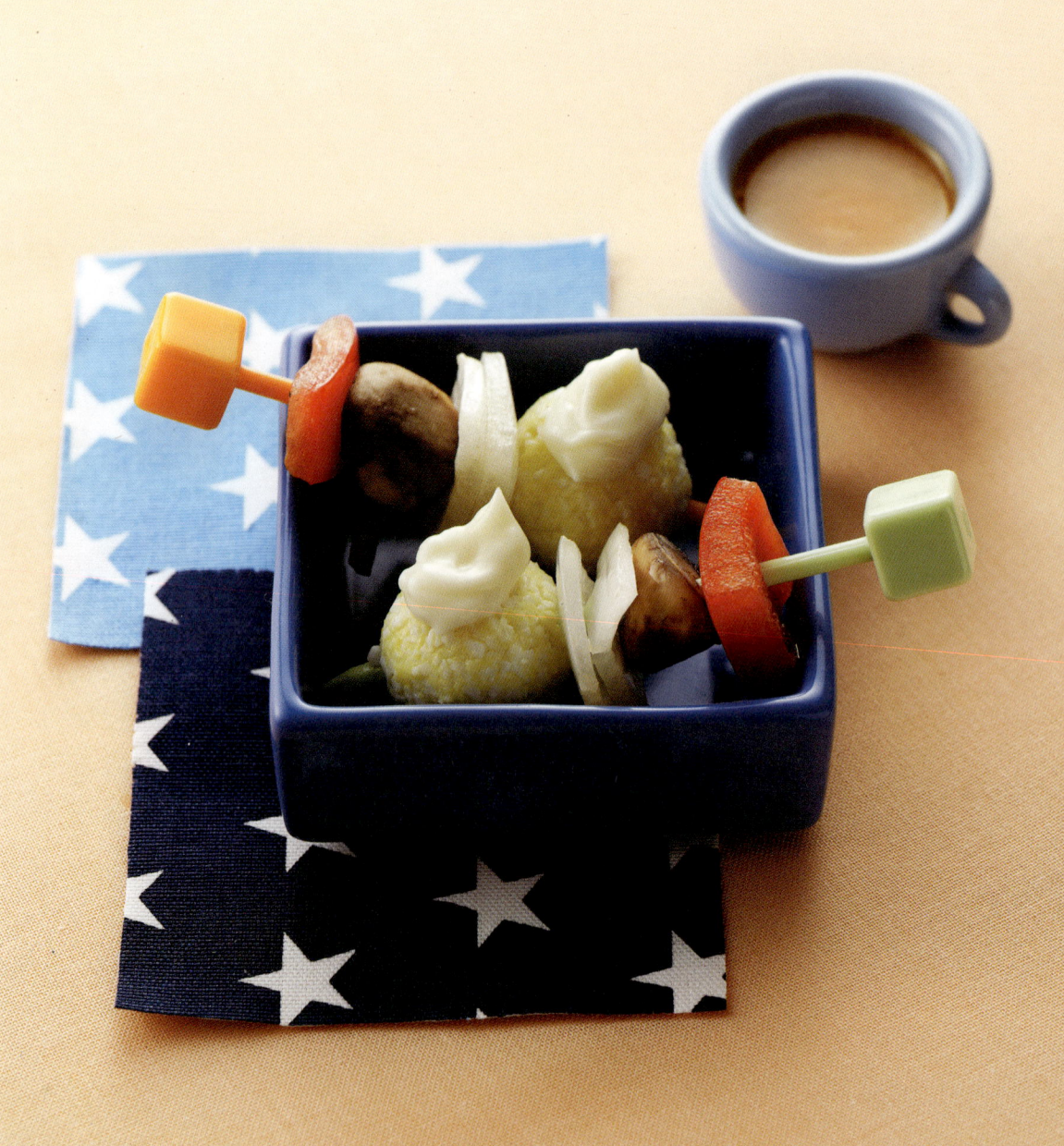

MENU 9 케토 삼색꼬치

재료	단위	양	우리 아이의 레시피
계란(전란)	g	59.7	
파프리카(빨강)	g	7	
양송이버섯	g	5	
양파	g	4.8	
토마토	g	18.3	
마요네즈	g	7	
올리브유	g	27.9	
칼로리	kcal	400	
비율		4:1	

만드는 방법

1 계란을 삶아서 으깨어 간 다음 정량하여 볼 모양으로 만든다.
2 파프리카(빨강)는 네모 모양으로 썰어 볶아서 정량한다.
3 익힌 양송이를 정량하여 한입 크기로 나눈다.
4 익힌 양파를 네모 모양으로 썰어 정량한다.
5 꼬치에 파프리카, 양송이, 양파, 계란볼을 차례로 꽂는다.
6 마요네즈를 꼬치 위에 얹어준다.
7 소스 만들기: 올리브유와 토마토를 믹서기에 충분히 갈아낸다.

➕ 계란과 야채를 꼬치에 끼워 한입씩 먹고, 토마토와 올리브유를 함께 넣어 주스로 만들어 마신다. 꼬치에 끼우는 야채 모양은 다양하게 썰어 보자. 아이들이 한결 좋아한다.

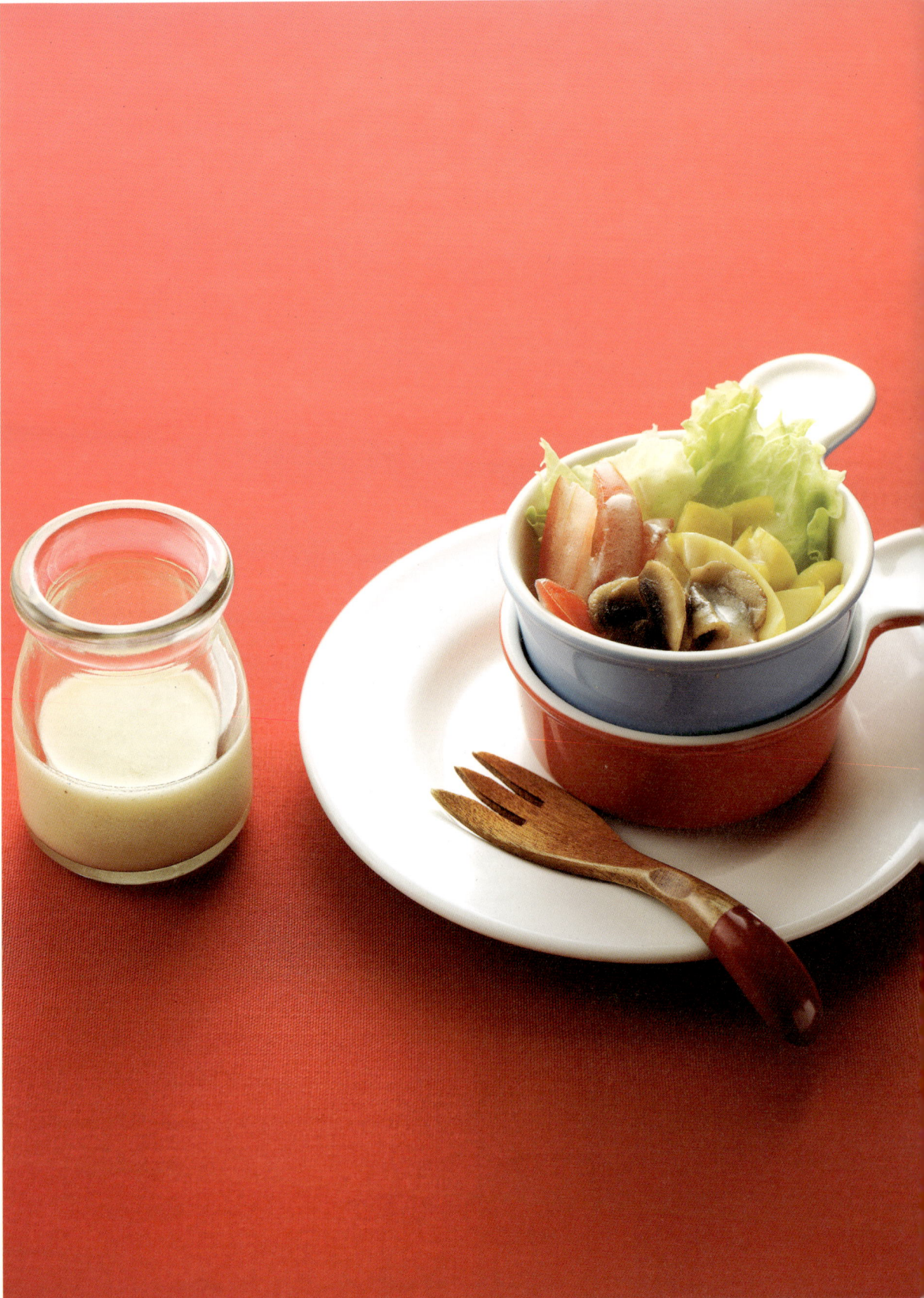

MENU 10 케토 토마토&에그샐러드

재료	단위	양	우리 아이의 레시피
양상추	g	8	
토마토	g	8	
양송이	g	3.5	
계란(생것)	g	30.5	
계란(전란)	g	16.1	
올리브유	g	25.8	
휘핑크림	g	10	
호두	g	3.6	
마카다미아	g	5	
칼로리	kcal	400	
비율		4:1	

만드는 방법

1. 양상추를 손으로 찢고, 토마토는 웨지 모양으로, 양송이는 슬라이스하여 준비한다.
2. 계란(생것)은 정량하여 80℃ 오븐에서 25분간 찐다. 계란(전란)은 16.1g 정량해서 갈아낸다.
3. ②의 계란과 토마토, 양상추, 양송이로 장식한 후 계란 간 것을 뿌린다.
4. 소스 만들기: 올리브유, 휘핑크림, 호두, 마카다미아, 소금 0.3g, 식초 2g을 믹서기에 갈아낸다.

+ 계란의 특별한 요리법이다. 그런데 주의할 점은 오븐에 찔 때는 생것으로, 위에 뿌리는 것은 익힌 것으로 사용한다. 양상추의 아삭한 식감을 살리려면 찢은 양상추를 얼음물에 담갔다가 사용하면 좋다.

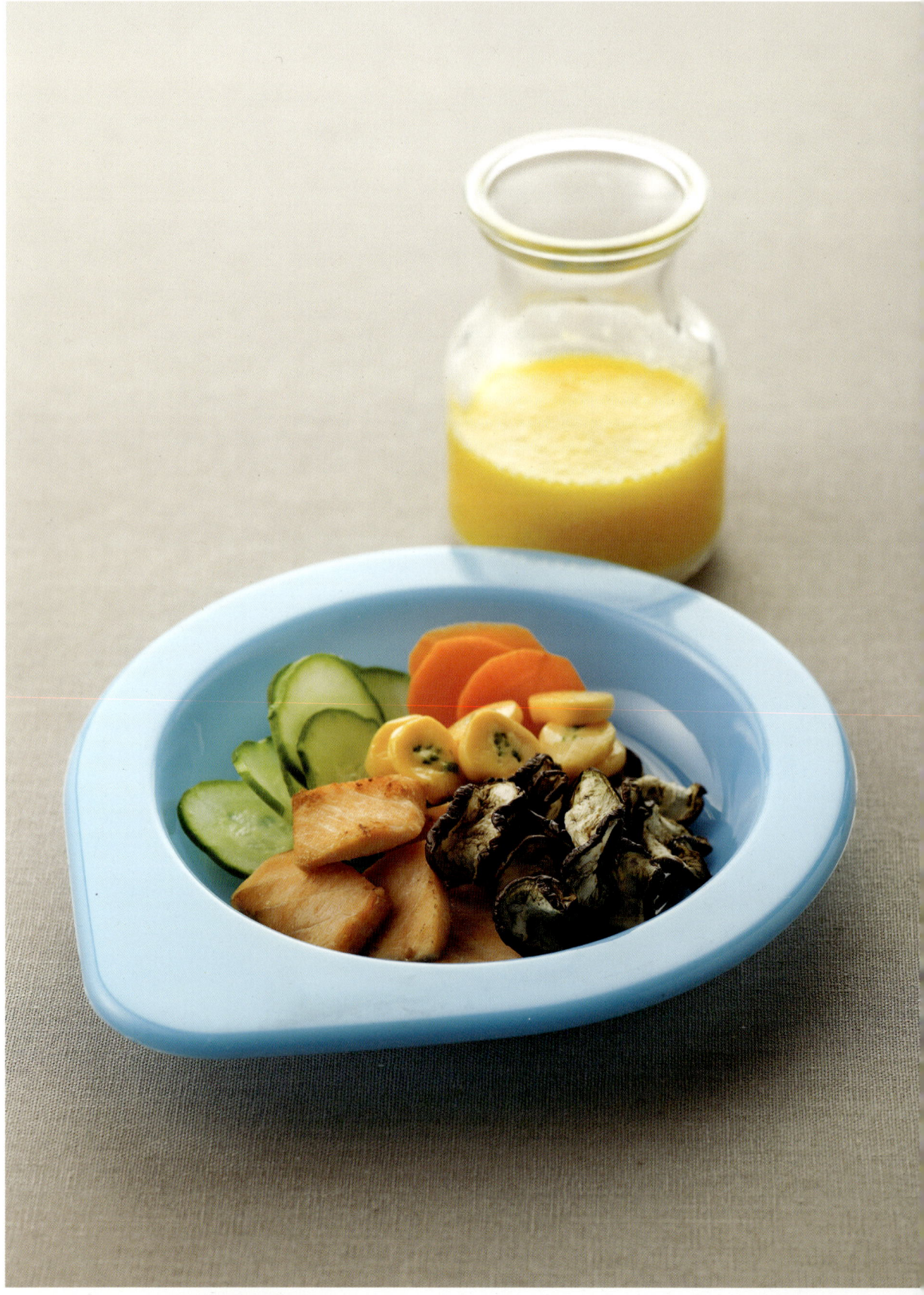

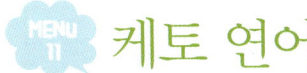 케토 연어가지샐러드

재료	단위	양	우리 아이의 레시피
연어	g	13	
치즈	g	16.2	
가지	g	16.9	
오이	g	10	
당근	g	7.9	
우유	g	20	
올리브유	g	35.2	
칼로리	kcal	400	
비율		4:1	

만드는 방법

1. 연어는 한입 크기로 깍둑썰기하고, 소금과 후추로 밑간하여 볶는다.
2. 오이는 가늘게 채썰어 2g 정량하여 치즈에 얹고 돌돌 말아준다.
3. 가지, 오이(8g), 당근(2g)은 링 모양으로 썰고, 소금으로 살짝 간하여 볶는다.
4. 소스 만들기: 당근 5.9g, 우유, 올리브유, 소금 0.1g을 믹서기에 갈아낸다.

연어와 가지, 오이, 당근을 다양한 모양으로 썰어 샐러드로 먹는다. 예쁜 빛깔로 식욕을 좋게 해준다. 이왕이면 채소를 작고 귀여운 모양으로 다양하게 만들어 투명한 접시에 담아보자. 가지는 익히면 수분이 많이 빠져나오므로 담기 전에 물기를 제거해 준다.

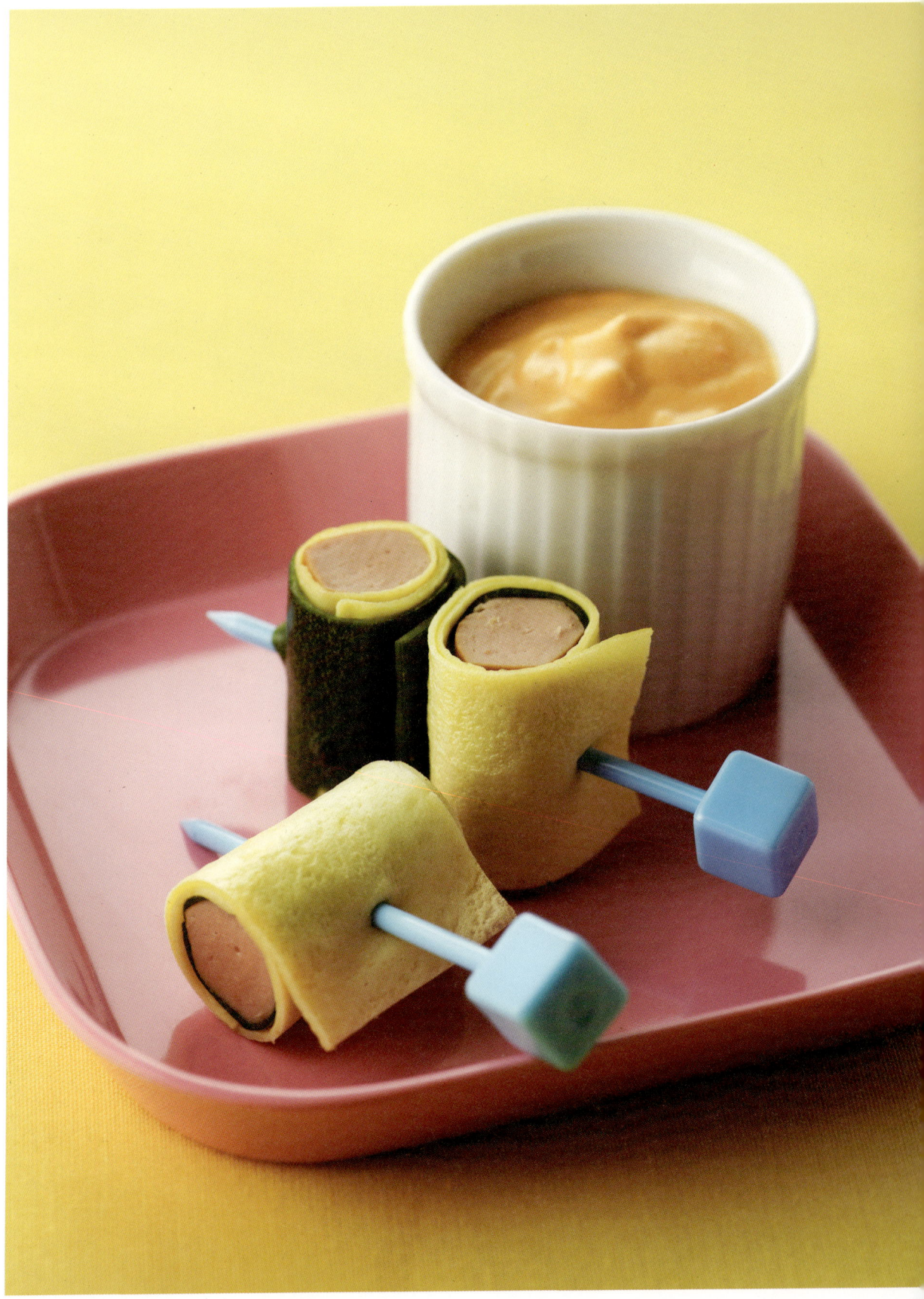

 케토 소시지말이

재료	단위	양	우리 아이의 레시피
프랑크소시지	g	26.6	
계란(전란)	g	19.2	
토마토	g	20.1	
오이	g	7	
우유	g	19.3	
올리브유	g	31.5	
칼로리	kcal	400	
비율		4:1	

만드는 방법

1 프랑크소시지는 구운 후 정량하여 3등분한다.
2 계란은 지단을 만들어 직사각형 모양으로 3조각이 되도록 정량한다.
3 오이는 돌려 깎으면서 직사각형 모양으로 3조각이 되도록 정량한다.
4 소시지를 계란 지단과 오이로 말아 꼬치에 꽂는다.
5 소스 만들기: 토마토, 우유, 올리브유를 믹서기에 갈아낸다.

아이들이 좋아하는 소시지를 계란과 오이로 말아 꼬치에 꽂아준다. 소스에 찍어 한 입에 쏙쏙 먹기 쉬워 엄마와 아이 모두 좋아하는 메뉴이다. 오이를 돌려깎을 때에는 양쪽 끝 부분보다는 몸통 부분으로 사용해야 직사각형 모양이 나오기 쉽다.

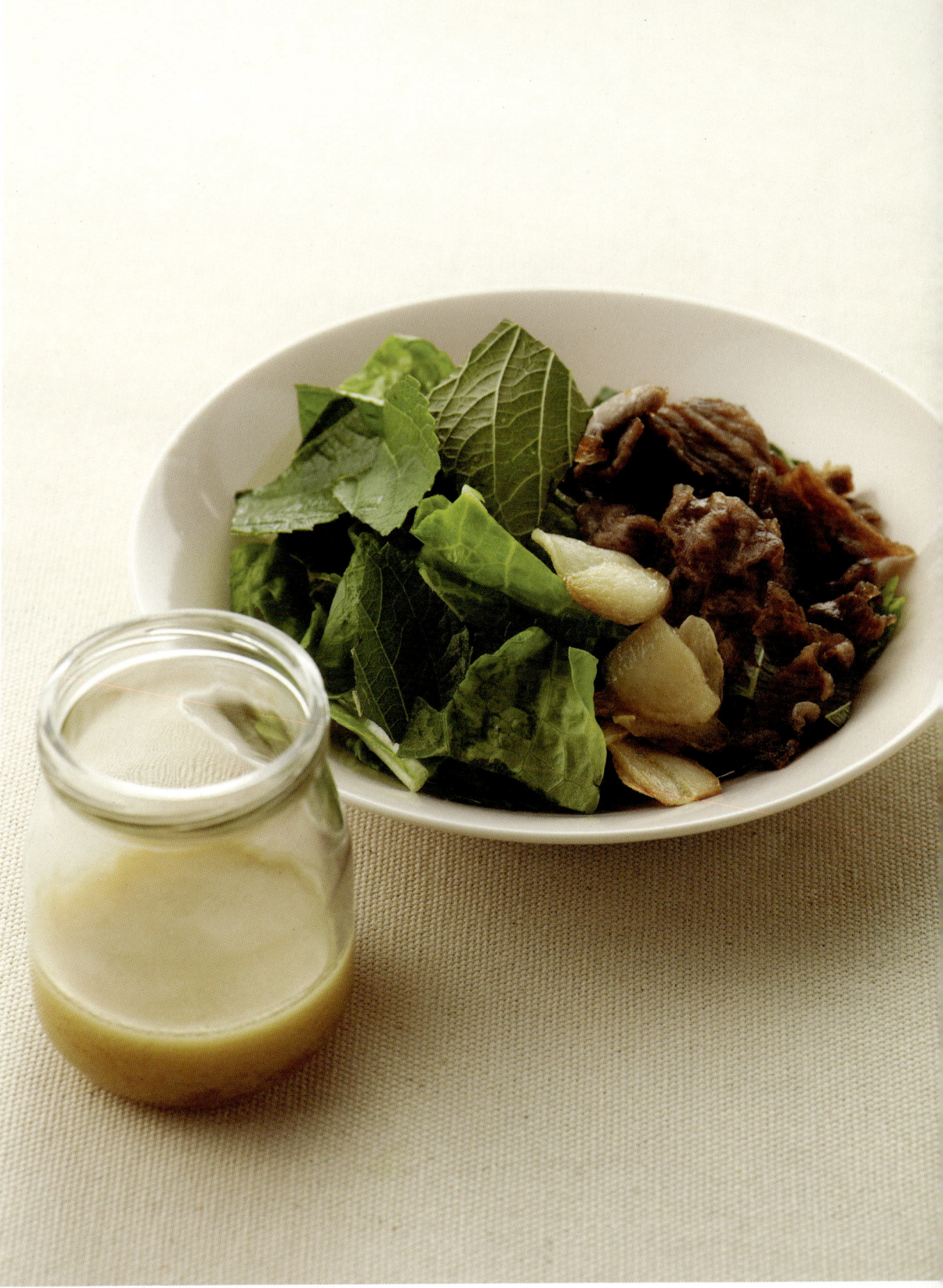

케토 소고기그린샐러드

재료	단위	양	우리 아이의 레시피
소고기	g	26.3	
상추	g	5	
깻잎	g	4	
배추	g	4	
마늘	g	4	
땅콩	g	2.8	
마요네즈	g	8.8	
올리브유	g	18.7	
참기름	g	10	
칼로리	kcal	400	
비율		4:1	

만드는 방법

1 소고기는 데쳐서 준비한다.
2 상추, 깻잎, 배추는 먹기 좋은 크기로 잘라 놓는다.
3 마늘은 슬라이스한 후 살짝 구워서 3g을 준비한다(색깔이 너무 타지 않도록 주의한다.).
4 소스 만들기: 땅콩, 마요네즈, 올리브유, 참기름은 믹서기에 갈아낸다.
5 그릇에 ①~④를 넣고 식초 2g, 고춧가루 2g, 다진 마늘 1g, 소금 약간을 넣고 버무린다.

소고기와 야채를 한 번에 버무려 먹는 한국식 샐러드로 즐겨 보자. 소고기는 불고기감이나 샤브샤브용으로 하면 되나, 다진 소고기를 이용하면 양이 풍성해 보일 수 있다. 소스는 먹기 직전에 버무리는데, 기름의 느끼한 맛에 지쳐 있을 때 고춧가루, 마늘 등 한국식 양념으로 입맛까지 개운해진다. 아이가 매운맛을 싫어하면 고춧가루는 빼고 마늘은 구워서 넣으면 좋다.

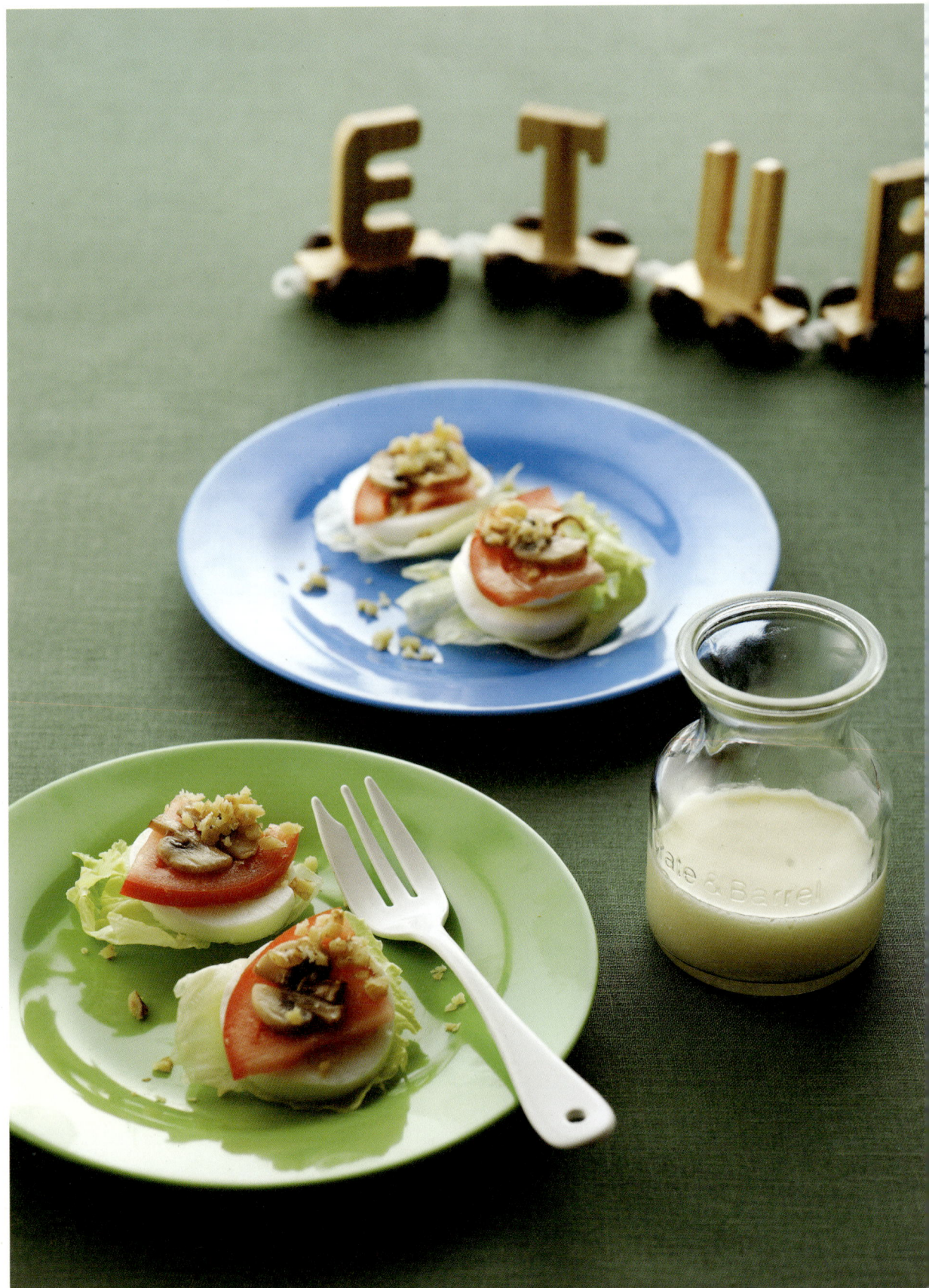

MENU 14 케토 에그토마토카나페

재료	단위	양	우리 아이의 레시피
양상추	g	9.7	
토마토	g	16	
양송이	g	4	
계란(전란)	g	50	
올리브유	g	24.6	
휘핑크림	g	10	
호두	g	3.6	
마카다미아	g	5	
칼로리	kcal	400	
비율		4:1	

만드는 방법

1 양상추는 한입 크기로 찢어 놓는다.
2 토마토, 볶은 양송이는 반달 모양으로 슬라이스한다.
3 계란은 지단으로 부쳐 양상추와 비슷한 크기로 준비한다.
4 호두는 굵게 다져서 준비한다.
5 양상추, 계란, 토마토, 양송이 순으로 올린 후 호두를 뿌린다.
6 소스 만들기: 올리브유, 휘핑크림, 마카다미아, 소금 0.2g을 믹서기에 갈아낸다.

➕ 조리법은 간단하나 화려해서 좋은 카나페이다. 계란은 시금치, 우유와 함께 3대 완전식품으로 불린다. 빵이나 크래커 대신 양상추를 밑받침으로 이용하여 레시피 양대로 예쁘게 장식하면 보는 것만으로도 침이 돈다. 토마토는 단단하고 색이 붉은 것을 고르고, 프라이팬에 살짝 구워주면 토마토즙이 덜 빠진다.

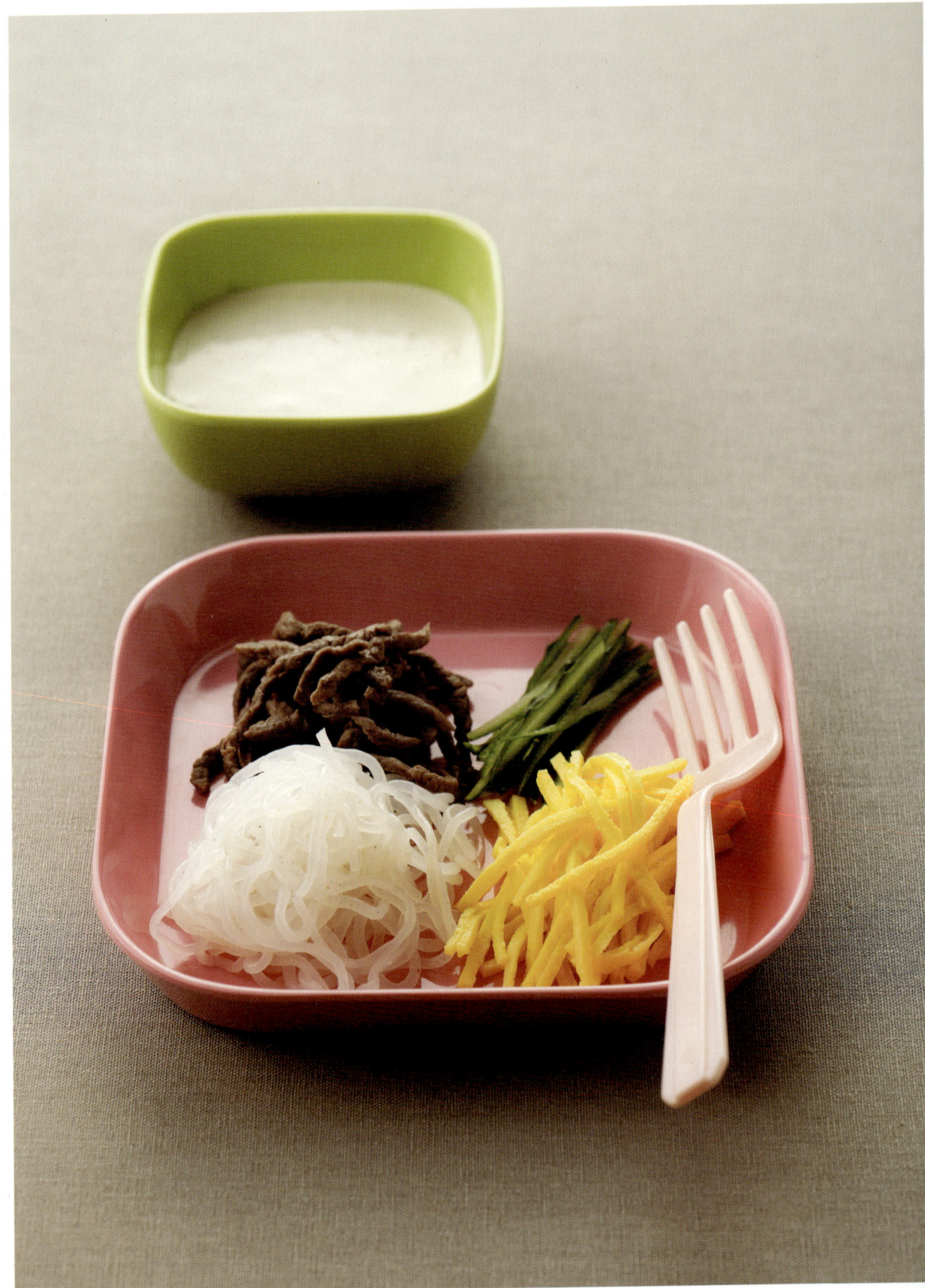

MENU 15 케토 실곤약잡채

재료	단위	양	우리 아이의 레시피
실곤약	g	30	
계란(전란)	g	15	
소고기	g	15.3	
오이	g	3.7	
두유	g	29	
마카다미아	g	6.9	
참기름	g	10.3	
카놀라유	g	20	
칼로리	kcal	400	
비율		4:1	

만드는 방법

1 실곤약은 데쳐서 팬에 기름을 두르고 살짝 볶는다.
2 계란은 지단으로 부쳐 채썬다.
3 소고기와 오이는 채썰어 소금, 후추로 간하여 볶는다.
4 ①, ②, ③을 골고루 섞어준다.
5 소스 만들기: 두유, 마카다미아, 참기름, 카놀라유를 믹서기에 갈아낸다.
6 소스를 먼저 그릇에 담고 ④를 담는다.

＋ 국수를 좋아하는 우리 아이에게 국수를 먹일 방법이 없을까? 당연히 있다. 실곤약으로 국수를 만들어보자. '후루룩, 후루룩~' 아이들이 맛있게 먹는 소리에 엄마의 기분까지 좋아진다. 소스에 소금과 물을 넣어 농도를 묽게 조절하여 재료 위에 부으면 콩국수 느낌이 난다. 계란, 소고기, 오이는 비슷한 길이로 가늘게 썰어야 보기에 좋다.

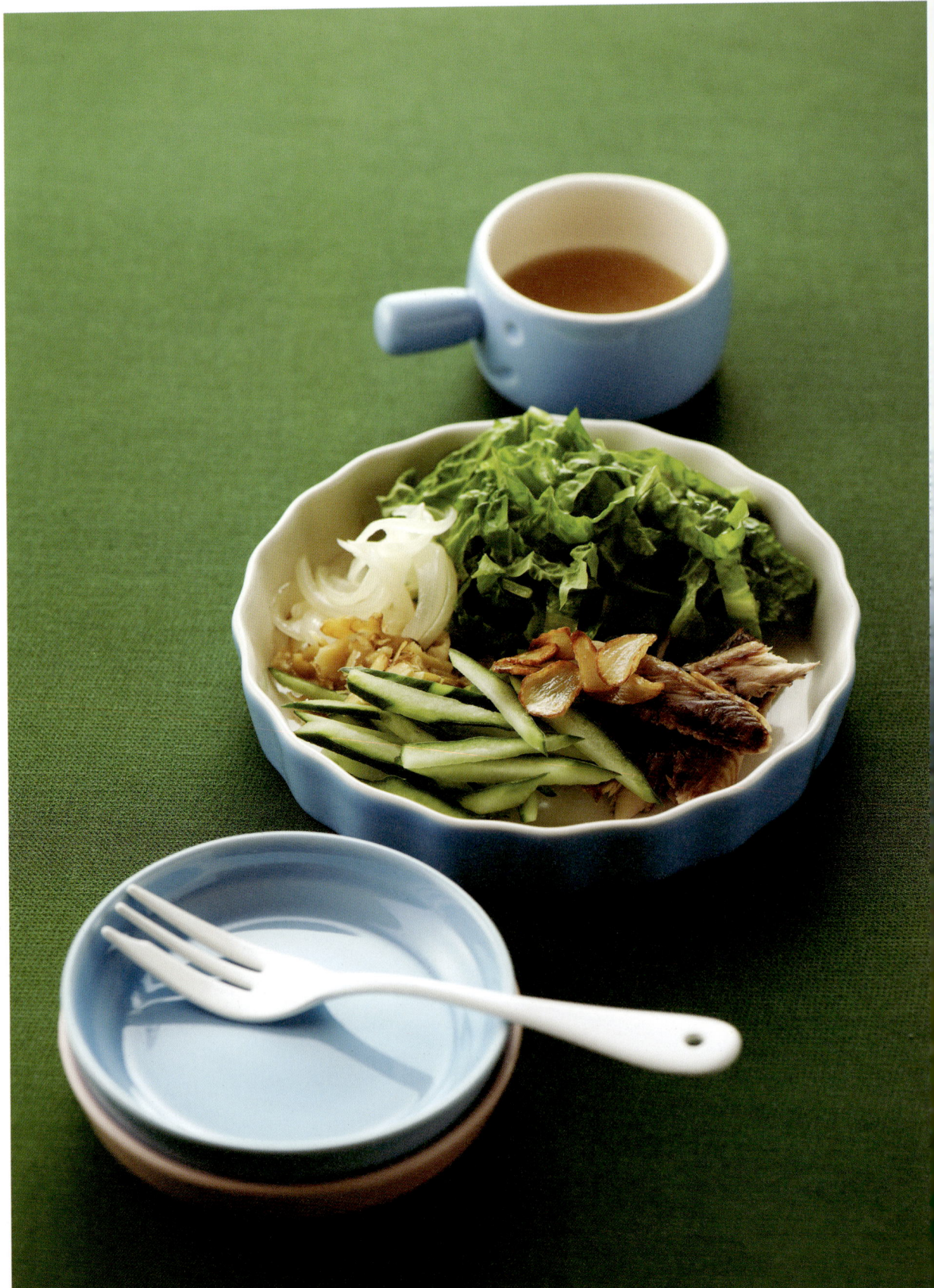

MENU 15 케토 꽁치샐러드

재료	단위	양	우리 아이의 레시피
꽁치	g	19.6	
마늘	g	3	
오이	g	16.2	
상추	g	10	
양파	g	6.1	
호두	g	10.2	
참기름	g	9	
카놀라유	g	23.3	
칼로리	kcal	400	
비율		4:1	

만드는 방법

1 꽁치는 구워서 뼈는 제거하고 정량한다.
2 마늘은 편으로 썰어 굽는다.
3 호두 4g, 오이, 상추, 양파는 채썰어 준비한다. 이 중 양파만 살짝 볶아낸다.
4 ①, ②, ③을 모두 골고루 섞어서 그릇에 담는다.
5 소스 만들기: 호두 6.2g, 참기름, 카놀라유, 소금 0.1g을 믹서기에 갈아낸다.

> 아이들 성장과 면역력 증가에 필수 성분인 오메가3 지방산이 풍부한 등푸른 생선 꽁치를 색다르고 맛있게 먹는 방법이다. 신선한 야채와 구운 마늘을 곁들여 먹으면 꽁치의 비린내를 줄일 수 있어 좋다. 꽁치를 구울 때 기름을 많이 사용하는 것이 좋다.

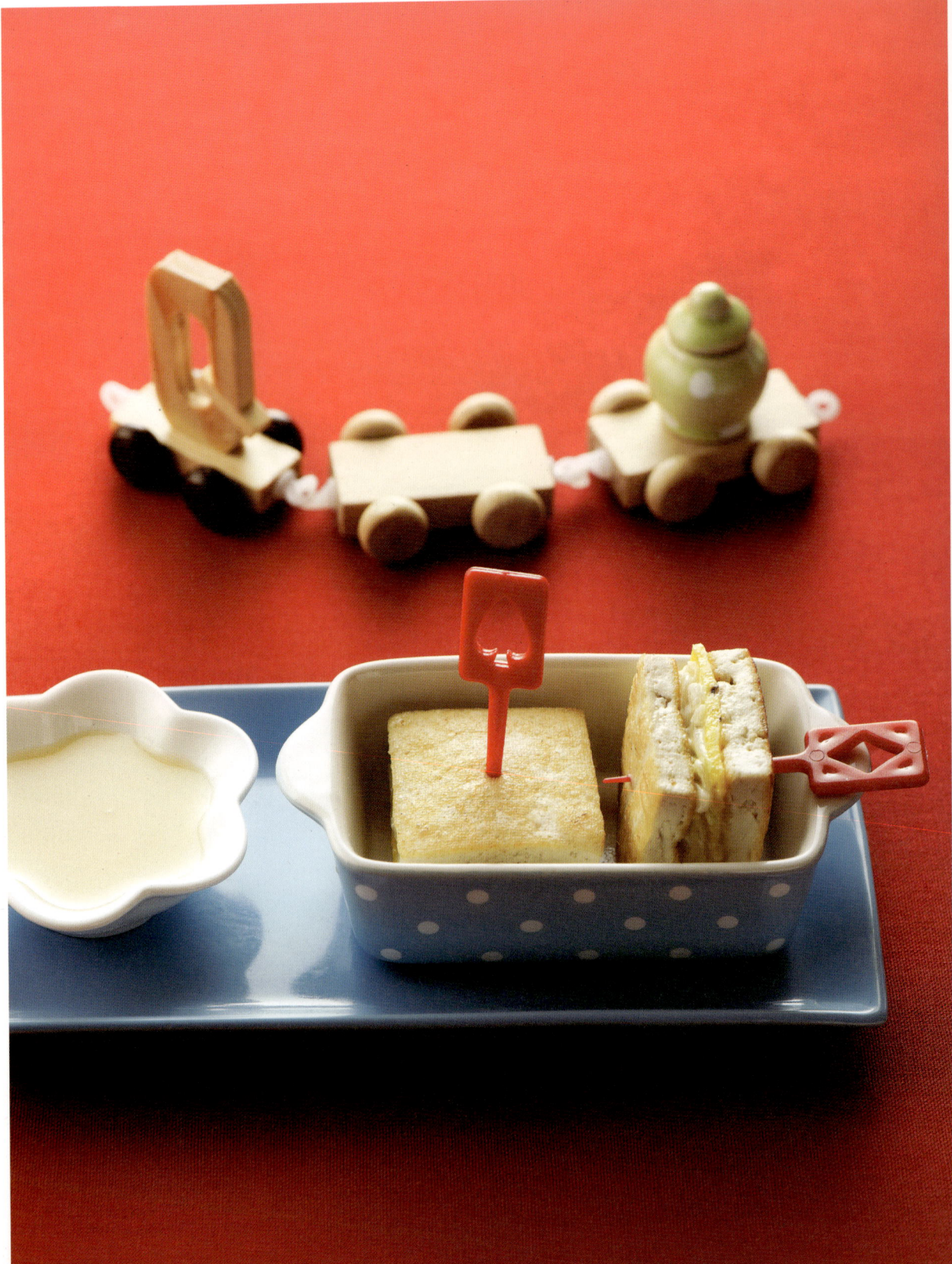

MENU 17 케토 두부샌드

재료	단위	양	우리 아이의 레시피
두부	g	59	
계란노른자	g	6	
배추	g	12	
양파	g	6.3	
마요네즈	g	8.2	
카놀라유	g	20.6	
마카다미아	g	10	
칼로리	kcal	400	
비율		4:1	

만드는 방법

1. 두부는 팬에 구워 정량하여 같은 크기(약 4.5×4.5cm)로 4쪽이 되도록 썬다.
2. 배추, 양파는 가늘게 채썰어 소금 간을 살짝 하여 볶는다.
3. 계란노른자는 지단으로 부치고 두부와 같은 크기로 2조각을 만든 후 남은 부분은 다져서 고명으로 두부 위에 올린다.
4. 두부 한쪽 면에 마요네즈를 바르고 두부 사이에 ②, ③을 넣어 샌드 모양을 만든다.
5. 소스 만들기: 카놀라유, 마카다미아를 믹서기에 갈아낸다.

> ➕ 부드러운 두부에 마요네즈를 바른 샌드. 야채와 계란노른자는 두부 밖으로 삐져나와 지저분해 보이지 않도록 두부 크기보다 약간 작게 준비한다.

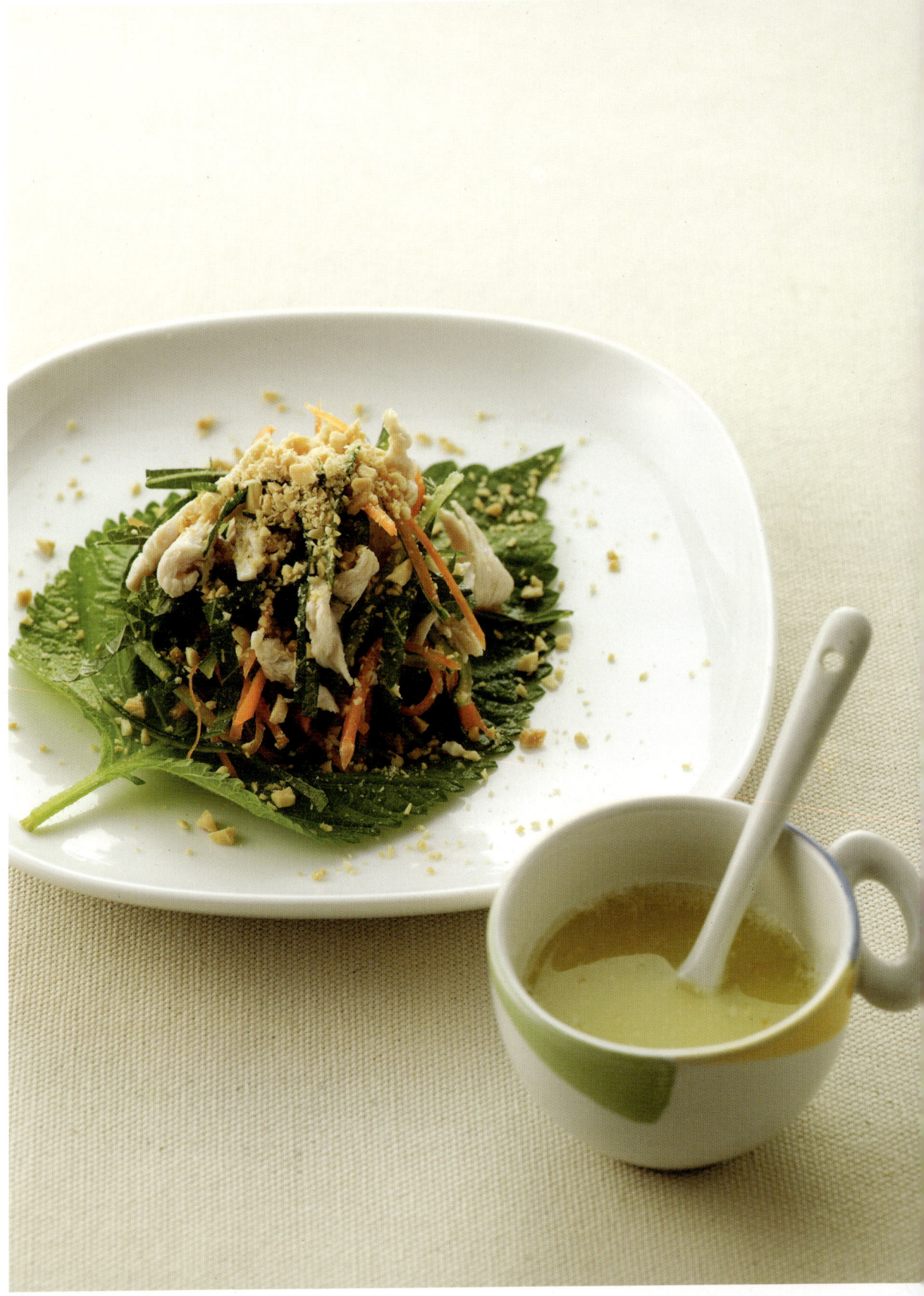

MENU 18 케토 닭살냉채

재료	단위	양	우리 아이의 레시피
닭고기	g	18.7	
깻잎	g	6.8	
당근	g	5	
오이	g	5	
땅콩	g	6.5	
마요네즈	g	7	
올리브유	g	31.3	
칼로리	kcal	400	
비율		4:1	

만드는 방법

1 닭고기는 볶은 후 가늘게 찢어 정량한다.
2 당근, 오이, 깻잎 3.8g은 채친다.
3 땅콩은 먹기 좋게 다진다.
4 소스 만들기: 마요네즈, 올리브유를 믹서기에 섞는다.
5 깻잎 3g은 밑에 깔고, ①, ②를 소스와 함께 버무려 깻잎 위에 올린다.
6 땅콩을 위에 뿌려낸다.

➕ 닭고기와 야채를 소스로 버무려 밑에 깔린 깻잎을 이용하여 쌈처럼 싸 먹을 수 있다. 향긋한 깻잎 향으로 느끼한 맛을 느낄 새 없이 잘 먹을 수 있다. 기호에 따라 소스에 식초와 소금을 살짝 가미해보자.

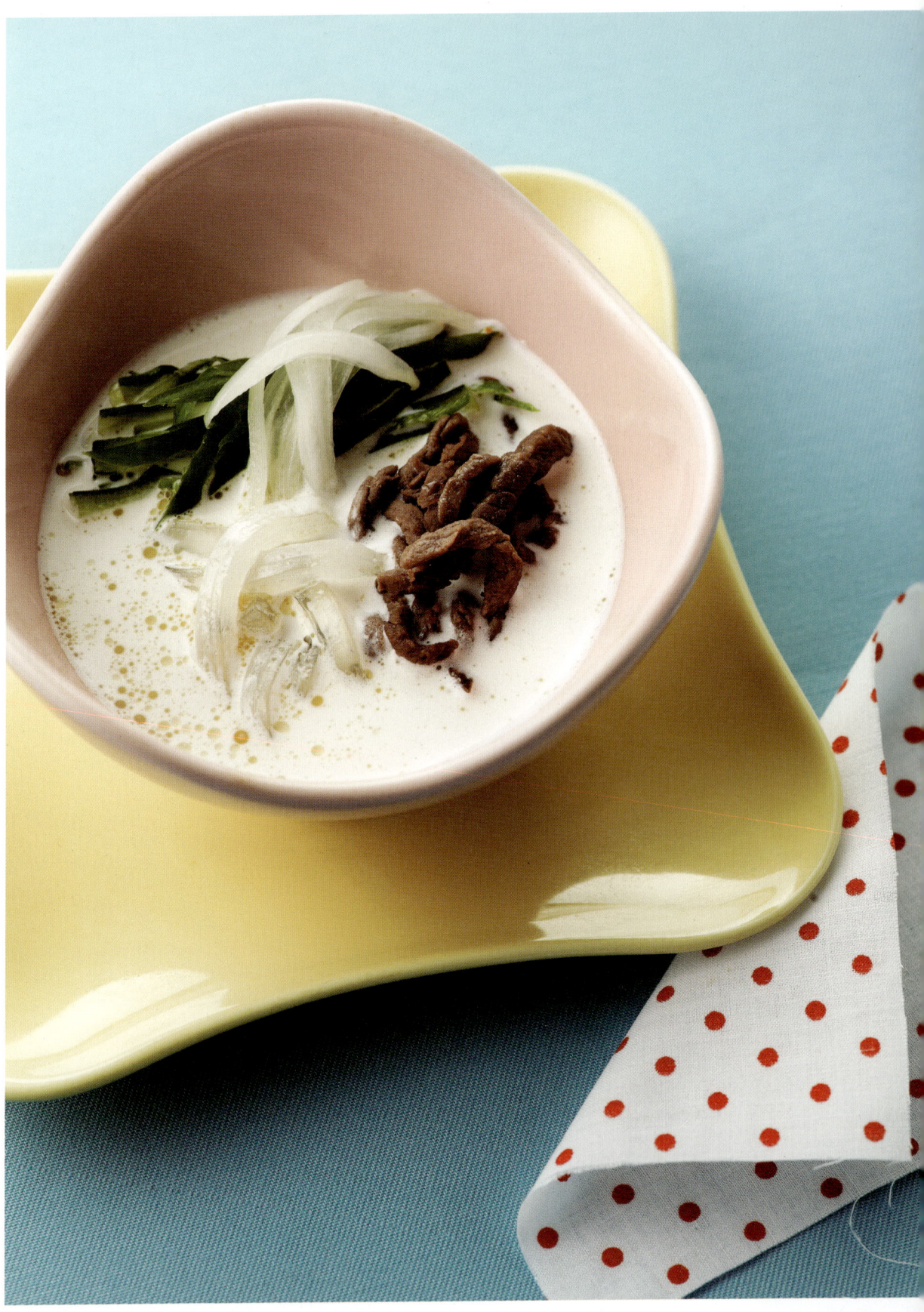

MENU 19 케토 우무냉채

재료	단위	양	우리 아이의 레시피
우무(묵)	g	24	
소고기	g	13.9	
오이	g	8	
양파	g	3.3	
풋고추	g	3	
땅콩	g	6	
케토니아	g	95.3	
참기름	g	8	
올리브유	g	15	
칼로리	kcal	400	
비율		4:1	

만드는 방법

1. 우무는 데쳐서 채썬 후 참기름 6g에 무친다.
2. 소고기는 채썰어 소금, 후추로 볶고, 참기름 2g을 무친다.
3. 오이(돌려깍기 후 채썰기), 양파(채썰기), 풋고추(채썰기)는 각각 기름에 볶은 후 정량한다.
4. ①~③을 그릇에 돌려 담는다.
5. 소스 만들기: 땅콩, 케토니아, 올리브유, 소금 0.3g을 믹서기에 갈아서 냉동실에 살짝 얼린다.

여름철 너무 더워 입맛을 잃은 아이를 위한 시원한 우무냉채이다. 미리 소스를 만들어 30분 정도 얼리면 살얼음이 생긴다. 소스에 양파를 넣고 같이 갈아서 국물로 먹으면 메밀국수 기분도 난다. 물의 양으로 농도를 조절한다.

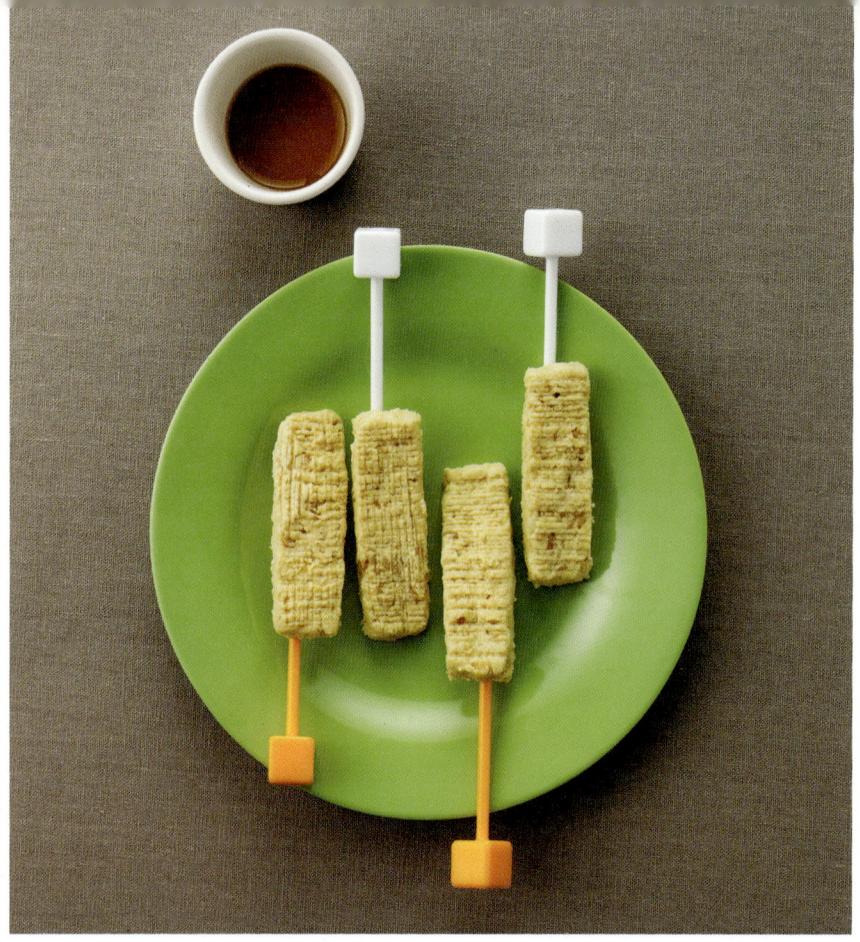

MENU 20 케토 바

재료	단위	양	우리 아이의 레시피
계란(전란)	g	20.3	
마카다미아	g	3.5	
호두	g	2.9	
땅콩	g	2	
버터	g	8.3	
참기름	g	5.3	
칼로리	kcal	200	
비율		4:1	

만드는 방법

1. 계란은 지단으로 부쳐 정량한다.
2. 마카다미아, 호두, 땅콩, 버터와 ①의 계란을 모두 믹서기에 혼합하여 바(bar) 형태로 만들어 얼린다.
3. 참기름 5.3g은 소스 그릇에 담는다.

➕ 불포화지방산이 풍부하면서 고소한 맛이 나는 견과류로 바(bar)를 만들어보자. 외출 시에 이용하거나 얼렸다 먹으면 시원한 맛으로 아이스 바가 부럽지 않다. 밀폐용기에 담아 얼리면 향을 오래 보존할 수 있다.

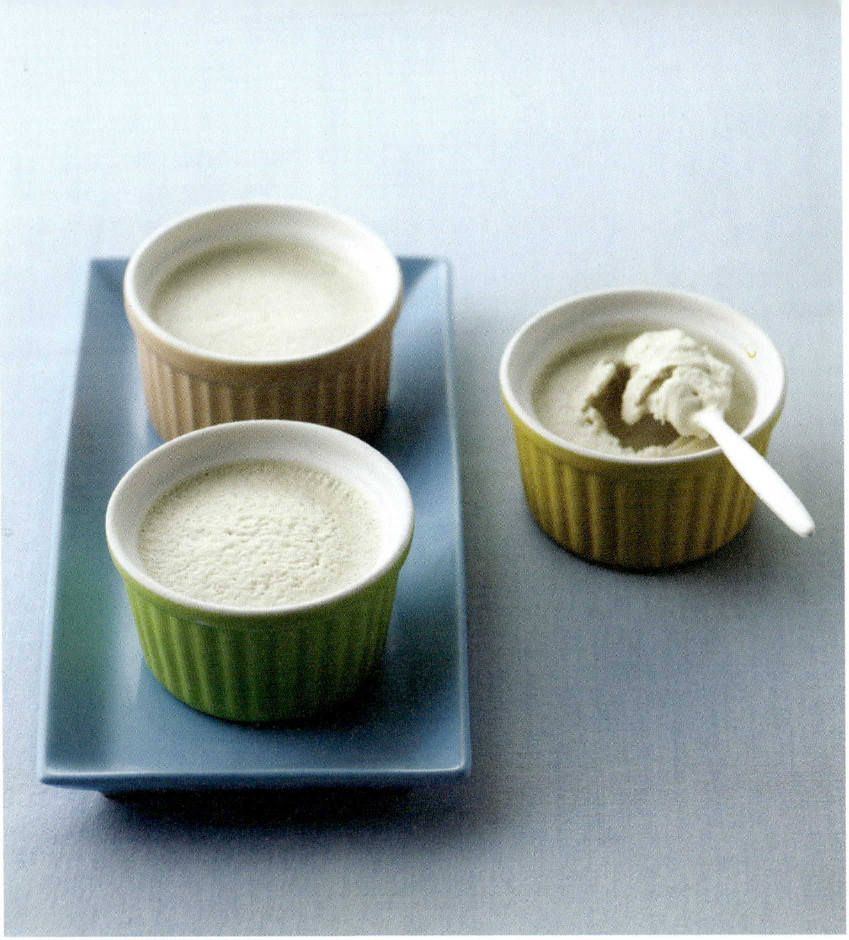

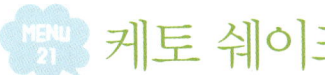 케토 쉐이크

재료	단위	양	우리 아이의 레시피
케토니아	g	80	
계란(전란)	g	28	
아몬드	g	8.2	
휘핑크림	g	20.1	
카놀라유	g	14.4	
칼로리	kcal	400	
비율		4:1	

만드는 방법

1. 모든 식재료를 함께 섞어 믹서기에 갈아서 냉동실에 얼린다.

더운 여름철! 아이가 찬 음료를 원하면 케토 쉐이크를 만들어보자. 케톤식 비율이 맞추어진 케토니아를 이용하면 간단하게 만들 수 있다. 여기서 주의! 계란은 스크램블로 익혀서 정량대로 넣어야 한다.

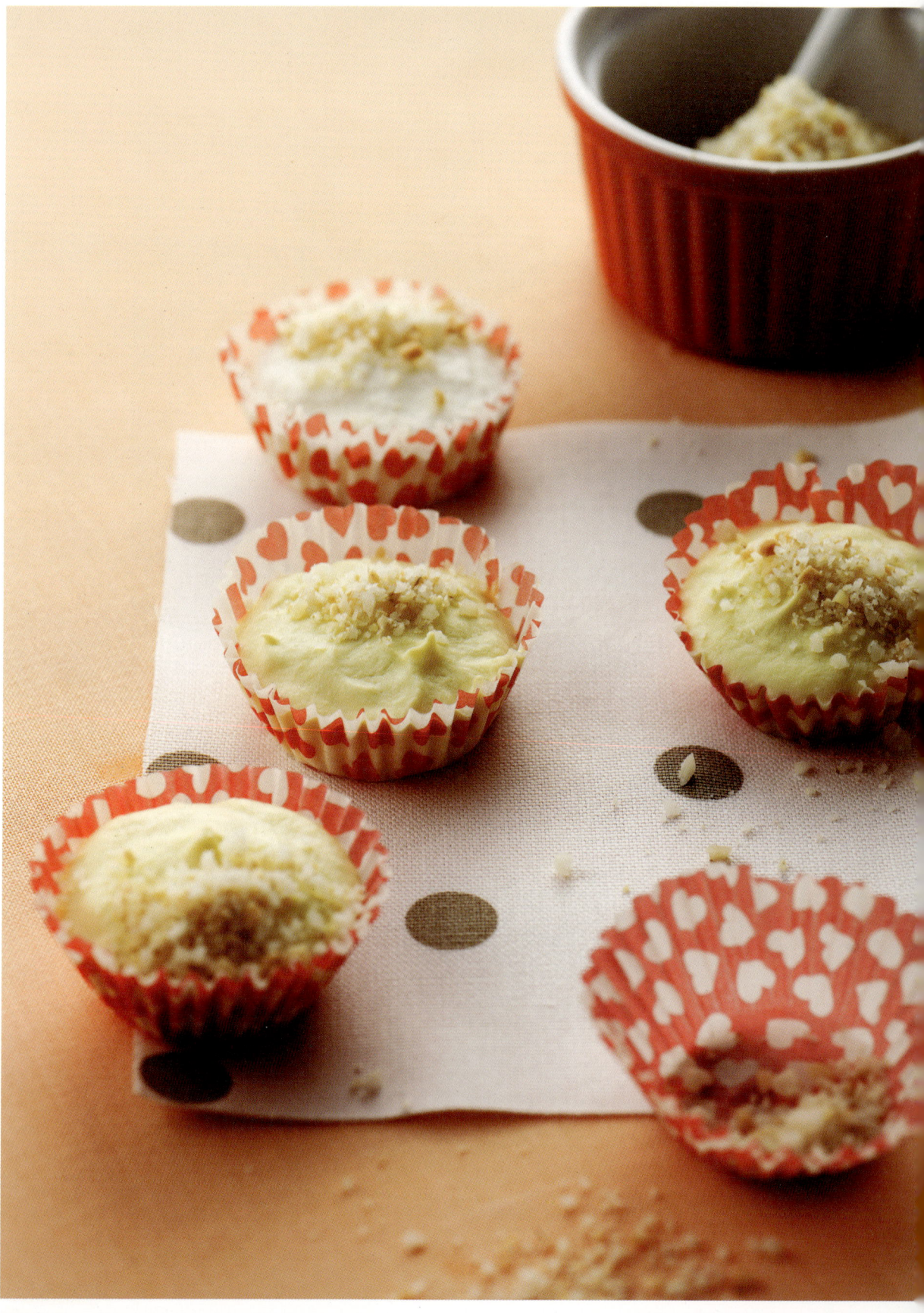

MENU 22 케토 아이스화이트쿠키

재료	단위	양	우리 아이의 레시피
계란노른자	g	21.1	
계란흰자	g	7.3	
마카다미아	g	10	
호두	g	2.3	
땅콩	g	2.5	
휘핑크림	g	31	
올리브유	g	11.8	
칼로리	kcal	400	
비율		4:1	

만드는 방법

1 삶은 계란노른자, 휘핑크림 24g, 올리브유 9g, 소금 0.1g을 믹서기에 갈아낸다.
2 삶은 계란흰자, 휘핑크림 7g, 올리브유 2.8g, 소금 0.1g을 믹서기에 갈아낸다.
3 마카다미아, 호두, 땅콩을 갈아서 준비한다.
4 ①, ②를 베이킹컵에 담고 그 위에 ③의 재료를 뿌려준 후 그대로 얼린다.

+ 아이에게 특별한 날에 주는 수제 엄마표 케토 초콜릿! 정량대로 몇 개씩 만들어 놓았다가 아이가 밥을 잘 먹지 않을 때나 생일, 그리고 칭찬할 때 선물로 만들어보자. '짜~안~' 하며 내놓는 순간, 아이들은 "엄마~~ 최고~~"를 외치면 엄마 기분이 으쓱해진다. 베이킹컵의 크기는 작은 것으로 여러 개 얼리는 것이 좋다.

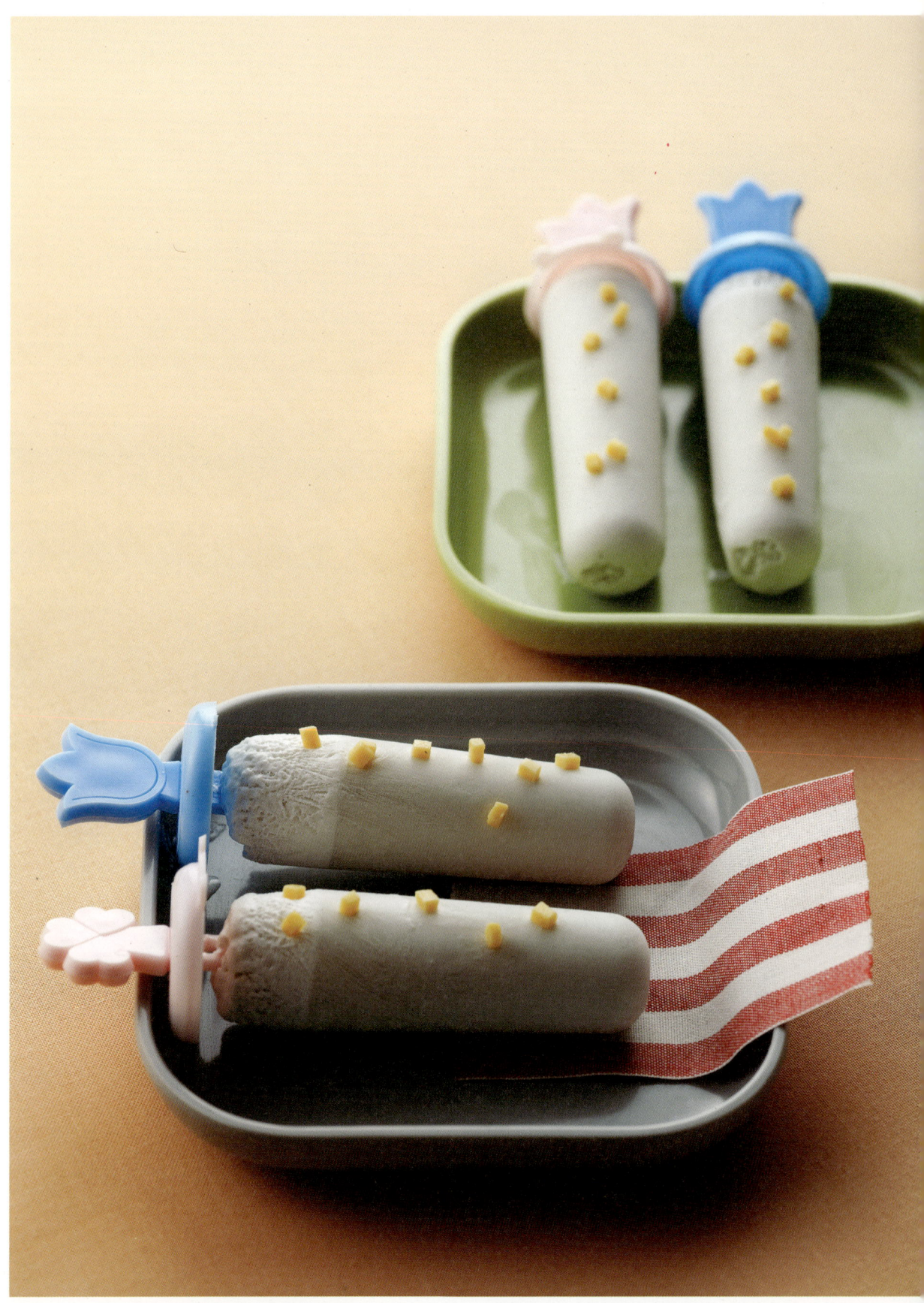

 케토 치즈아이스바

재료	단위	양	우리 아이의 레시피
케토니아	g	135	
마카다미아	g	9.8	
치즈	g	14.9	
올리브유	g	10.9	
칼로리	kcal	400	
비율		4:1	

만드는 방법

1 케토니아, 마카다미아, 올리브유, 소금 0.2g을 믹서기에 갈아서 아이스크림통에 넣어 얼린다.
2 그 위에 치즈로 장식한다.

> ➕ 더운 여름 아이들이 아이스크림을 찾을 때, 무슨 좋은 방법이 없을까? 케토니아를 시원하게 얼려 먹자. 단, 지방 함량이 높아 금세 녹으므로 한 개씩 꺼낸다. 아이스크림통은 마트나 생활용품점에서 쉽게 구할 수 있으니 다양한 모양으로 얼리면 보는 재미까지 더해진다.

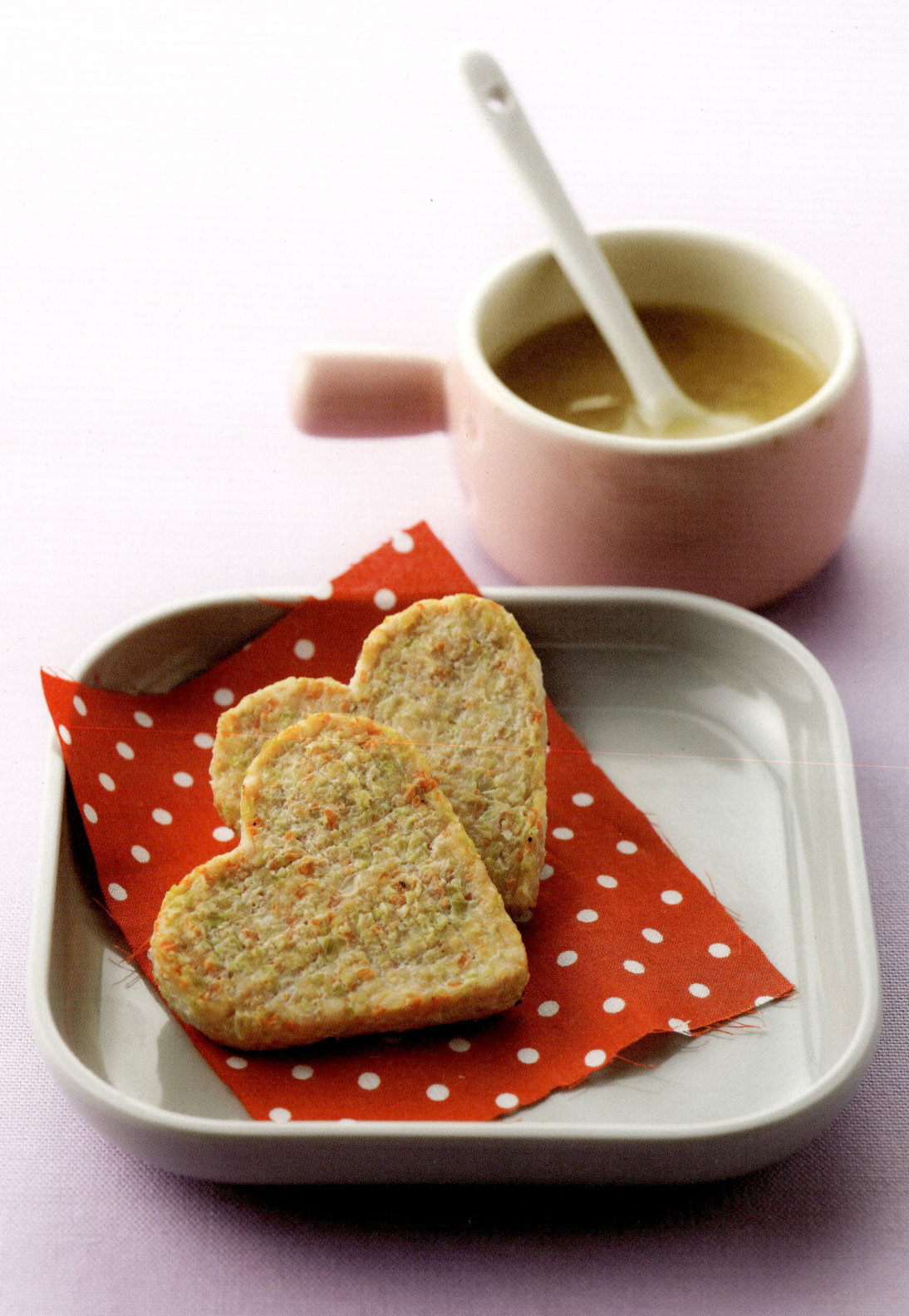

MENU 24 케토 닭고기섭산적구이

재료	단위	양	우리 아이의 레시피
닭고기	g	21.8	
양배추	g	16.8	
당근	g	9.3	
마요네즈	g	10.1	
버터	g	11	
땅콩	g	3.2	
올리브유	g	14	
참기름	g	7	
칼로리	kcal	400	
비율		4:1	

만드는 방법

1. 닭고기, 양배추, 당근을 각각 볶아서 잘게 다진 후 버터 3g과 함께 섞어 쿠키 틀에 넣고, 170℃ 오븐에서 4분간 굽는다.
2. 소스 만들기: 마요네즈, 버터 8g, 간 땅콩, 올리브유, 참기름을 잘 섞는다.

+ 닭고기와 양배추, 당근을 다져서 이왕이면 예쁜 틀에 넣어 구워 보자. 예쁜 모양에 반하여 기분까지 좋아진다. 재료는 남기지 말고 모두 모양틀에 넣어야 한다.

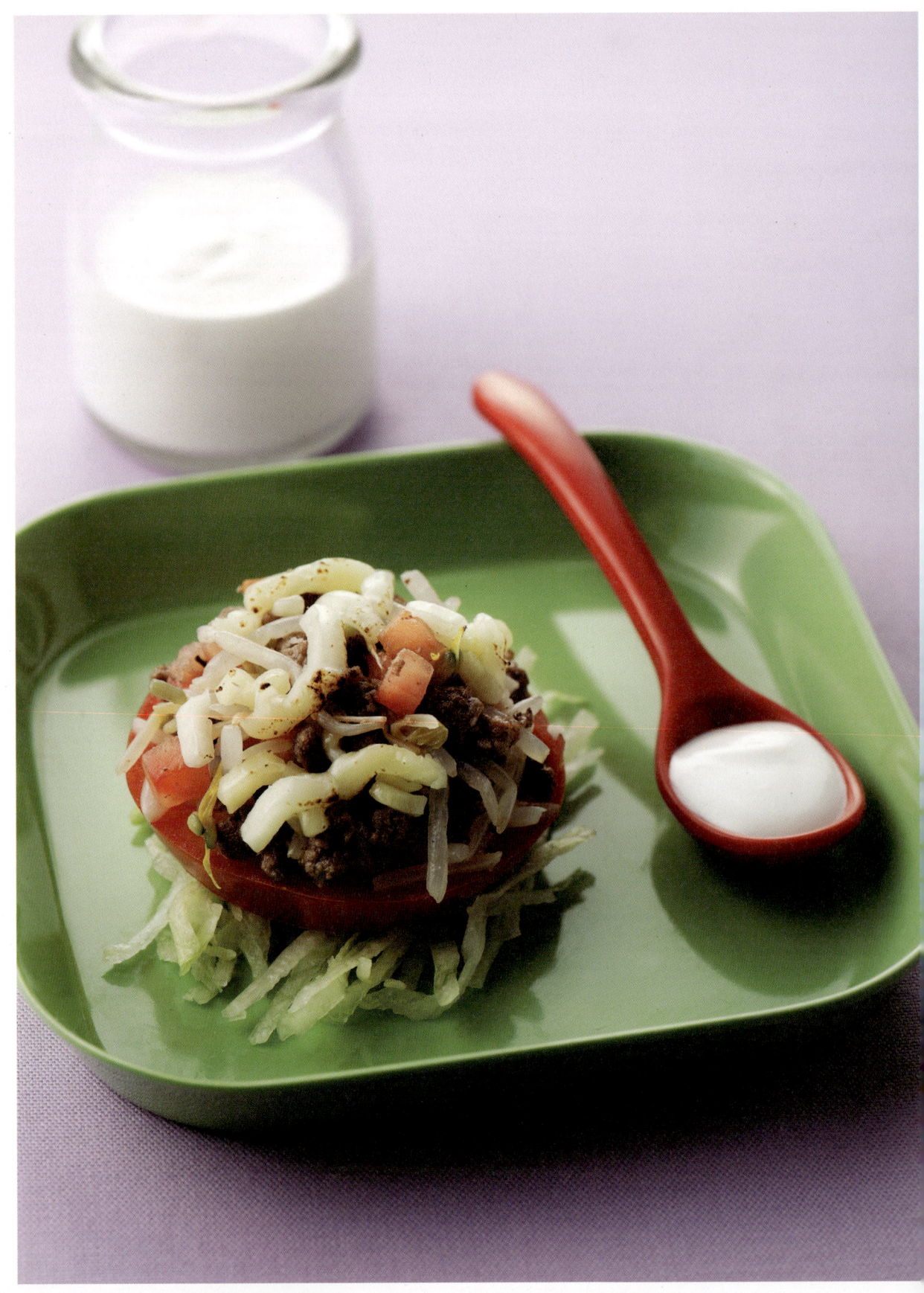

MENU 25 케토 소고기그라탱

재료	단위	양	우리 아이의 레시피
소고기	g	20.4	
모차렐라치즈	g	10	
토마토	g	34	
양상추	g	5.4	
숙주	g	4.5	
올리브유	g	31.8	
휘핑크림	g	13	
칼로리	kcal	400	
비율		4:1	

만드는 방법

1 다진 소고기를 기름에 볶는다.
2 토마토를 그릇 모양으로 30g에 맞춰 썰고, 남은 토마토 4g은 1×1×1cm 크기로 썬다.
3 양상추는 채썰고 익힌 숙주는 다진다.
4 ①과 잘게 썬 토마토(1×1×1cm)와 다진 숙주를 그릇 모양의 토마토에 담는다. 양상추는 토마토 밑에 장식한다.
5 모차렐라치즈를 ④ 위에 슬라이스 형태로 얹힌 후 160℃ 오븐에서 10분간 굽는다.
6 소스 만들기: 올리브유, 휘핑크림을 빠르게 쳐서 크림을 만든다.

+ 크리스마스 파티 때 우리 아이를 위한 토마토로 그릇을 만들어 거기에 재료를 넣어 그라탱을 만들어 보자! 아이의 환호성에 엄마의 기분도 업! 토마토 그릇은 어떻게 할까? 물론 그릇까지 먹어야 한다. 이왕이면 식사할 때 포크와 나이프를 준비하여 제대로 먹어보자. 휘핑크림은 빠르게 치기 힘들면 믹서기에 갈아도 된다.

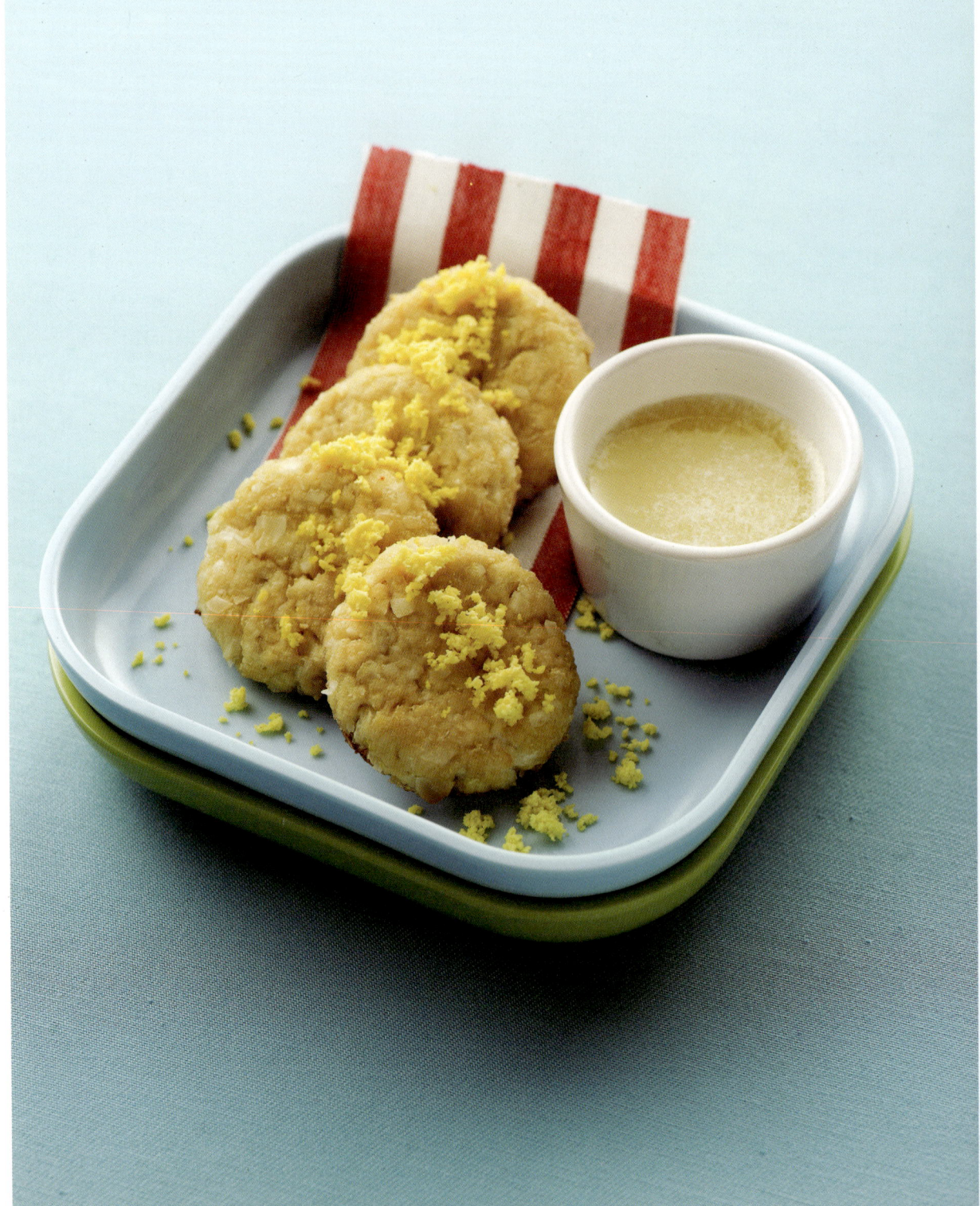

MENU 26 케토 두부완자전

재료	단위	양	우리 아이의 레시피
두부	g	59	
배추	g	12	
계란노른자	g	6	
양파	g	6.3	
마카다미아	g	10	
마요네즈	g	8.2	
카놀라유	g	20.6	
칼로리	kcal	400	
비율		4:1	

만드는 방법

1. 두부는 물기를 제거하여 으깬다.
2. 배추, 양파, 마카다미아를 각각 다져서 볶은 후 정량하여 ①과 섞어 완자를 만든다.
3. 완자는 150℃ 오븐에서 10분간 굽는다.
4. 마요네즈, 카놀라유는 믹서기에 섞는다.
5. 삶은 계란노른자는 체에 내려서 완자 위에 뿌려낸다.

> 마카다미아를 거칠게 다져 넣은 두부완자는 아삭아삭한 식감과 고소한 맛이 일품이다. 계란은 삶아서 노른자만 체로 내려서 정량대로 두부 완자 위에 모양을 내고, 완자를 소스에 말끔하게 찍어 먹는다. 완자를 만들 때 기호에 따라 소금으로 간을 한다.

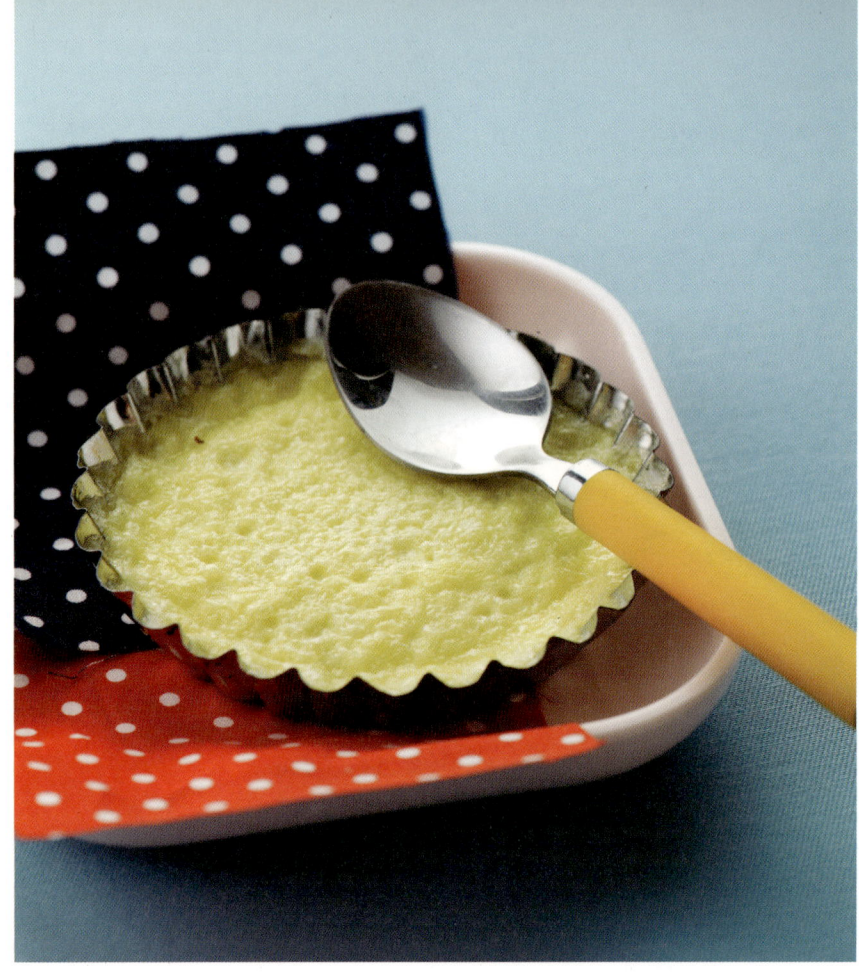

MENU 27 케토 쿠키1

재료	단위	양	우리 아이의 레시피
계란(생것)	g	22.6	
휘핑크림	g	32.9	
버터	g	7.1	
칼로리	kcal	200	
비율		4:1	

만드는 방법

1 계란은 생것으로 22.6g을 측정한다.
2 계란, 휘핑크림, 버터를 섞은 후 모형틀에 담는다.
3 90℃ 오븐에서 15분간 찐다.

➕ 아이가 과자를 먹고 싶어 할 때도 함부로 사줄 수가 없는 것이 현실이다. 그렇다고 포기하지 말고 집에서 더 맛있게 만들어보자. 밀가루를 사용하지 못하니, 재료를 혼합하여 예쁜 모형틀에 넣어 찌는 방법으로 만들면 된다. 반죽 모형틀에 담기 전 틀 내부에 기름을 발라주면 쿠키가 쉽게 떨어진다.

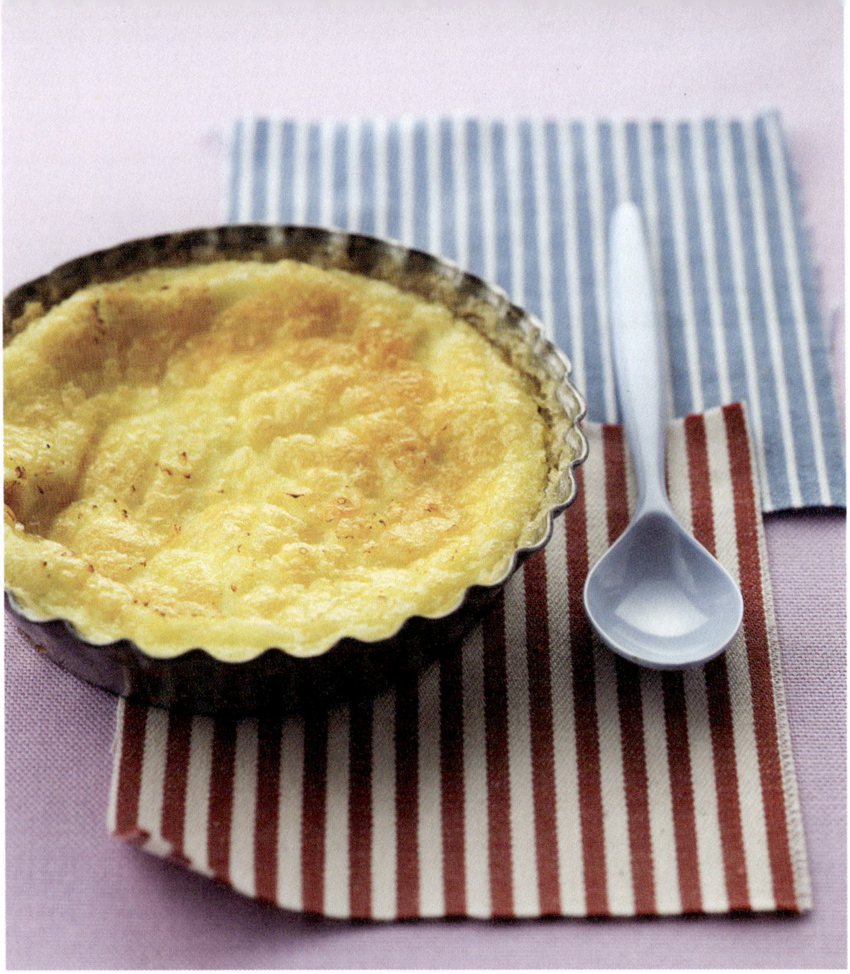

MENU 28 케토 쿠키2

재료	단위	양	우리 아이의 레시피
계란(생것)	g	22.6	
휘핑크림	g	32.9	
버터	g	7.1	
칼로리	kcal	200	
비율		4:1	

만드는 방법

1 계란은 생것으로 22.6g을 측정한다.
2 계란, 휘핑크림, 버터를 섞은 후 모형틀에 담는다.
3 160℃ 오븐에서 15분간 굽는다.

쿠키를 쪄서 만들면 부드럽지만 좀 더 쿠키의 느낌을 주고 싶다면 굽는 방법도 좋다. 예쁜 비닐 포장지에 싸서 리본을 묶어서 주면, 아이도 엄마도 기분이 좋아진다. 다양한 모양의 쿠킹용 틀을 사용해보자.

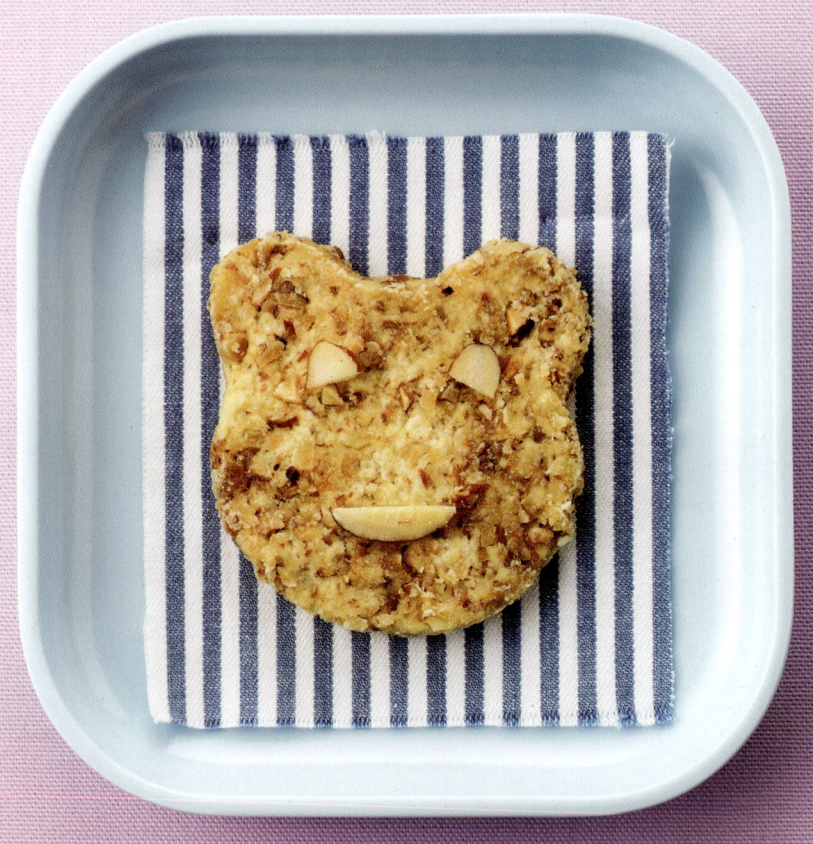
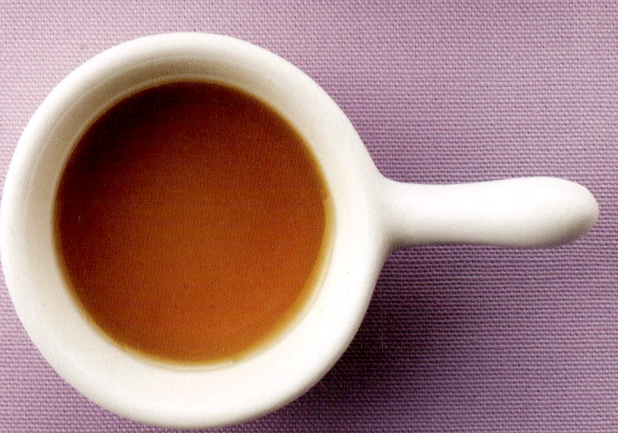

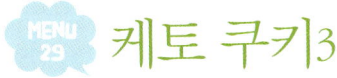 케토 쿠키3

재료	단위	양	우리 아이의 레시피
두부	g	25	
아몬드	g	7.3	
버터	g	6.7	
참기름	g	9	
칼로리	kcal	200	
비율		4:1	

만드는 방법

1 두부는 물기를 빼서 준비한다.
2 아몬드를 다진다.
3 ①, ②, 버터를 섞은 후 모형틀에 넣고 160℃ 오븐에서 8분간 굽는다.
4 참기름 9g은 종지에 따로 담는다.

이번에는 색다른 쿠키이다. 참기름으로 고소한 맛을 느낄 수 있는 쿠키! 아몬드를 볶아 넣었더니 고소한 향이 더해졌다. 이렇게 그때그때 다양한 쿠키를 만들어 주자.

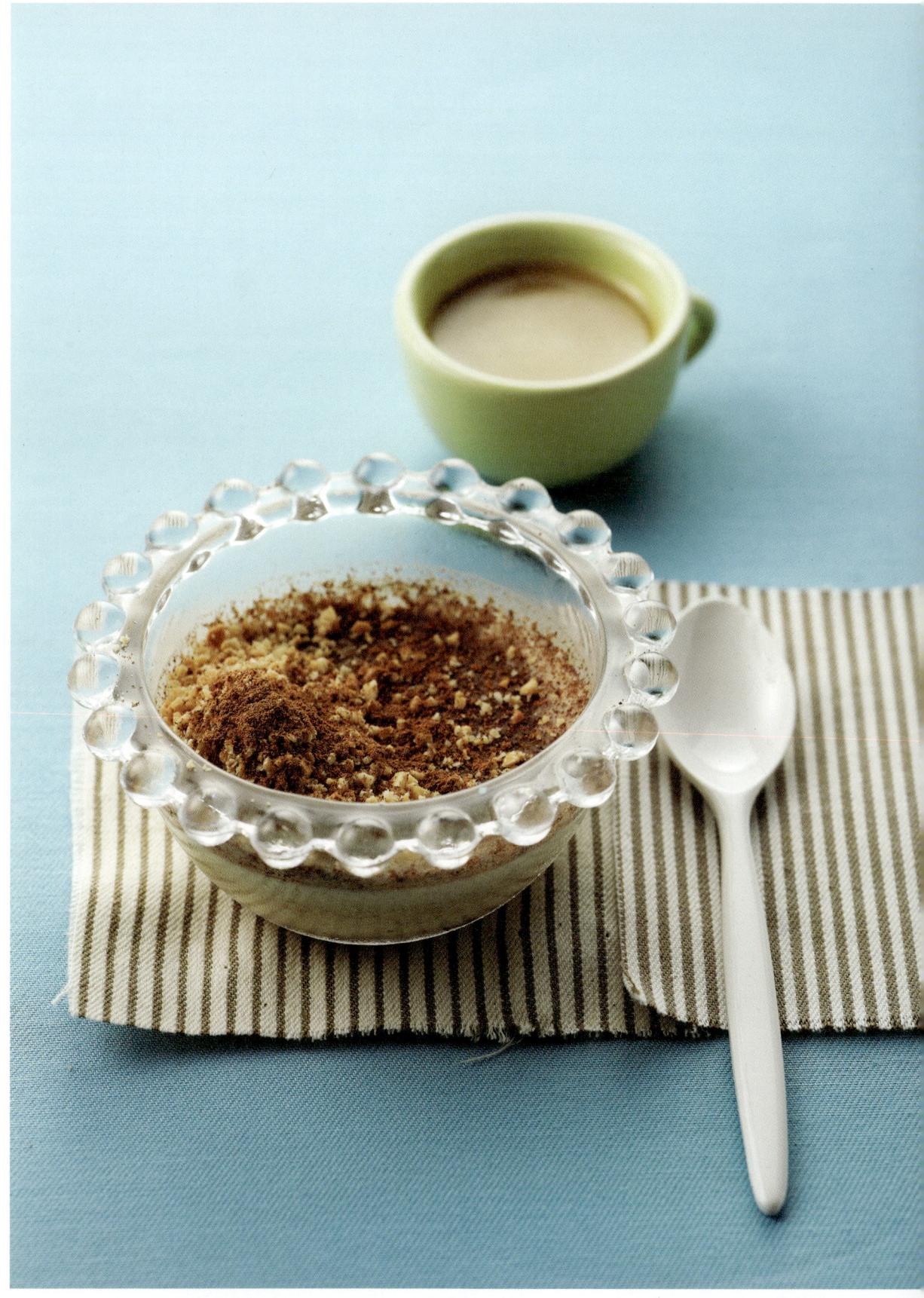

 ## 케토 커스터드

재료	단위	양	우리 아이의 레시피
계란(생것)	g	21.8	
마카다미아	g	2.9	
호두	g	2	
땅콩	g	0.9	
버터	g	7	
참기름	g	8.4	
계피가루	g	0.1	
칼로리	kcal	200	
비율		4:1	

만드는 방법

1. 계란(생것), 참기름 3g, 물 11g, 계피가루 0.1g을 믹서기에 갈아서 계란 베이스를 준비한다. 이때 계란과 물의 비율은 1:0.5 이다.
2. 베이킹컵에 계란 베이스를 넣고 오븐에서 스팀으로 85℃, 30분간 찐다.
3. 소스 만들기: 마카다미아, 호두, 버터, 참기름 5.4g을 믹서기에 곱게 갈아낸다.
4. 구운 컵케이크를 베이킹컵을 벗겨 그릇에 담고, 다진 땅콩을 고명으로 뿌려낸다.

아이가 아프거나 입맛이 없을 때 커스터드를 만들어 주자. 한 번에 여러 개를 만들어서 얼려두고, 먹을 때마다 해동해서 먹을 수 있다. 좀 더 부드러운 커스터드를 원한다면 계란과 물의 비율을 1:1(계란 21.8g, 물 21.8g)로 혼합한다. 오븐이 없다면 찜기를 이용하거나, 오븐 이용 시 오븐 팬에 물을 담아 아래 칸에 넣어 같이 구우면 스팀 효과를 낼 수 있다. 베이킹컵의 유산지는 기름을 먹을 수 있기 때문에 주의한다. 계피가루는 고운 것을 사용해야 모양이 좋으며, 계란과 함께 혼합해도 되고 사진과 같이 위에 뿌려도 된다.

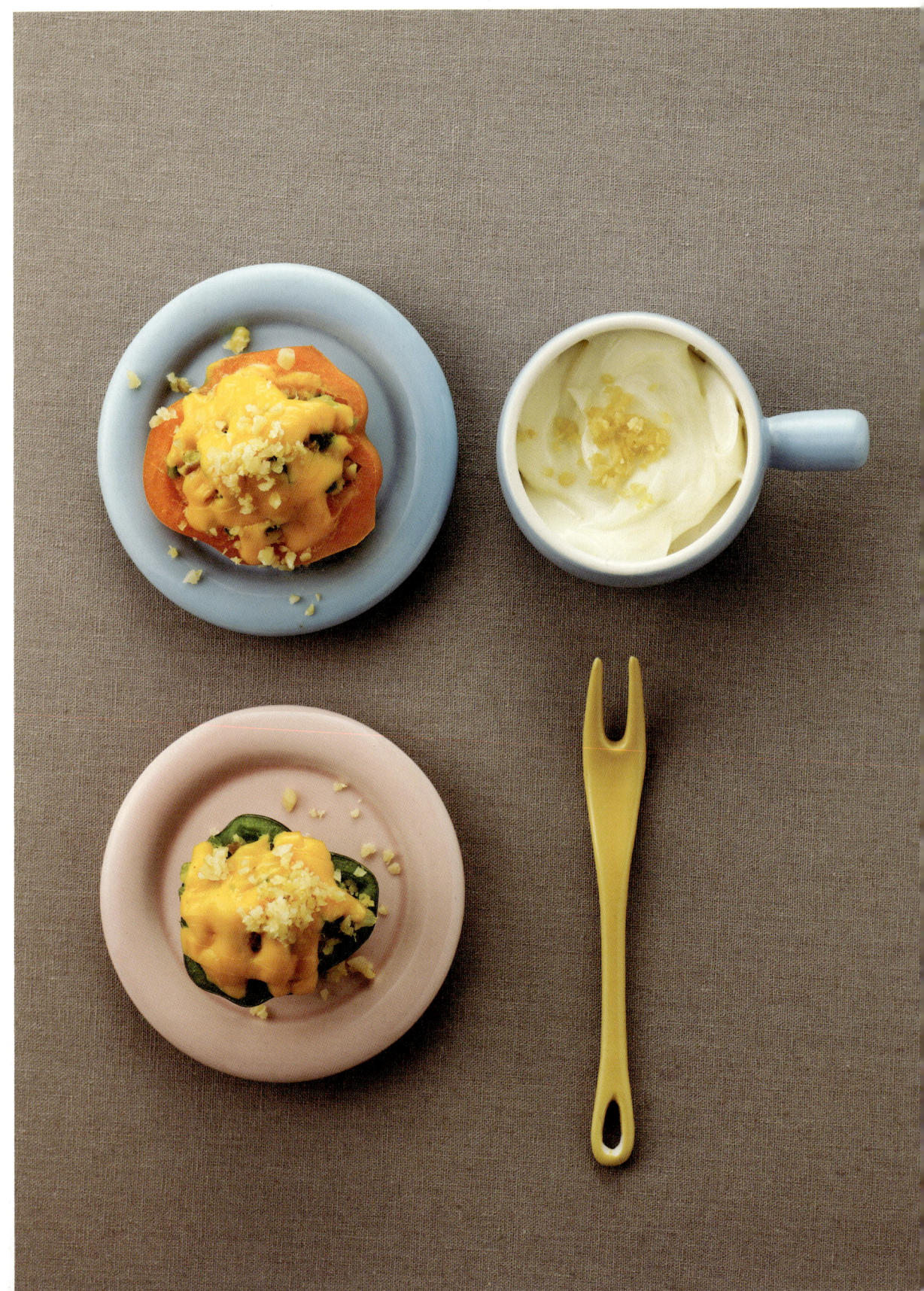

MENU 31 케토 동태그라탱

재료	단위	양	우리 아이의 레시피
동태	g	16.2	
치즈	g	13	
파프리카(주황)	g	10.6	
피망(초록)	g	10	
휘핑크림	g	32	
잣	g	4.3	
버터	g	7	
올리브유	g	16.4	
칼로리	kcal	400	
비율		4:1	

만드는 방법

1. 동태포를 130℃ 오븐에서 10분 정도 익힌 후 정량하여 다진다.
2. 파프리카(주황), 피망(초록)의 아랫부분(받침 형태)으로 그릇 모양이 되게 각각 8g이 되게 자른다.
3. 남은 파프리카와 잣 1.3g은 다진다.
4. ②에 ①, ③을 분배하여 담고, 치즈를 얹어 150℃ 오븐에서 10분간 굽는다.
5. 소스 만들기: 휘핑크림, 버터, 올리브유를 넣고 휘핑크림을 만들어 다진 잣 3g을 위에 고명으로 뿌려낸다.

+ 파프리카를 그릇으로 이용하여 만든 동태살 그라탱. 물론 그릇도 먹어야 한다. 예쁜 색감에 아이들이 좋아한다. 휘핑크림을 칠 때 올리브유와 버터는 한 번에 넣지 말고 여러 번 나누어 넣도록 한다.

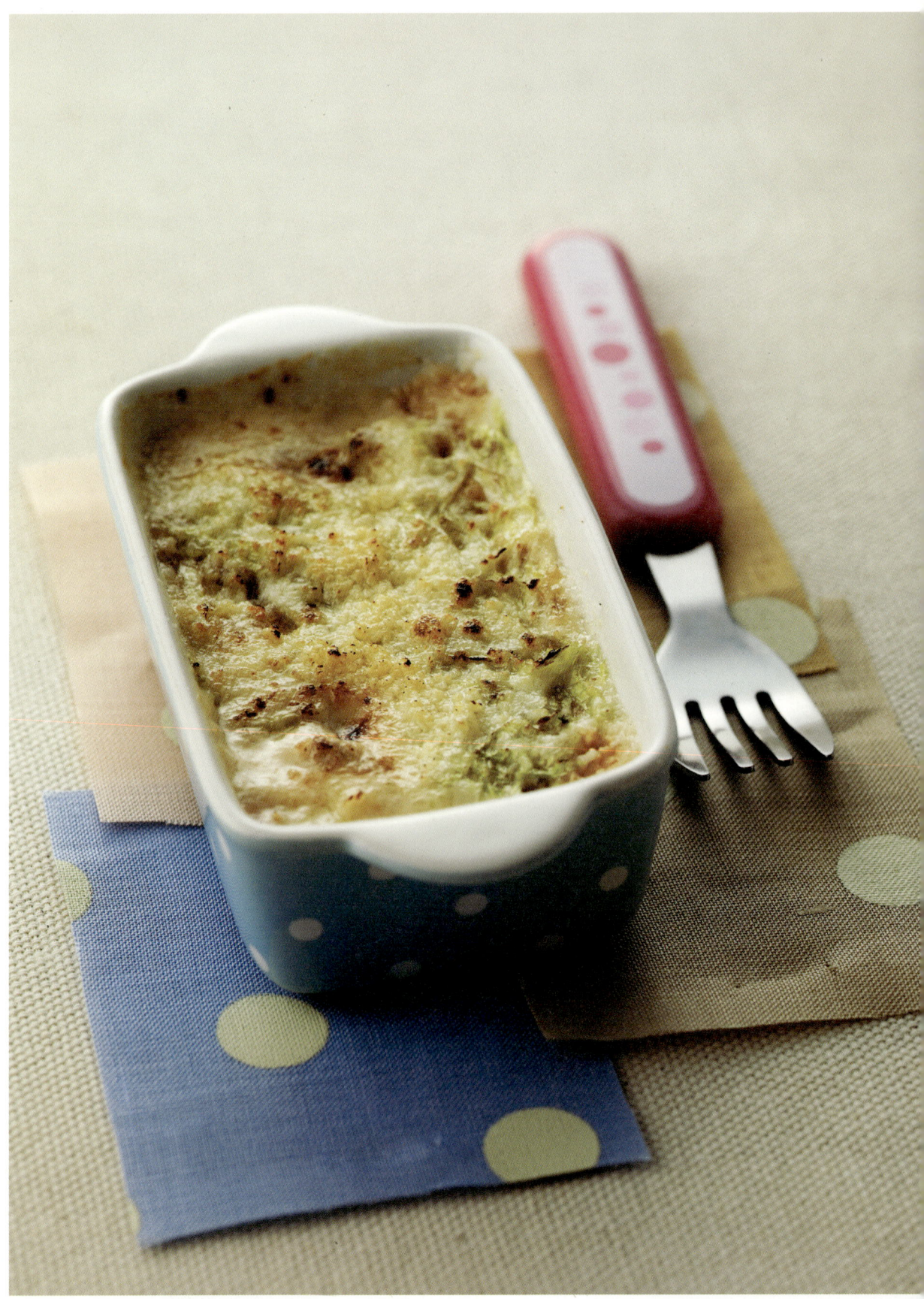

MENU 32 케토 그라탱

재료	단위	양	우리 아이의 레시피
소고기(간 것)	g	18.7	
파마산치즈	g	3.5	
양상추	g	10	
토마토	g	12	
마요네즈	g	8	
우유	g	12	
땅콩	g	3.5	
올리브유	g	28.5	
칼로리	kcal	400	
비율		4:1	

만드는 방법

1. 소고기는 볶아서 준비한다.
2. 토마토는 0.5×0.5cm 정사각형으로 썰어 9g을 측정하고, 슬라이스한 3g은 장식으로 이용한다.
3. 마요네즈, 우유, 올리브유는 믹서기에 섞는다.
4. 그라탱 그릇에 ①, ②, ③을 넣은 뒤 다진 땅콩과 채썬 양상추를 그 위에 올리고 마지막으로 파마산치즈를 뿌린다.
5. 165℃ 오븐에서 8분간 굽는다.

철분이 풍부한 소고기를 넣어 만든 그라탱 요리. 땅콩의 고소한 맛이 더해져 웬만한 음식점의 그라탱이 부럽지 않다. 아이의 기호에 따라 장식에 사용되는 슬라이스 토마토는 모두 조리에 사용해도 된다.

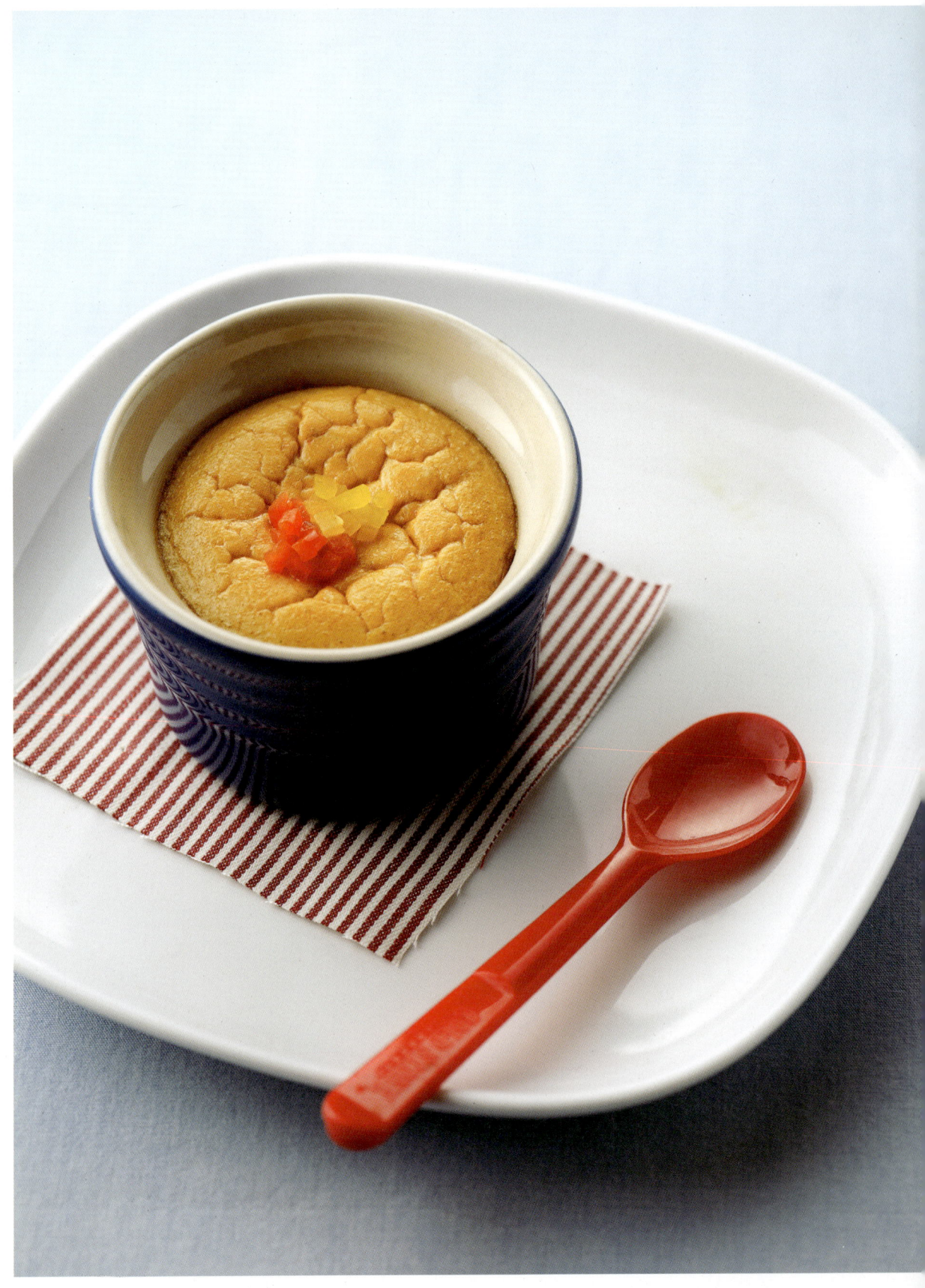

MENU 33 케토 머핀

재료	단위	양	우리 아이의 레시피
두부	g	21.4	
계란(전란)	g	26	
휘핑크림	g	47	
파프리카(빨강)	g	7	
파프리카(노랑)	g	7	
호두	g	7.1	
올리브유	g	13.7	
칼로리	kcal	400	
비율		4:1	

만드는 방법

1. 모든 재료를 한꺼번에 믹서기에 간 후, 165℃ 오븐에서 15분간 굽는다.

+ 아주 간단하게 머핀을 만들 수 있다. 모든 재료를 정량대로 한꺼번에 넣고 후루룩 갈아서 예쁜 틀에 넣어 머핀을 만든다. 구운 후 시간이 지날수록 가라앉을 수 있으니, 빠르게 입으로 쏙~! 파프리카와 호두는 따로 다져서 준비한 후 섞어주면 식감을 더욱 살릴 수 있다.

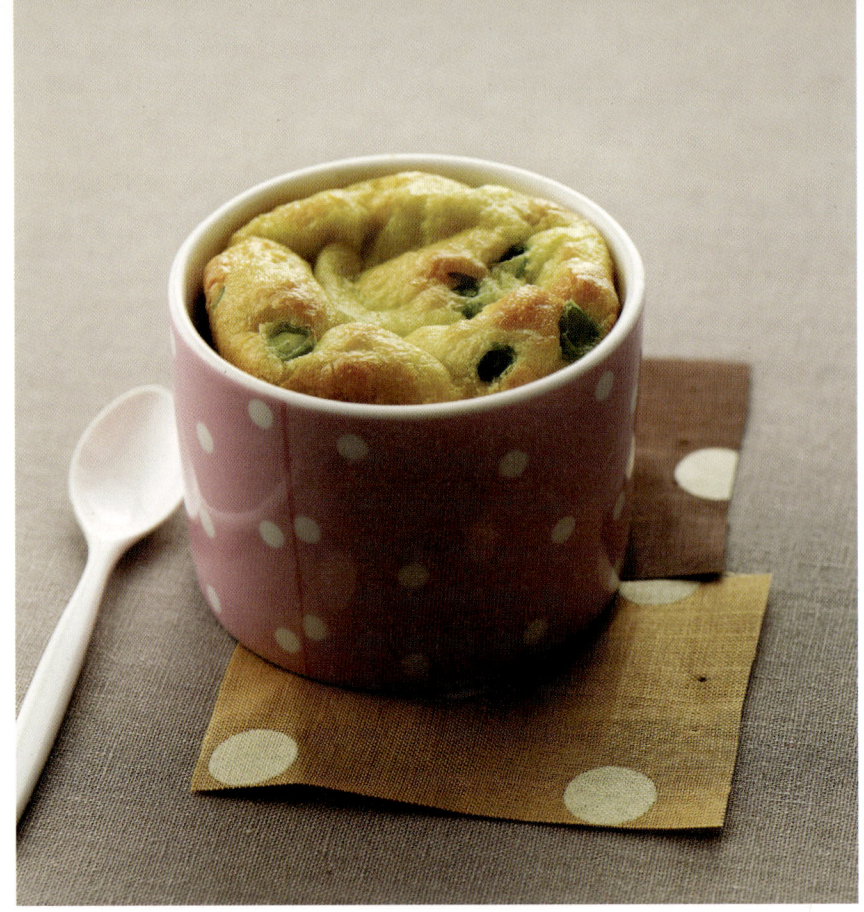

MENU 34 케토 완두콩머핀

재료	단위	양	우리 아이의 레시피
완두콩	g	8	
계란(생것)	g	48.3	
휘핑크림	g	12.5	
버터	g	5.1	
올리브유	g	27.1	
칼로리	kcal	400	
비율		4:1	

만드는 방법

1 반죽 만들기: 삶은 완두콩 6g, 계란(생것), 휘핑크림, 버터, 올리브유를 믹서기에 갈아낸다.
2 삶은 완두콩 2g은 잘게 다져 고명으로 준비한다.
3 베이킹컵에 반죽을 1/3 정도 넣고, ②를 반죽 위에 뿌려준 후 160℃ 오븐에서 22분간 굽는다.

➕ 조금만 넣어도 예쁜 색을 내는 완두콩으로 색깔도 내고 장식도 한다. 굽는 동안 반죽이 부풀어 올라 넘치게 되면 기름 손실이 있을 수 있으므로, 반죽양은 베이킹컵의 1/3 정도만 넣어 굽는다.

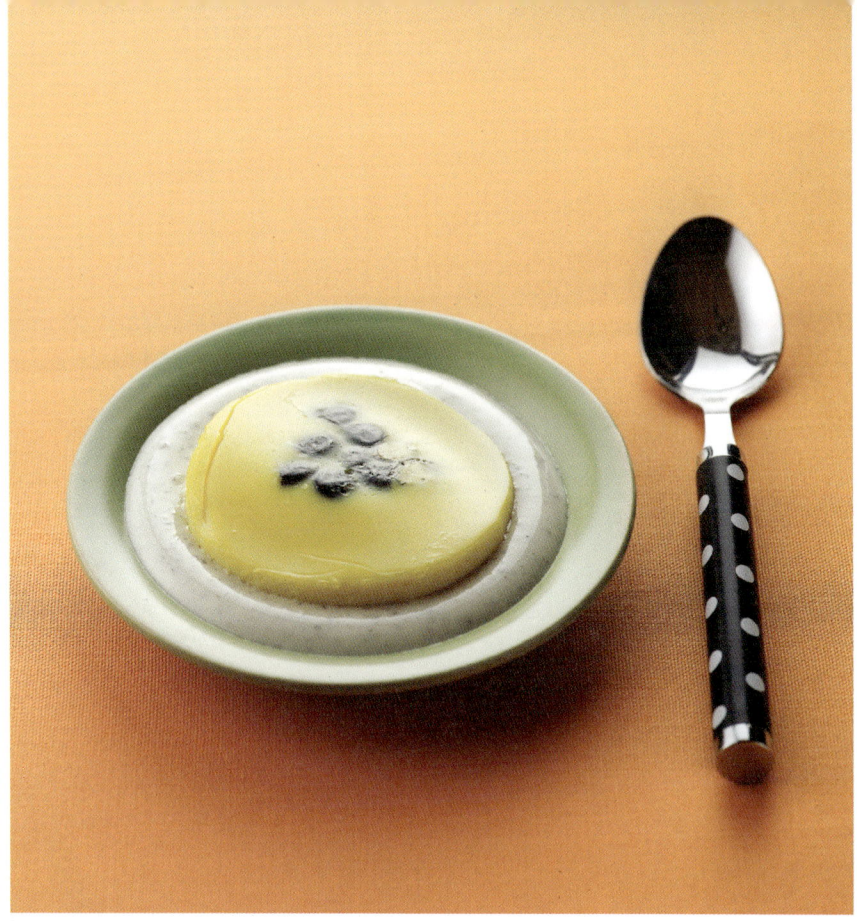

 케토 검은콩계란찜

재료	단위	양	우리 아이의 레시피
서리태	g	6	
계란(생것)	g	36.3	
올리브유	g	20.6	
휘핑크림	g	38.9	
칼로리	kcal	400	
비율		4:1	

만드는 방법

1 검은콩은 삶아서 5g을 반쪽으로 가른다.
2 계란(생것), 휘핑크림 20g, 소금 0.2g을 섞은 후 오븐에서 스팀으로 85℃, 17분간 찐다.
3 소스 만들기: 삶은 검은콩 1g, 올리브유, 휘핑크림 18.9g을 믹서기에 갈아낸 후 냉동실에 살짝 얼린다.

 건강식품의 하나인 검은콩을 어떻게 먹일 수 있을까? 이번에는 부드러운 계란찜으로 만들어보자. 콩은 섬유질이 풍부하여 변비에도 좋고 포만감이 오래 지속되므로 활동이 많거나 외출할 때 도시락으로 활용해 보는 것도 좋다. 살짝 얼린 소스는 뿌려먹기 힘드니 접시 밑에 먼저 깔고 그 위에 계란찜을 얹는다.

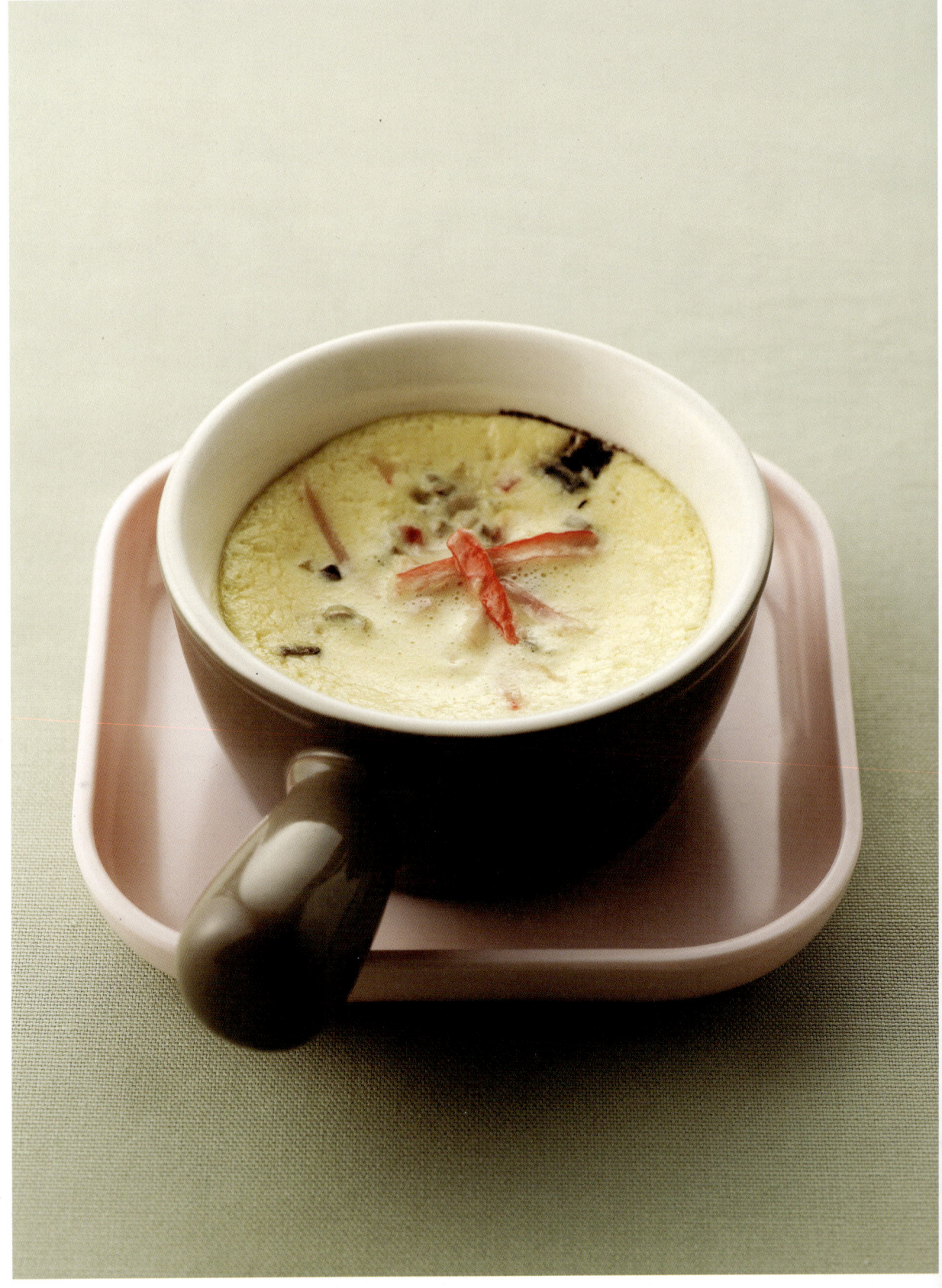

 케토 게살계란찜

재료	단위	양	우리 아이의 레시피
계란(생것)	g	48.8	
게맛살	g	5	
양송이	g	4.9	
양파	g	5	
파프리카(주황)	g	2.1	
파프리카(빨강)	g	2	
우유	g	4.5	
올리브유	g	30.8	
참기름	g	5	
칼로리	kcal	400	
비율		4:1	

만드는 방법

1 계란(생것), 우유, 올리브유, 참기름, 소금 0.3g을 믹서기에 갈아낸다.
2 ①에 게맛살, 양송이, 양파, 파프리카(주황, 빨강)를 0.5×0.5×0.5cm로 다져서 함께 섞는다.
3 ②를 그릇에 담아 80℃ 오븐에서 20분간 찐다.

아이들이 좋아하는 게맛살이 들어간 계란찜. 참기름 덕분에 더욱 고소해졌다. 여기에 알록달록 채소를 넣어 더욱 더 화려해진 계란찜으로 아이의 기분까지 업! 맛살 2g 정도를 남겼다가 잘게 찢어 고명으로 얹으면 모양이 한층 살아난다.

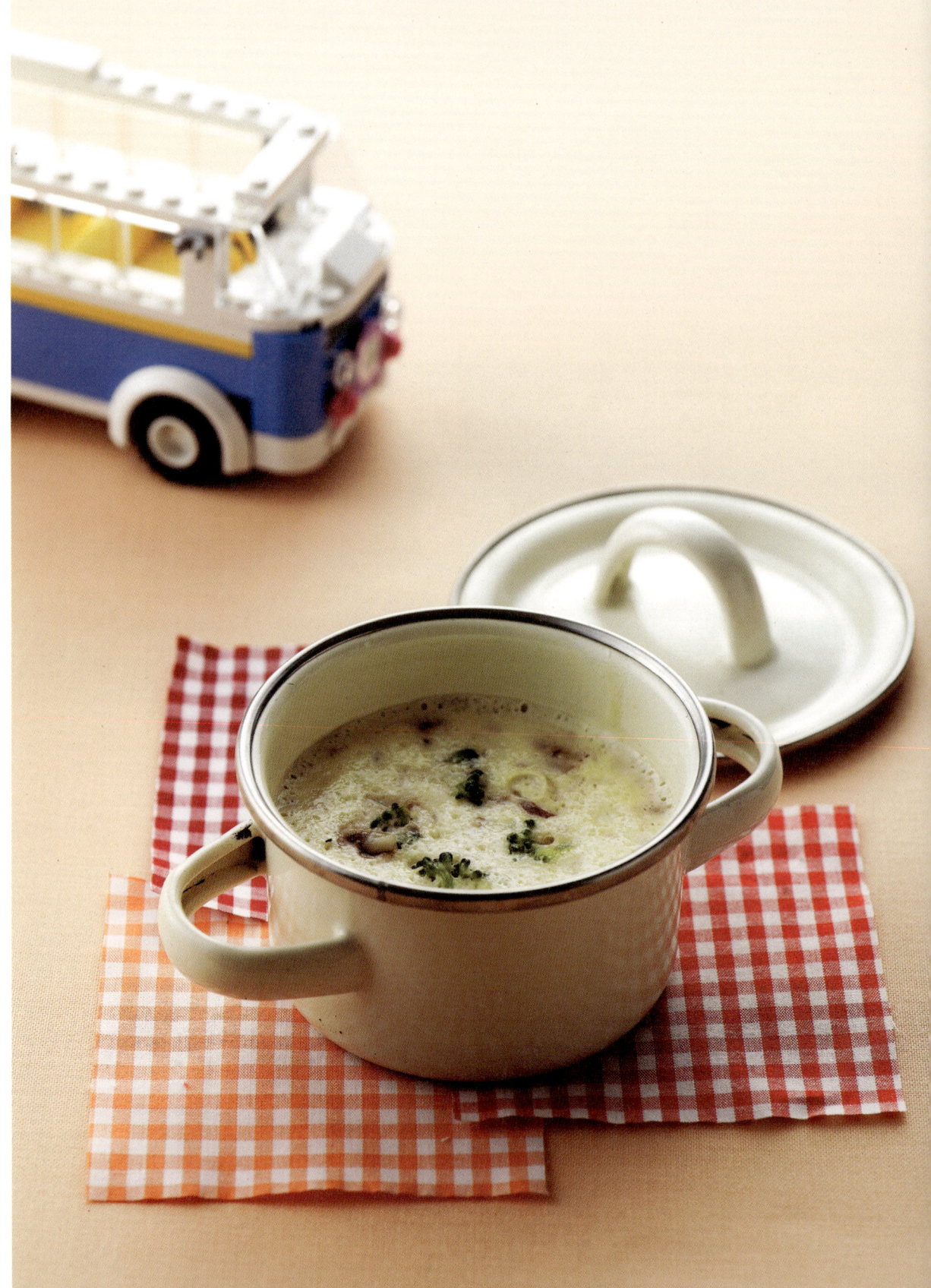

 케토 햄야채계란찜

재료	단위	양	우리 아이의 레시피
계란(생것)	g	36.8	
햄	g	8	
양파	g	7.1	
당근	g	3	
브로콜리	g	2.3	
호두	g	4.7	
휘핑크림	g	12	
올리브유	g	27.8	
칼로리	kcal	400	
비율		4:1	

만드는 방법

1 계란(생것)을 믹서기에 갈아 계량 후 휘핑크림, 올리브유와 함께 넣고 믹서기에 한 번 더 갈아낸다.
2 0.3×0.3×0.3cm로 썬 햄, 양파, 당근, 잘게 자른 브로콜리, 다진 호두, 소금 0.3g, 후추 0.2g을 ①에 넣고 섞는다.
3 80℃ 오븐에서 28~30분간 찐다.

햄, 브로콜리와 야채를 넣은 계란찜. 브로콜리는 카로티노이드가 풍부하고 비타민C 함량이 레몬의 2배나 들어 있는 등 비타민의 창고이다. 아삭하게 씹는 맛이 나면 더 좋으나 씹는 게 어려우면 햄과 야채를 갈아서 만들 수 있다. 계란찜에 사용되는 그릇의 두께나 재질에 따라 굽는 시간은 조금씩 달라질 수 있다.

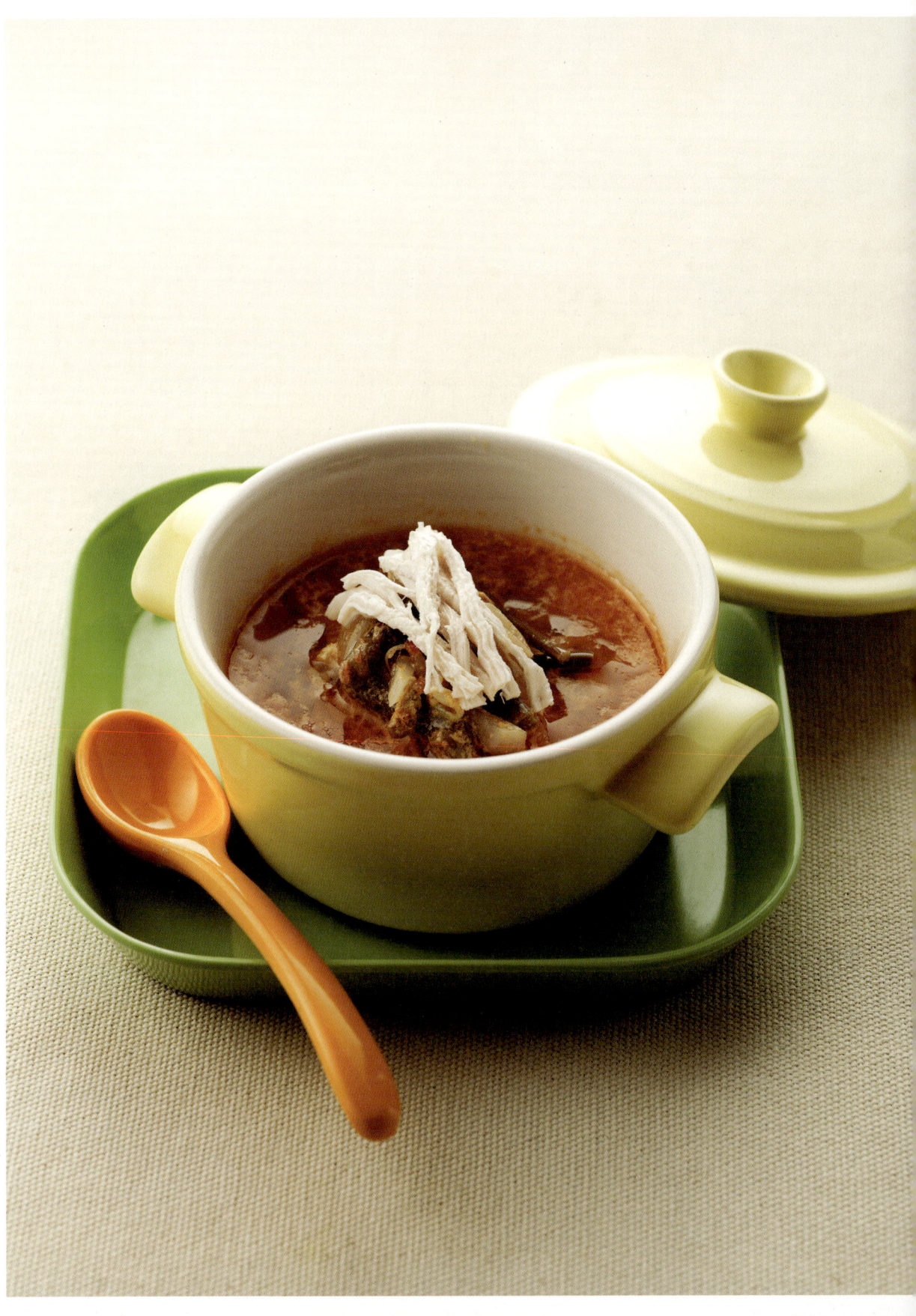

MENU 38 케토 닭개장

재료	단위	양	우리 아이의 레시피
닭고기	g	18.5	
고사리	g	10	
숙주	g	15	
무	g	10.7	
토마토	g	13.6	
우유	g	38.9	
올리브유	g	38.5	
칼로리	kcal	400	
비율		4:1	

만드는 방법

1. 육수 만들기: 닭고기를 찬물에 넣고 데친 후 살은 발라내고, 육수는 70~100g을 준비한다.
2. 고사리와 숙주는 살짝 데쳐서 각각 정량한다.
3. 토마토와 우유는 믹서기에 갈아낸다.
4. 냄비에 닭고기(13g), 고사리, 숙주, 무, 올리브유, 고춧가루 1g을 넣고 볶는다.
5. ④에 육수와 소금 1g을 넣고 끓이다가 ③을 넣고 한 번 더 끓인다.
6. 그릇에 남은 닭고기(5.5g)는 찢어서 고명으로 얹는다.

> 기름의 느끼한 맛에 지쳐할 때면, 고춧가루로 얼큰하게 맛을 낸 케토 닭개장을 만들어보자. 기름이 손실되지 않도록 작은 1인용 냄비 또는 뚝배기 용기를 이용하여 조리한다. 아이가 매워하여 고춧가루를 제외하면 '케토 닭맑은 곰탕'이 된다. 케톤식 내내 이것만 먹었던 아이도 있었다.

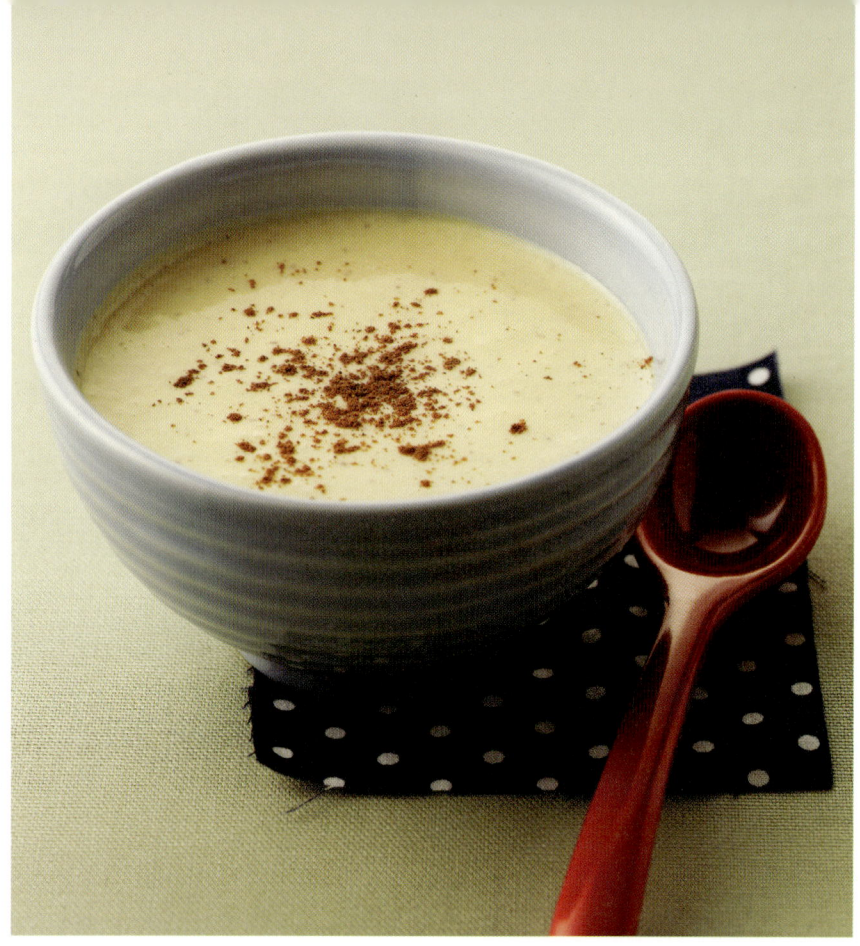

MENU 39 케토 강낭콩수프

재료	단위	양	우리 아이의 레시피
강낭콩	g	6	
계란(전란)	g	51.8	
올리브유	g	21.5	
휘핑크림	g	34.6	
계피가루	g	0.1	
칼로리	kcal	400	
비율		4:1	

만드는 방법

1 삶은 강낭콩, 계란(전란), 올리브유, 휘핑크림, 계피가루, 물 50g, 소금 0.3g, 후추 0.1g을 믹서기에 갈아낸다.
2 ①을 작은 냄비에 넣고 한소끔 끓인다.

➕ '밭의 고기'로 단백질이 풍부한 강낭콩으로 만든 수프이다. 콩은 단백질뿐만 아니라 섬유질도 풍부하여 변비에 좋다. 여기에 계피가루를 넣어 풍미가 좋아져서 먹기에 더 좋다. 콩을 삶아서 1인분씩 나누어 얼렸다가 그때그때 만들면 더 쉽다.

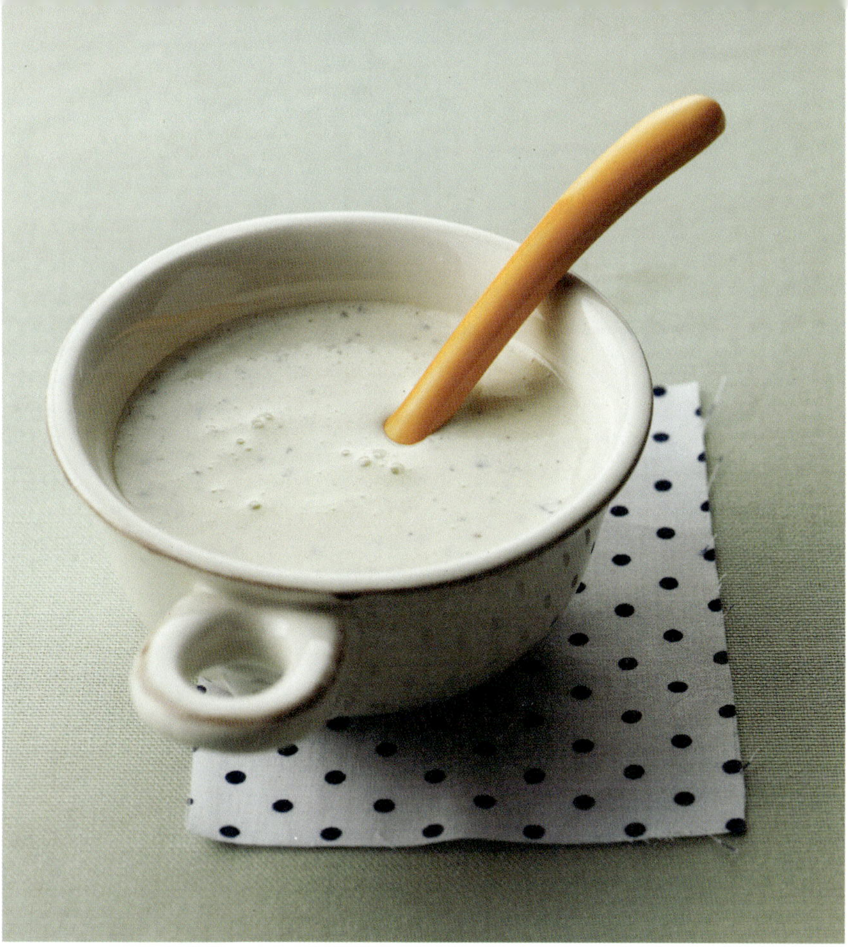

케토 검은콩수프

재료	단위	양	우리 아이의 레시피
서리태	g	6	
계란(전란)	g	36.3	
올리브유	g	20.6	
휘핑크림	g	38.9	
칼로리	kcal	400	
비율		4:1	

만드는 방법

1 삶은 검은콩, 계란, 올리브유, 휘핑크림, 물 50g, 소금 0.3g, 후추 0.1g을 믹서기에 갈아 낸다.
2 ①을 작은 냄비에 넣고 한소끔 끓인다.

안토시아닌 색소인 항산화성분으로 더 유명해진 검은콩을 이용하여 수프를 만들었다. 콩의 고소한 맛과 휘핑크림의 풍부한 맛이 어우러져 먹기에 좋다. 기호에 따라 후추를 약간 넣어 먹어도 좋다. 아침 메뉴에 부담 없이 먹을 수 있다.

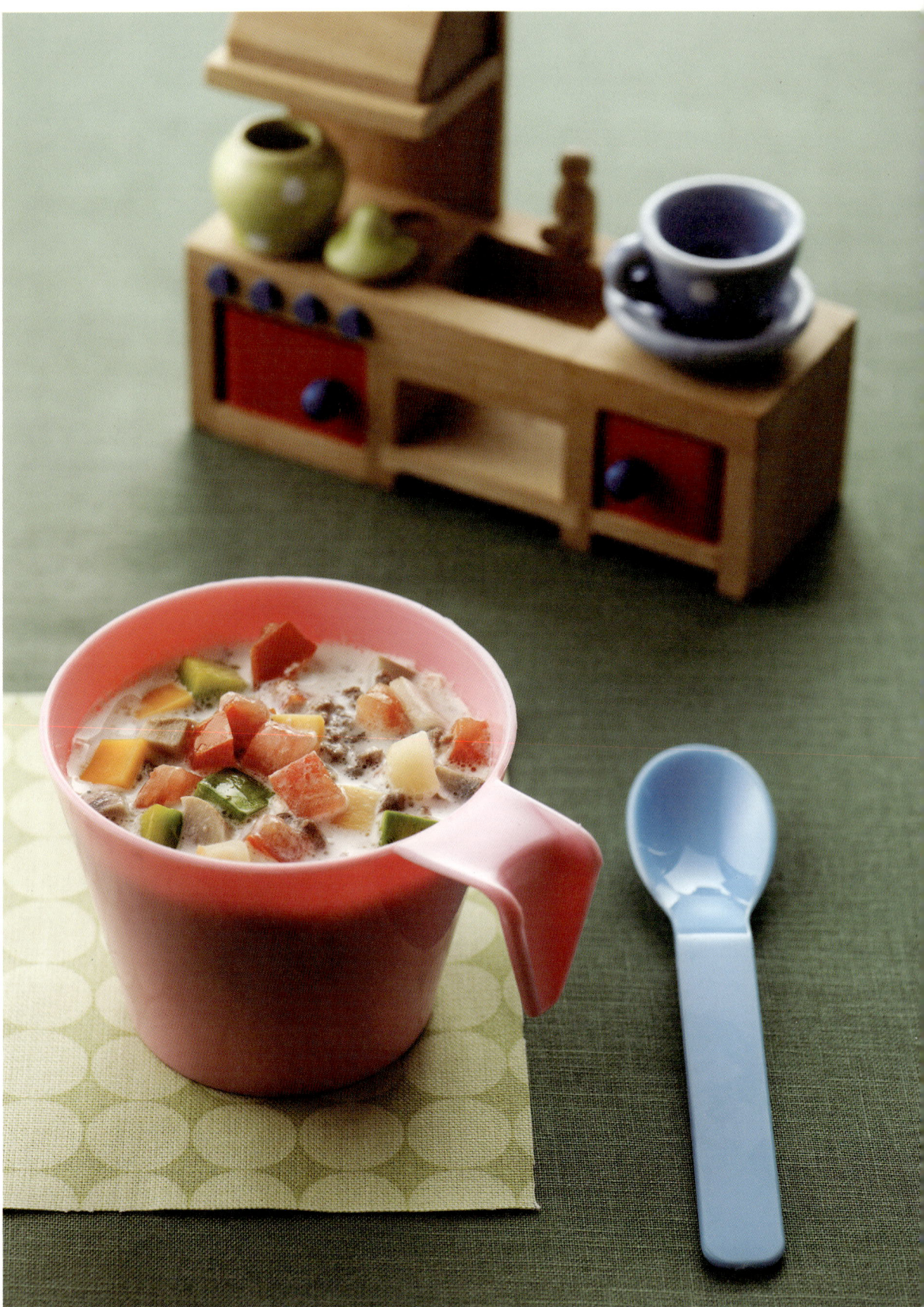

 ## 케토 애호박치즈수프

재료	단위	양	우리 아이의 레시피
소고기	g	18.4	
치즈	g	7	
애호박	g	11	
토마토	g	15.3	
양파	g	4	
양송이버섯	g	4.1	
마카다미아	g	8.4	
올리브유	g	27	
케토니아	g	20	
칼로리	kcal	400	
비율		4:1	

만드는 방법

1 치즈, 애호박, 토마토, 양파, 양송이, 마카다미아는 1×1×1cm로 썰어 준비한다.
2 올리브유, 케토니아는 믹서기에 갈아 준비한다.
3 소고기, 애호박, 토마토, 양파, 양송이를 볶은 후 각각 정량한다.
4 마카다미아와 ③의 재료에 ②를 넣고 걸쭉하게 끓인다.
5 ①에서 준비한 치즈를 올린다.

아플 때는 엄마가 만들어 준 수프가 최고다. 케톤식용 우유인 케토니아를 기본으로 하여 여러 가지 채소와 다진 소고기를 넣어 끓이면 알록달록 맛있는 수프가 된다. 마카다미아를 넣어 고소한 맛을 더하였다.

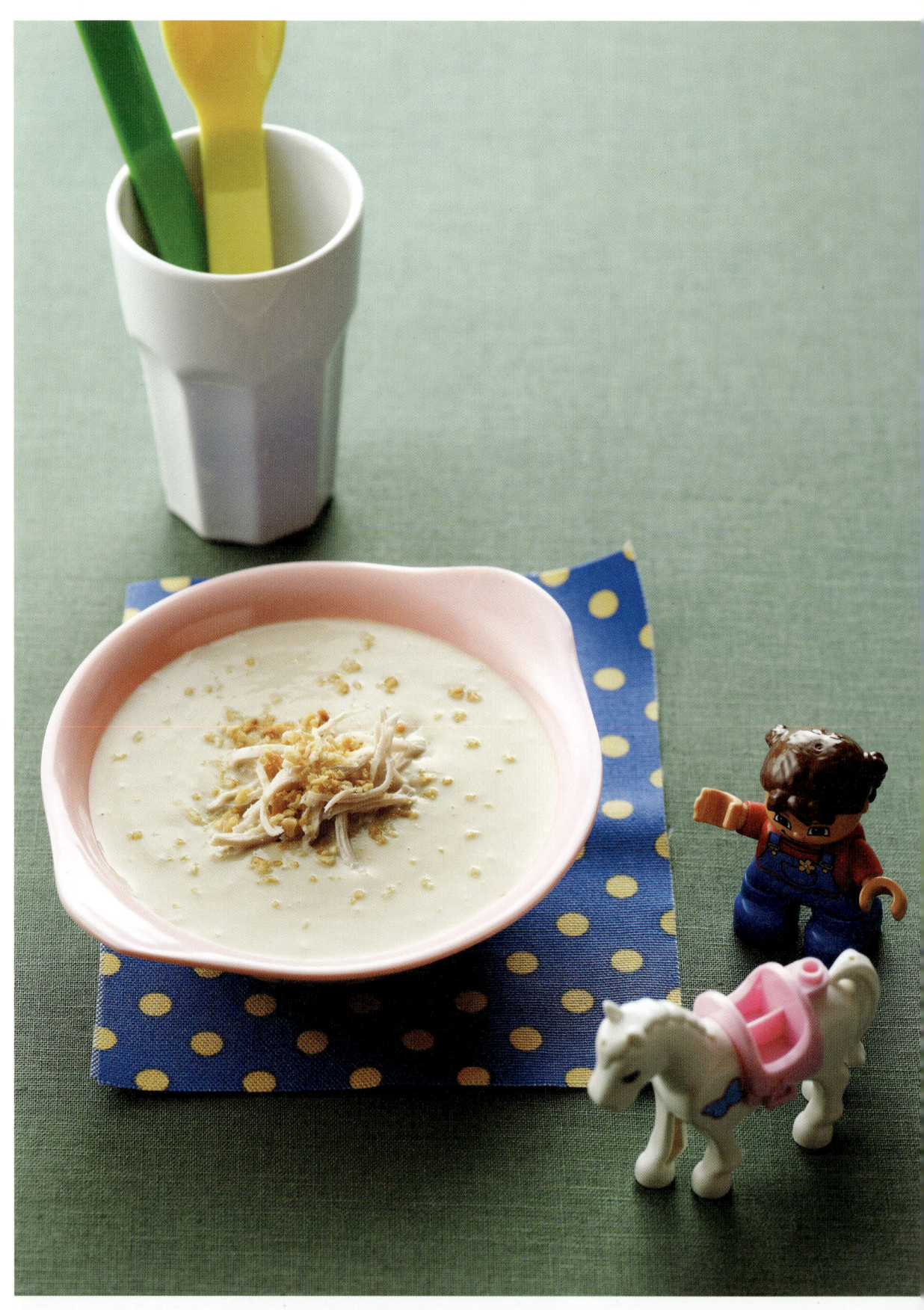

MENU 42 케토 치킨수프

재료	단위	양	우리 아이의 레시피
닭고기	g	17	
양파	g	10	
양송이버섯	g	10	
땅콩	g	7.2	
휘핑크림	g	10	
참기름	g	5	
올리브유	g	27.9	
칼로리	kcal	400	
비율		4:1	

만드는 방법

1 육수 만들기: 닭고기로 육수를 내어 놓는다(닭고기 20g+물 130g).
2 데친 닭고기 15g, 양파(슬라이스), 양송이버섯, 다진 땅콩 6g을 볶다가 참기름, 올리브유, 육수 100g, 소금 0.3g, 후추 0.2g을 넣고 끓인다.
3 ②를 믹서기에 넣고 곱게 갈아낸다.
4 ③을 냄비에 붓고 휘핑크림을 넣어 한소끔 끓여준다.
5 그릇에 담고 닭고기 2g, 땅콩(분태) 1.2g을 고명으로 얹는다.

고소하고 담백한 치킨수프는 간단하게 아침식사용으로 좋다. 병원에서도 아이들의 반응이 아주 좋았던 메뉴이다. 육수를 낼 때 닭고기는 분량보다 더 넉넉히 넣어 충분히 우려내야 한다. 참기름의 고소한 맛이 있어서인지 아이들이 후루룩 잘 먹는다.

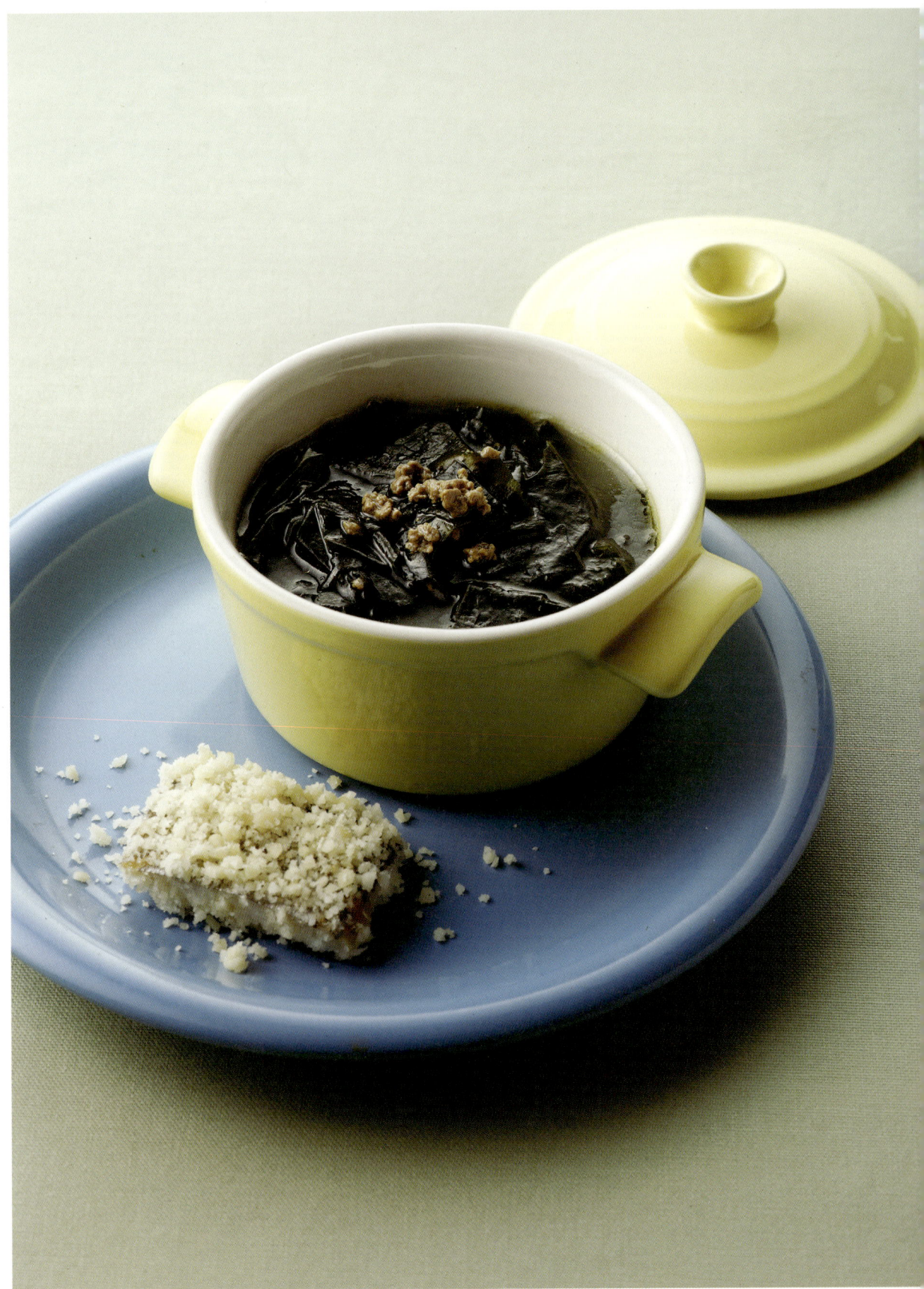

MENU 43 케토 미역국과 갈치구이

재료	단위	양	우리 아이의 레시피
소고기	g	14.7	
마늘	g	1.8	
생미역	g	42	
올리브유	g	25.3	
갈치	g	11	
참기름	g	7.1	
마카다미아	g	6.5	
칼로리	kcal	400	
비율		4:1	

만드는 방법

1 생미역은 물에 불려 물기를 꽉 짜서 정량한다.
2 올리브유, 참기름, 볶은 마늘, 볶은 소고기를 넣고, ①을 넣어 볶는다.
3 ②에 물 150g, 소금 0.5g(기호에 따라)을 넣고 한소끔 끓인다.
4 갈치는 구워서 뼈를 제거한 후 정량하여 그 위에 마카다미아 다진 것을 뿌린다.

우리 아이 생일날! 엄마의 사랑이 가득한 미역국을 만들어보자. 미역에는 요오드 등 여러 가지 무기질 성분과 섬유소가 풍부하다. 1인용 냄비나 뚝배기를 이용해야 기름 손실을 막을 수 있다. 갈치는 구운 후 살을 발라서 정량만큼만 덜어 내어 마카다미아를 뿌려 넣으면 흐뭇한 생일상이 된다.

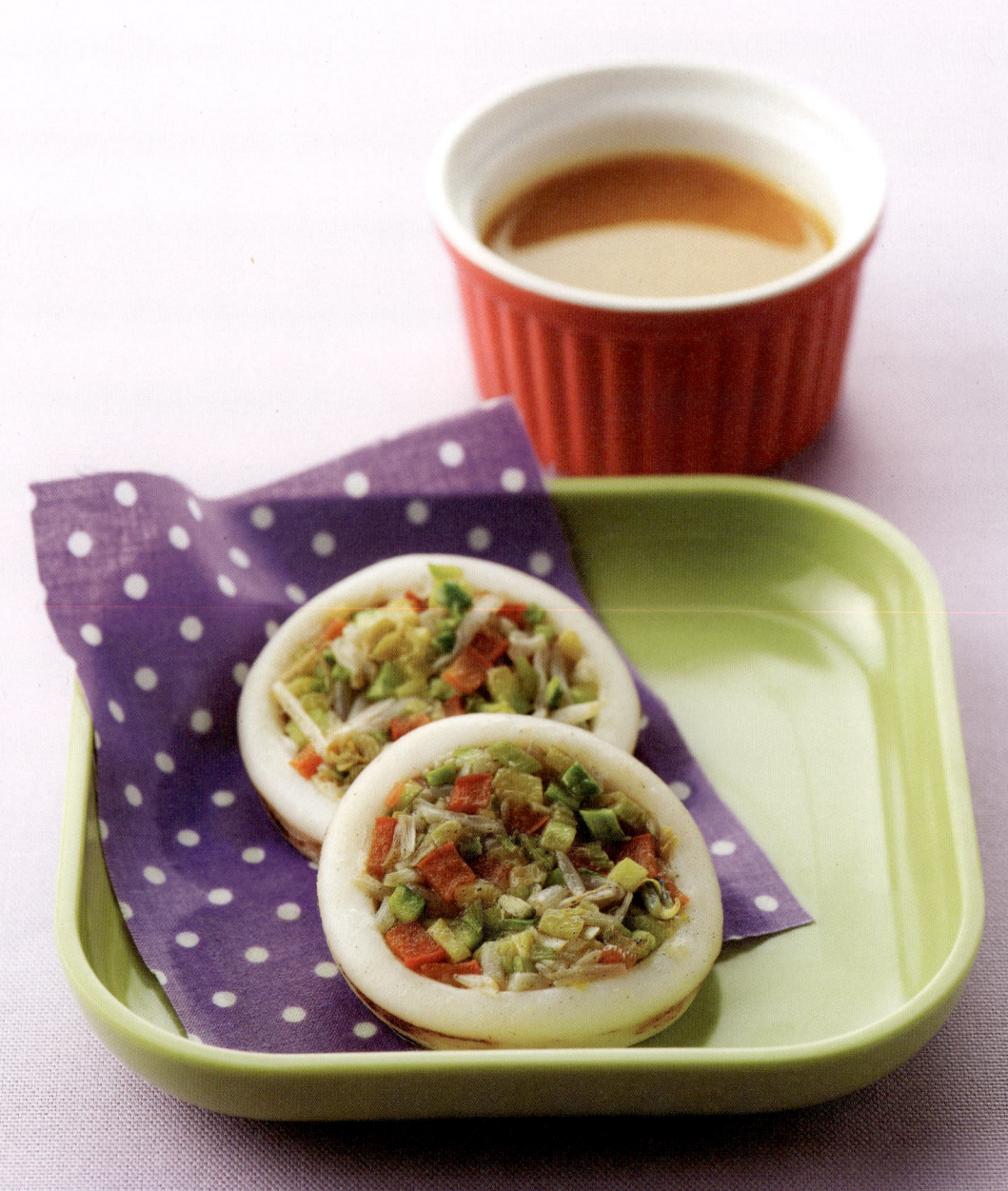

특별한 케톤식

케토 오징어야채링

재료	단위	양	우리 아이의 레시피
오징어	g	22.8	
콩나물	g	10	
미나리	g	3.4	
애호박	g	8	
파프리카(빨강)	g	4	
마늘	g	2.4	
잣	g	8.4	
올리브유	g	29.4	
참기름	g	5	
칼로리	kcal	400	
비율		4:1	

만드는 방법

1 통오징어는 내장을 제거하고 삶아서 준비한다.
2 다진 콩나물, 미나리, 애호박, 파프리카는 각각 볶은 후 정량한다.
3 ②를 오징어 몸통 속을 채운다.
4 소스 만들기: 익힌 마늘, 잣, 올리브유, 참기름, 고춧가루 0.5g, 식초 2g, 소금 0.3g을 믹서기에 갈아낸다.

> 오징어를 다양한 모양으로 먹고 싶을 때 이용해 보자. 오징어 몸통에 다진 야채를 섞어서 꼭꼭 채워 매콤한 소스에 찍어 먹으면 어느새 채소까지 다 먹게 된다. 오징어를 살짝 데쳐야 연해서 아이가 씹기에 좋고 소화도 잘된다. 약간 식은 후에 썰어야만 원이 동그랗게 만들어진다.

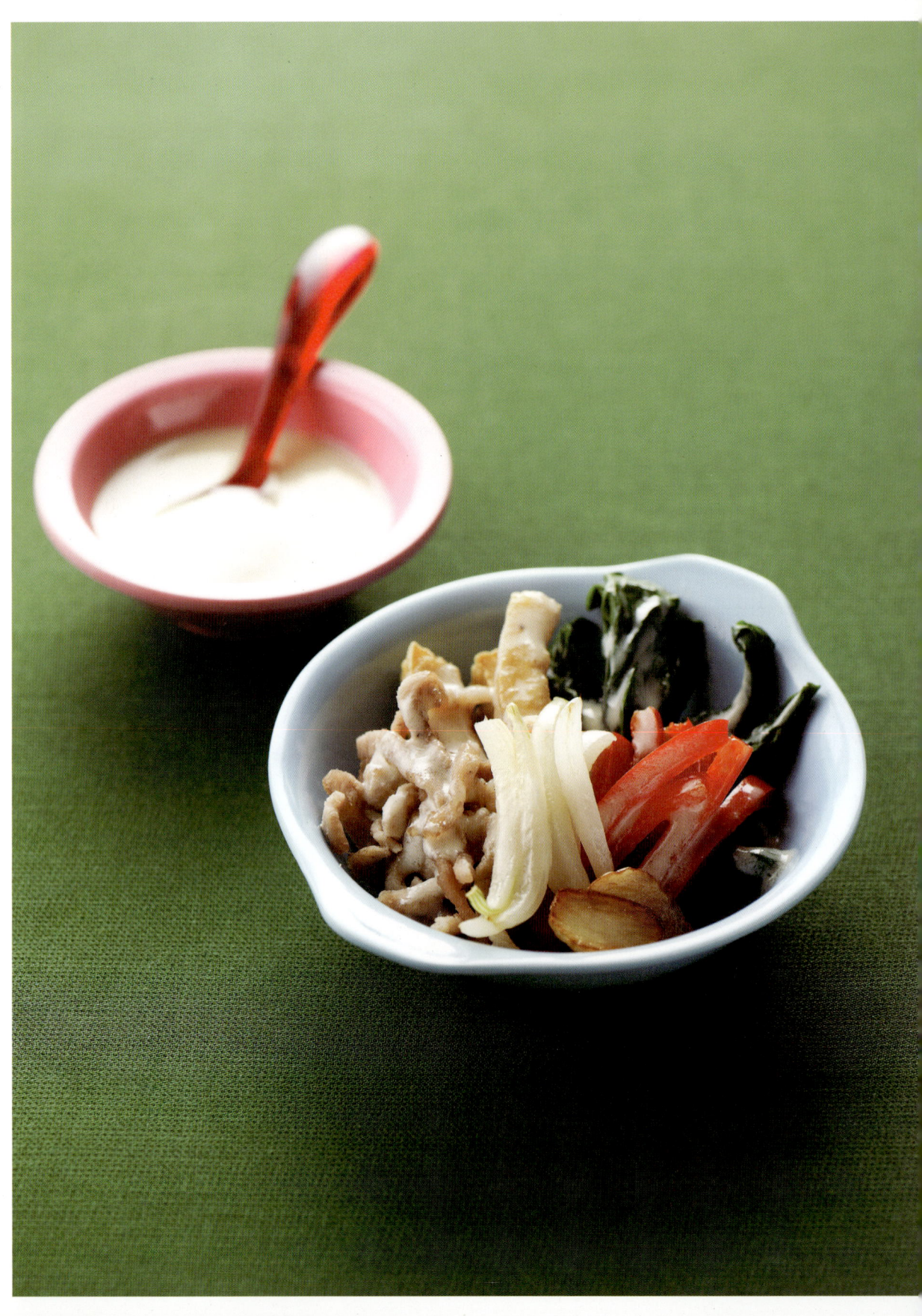

MENU 2 케토 청경채두부잡채

재료	단위	양	우리 아이의 레시피
두부	g	46.3	
돼지고기	g	12.7	
청경채	g	17	
마늘	g	2.9	
양파	g	10.2	
파프리카(빨강)	g	13	
참기름	g	3	
올리브유	g	24.4	
버터	g	8.9	
칼로리	kcal	400	
비율		4:1	

만드는 방법

1. 돼지고기, 양파, 파프리카는 5cm 크기로 채썬 후 볶아서 준비한다.
2. 두부는 1×1×5cm로 채썰어 튀긴 후 26.3g을 정량한다. 소스에 사용되는 두부는 데쳐서 5분간 체반에 밭친 후 20g을 정량한다.
3. 청경채는 데쳐서 그릇에 펼쳐 깔아준 후 그 위에 ①, ②를 섞어 얹는다.
4. 소스 만들기: 두부 20g, 익힌 마늘, 참기름, 올리브유, 버터, 소금 0.3g을 믹서기에 갈아낸다.

아이들이 좋아하는 잡채! 그러나 탄수화물인 당면 때문에 먹일 수 없다면 당면 대신 길쭉한 두부와 돼지고기를 이용해보자. 아주 훌륭한 케톤식 잡채가 된다. 두부를 튀길 때 두부에 물기가 많으면 기름이 튈 위험이 있으므로 최대한 물기를 제거한 후 튀기는 것이 좋다.

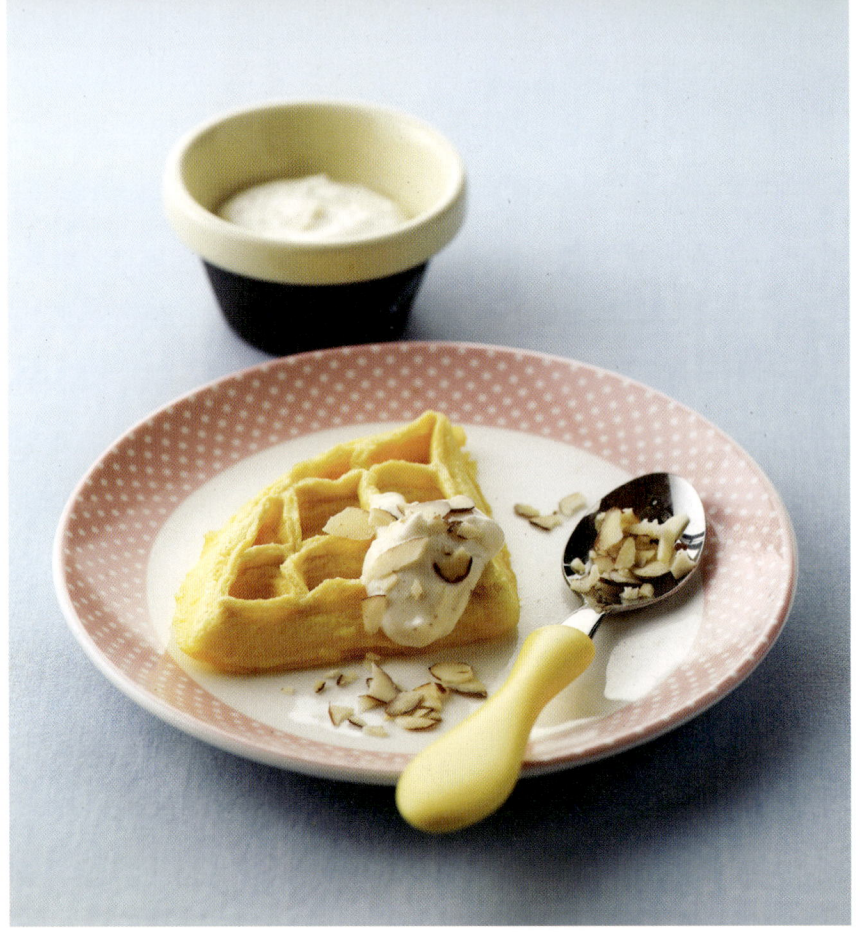

MENU 3 케토 와플

재료	단위	양	우리 아이의 레시피
계란(전란)	g	37.9	
아몬드	g	5.1	
호두	g	4	
버터	g	7	
잣	g	4.5	
올리브유	g	14.3	
휘핑크림	g	20.2	
칼로리	kcal	400	
비율		4:1	

만드는 방법

1 계란을 와플프라이팬에 넣고 부친다.
2 소스 만들기: 아몬드 2.1g, 호두, 버터, 잣, 올리브유, 휘핑크림을 믹서기에 갈아낸다.
3 계란와플을 접시에 담은 후 소스를 얹고 아몬드 3g을 고명으로 뿌린다.

+ 화이트 크리스마스를 기다린다면 휘핑크림을 얹은 와플을! 계란을 이용한 와플에 휘핑크림 소스를 만들어 가득 얹고 남은 아몬드를 뿌려 놓으면, 웬만한 케이크 부럽지 않다. 와플프라이팬에 계란을 부칠 때 약한 불에서 조금씩 부어가며 부쳐야 계란이 넘치지 않는다.

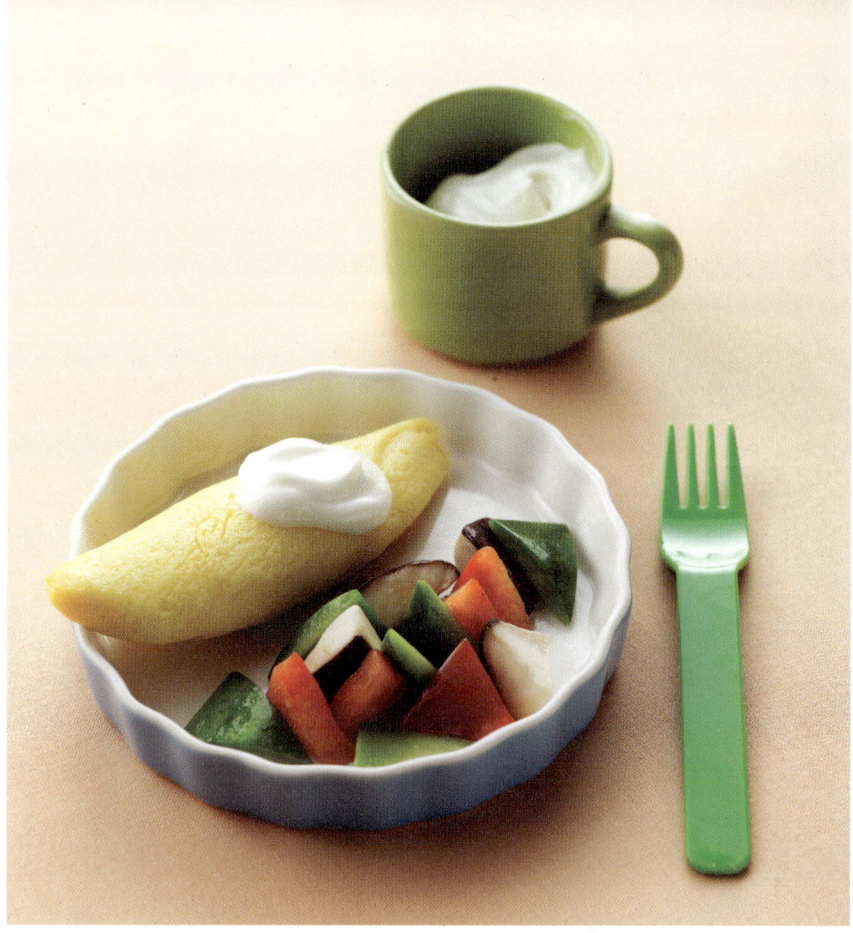

MENU 4 케토 오믈렛

재료	단위	양	우리 아이의 레시피
계란(전란)	g	55.1	
애호박	g	7	
표고버섯	g	7	
양파	g	7.8	
파프리카(빨강)	g	6	
휘핑크림	g	29.5	
올리브유	g	23	
칼로리	kcal	400	
비율		4:1	

만드는 방법

1 계란을 오믈렛 모양으로 만든 후 식혔다가 무게를 재어 밑바닥을 잘라내며 정량한다.
2 애호박, 표고버섯, 양파, 파프리카는 1cm 정도 삼각형으로 썰어 소금간을 살짝 하여 볶는다.
3 소스 만들기: 휘핑크림, 올리브유, 소금 0.2g을 넣고 믹서기에 갈아낸다.

➕ 오늘은 서양식으로 아침식사를 준비해보자. 계란과 야채를 분리하여 예쁘게 담고 휘핑크림으로 만든 소스의 풍부한 맛으로 색다른 오믈렛을 만든다. 계란은 식힌 후 무게를 잰다.

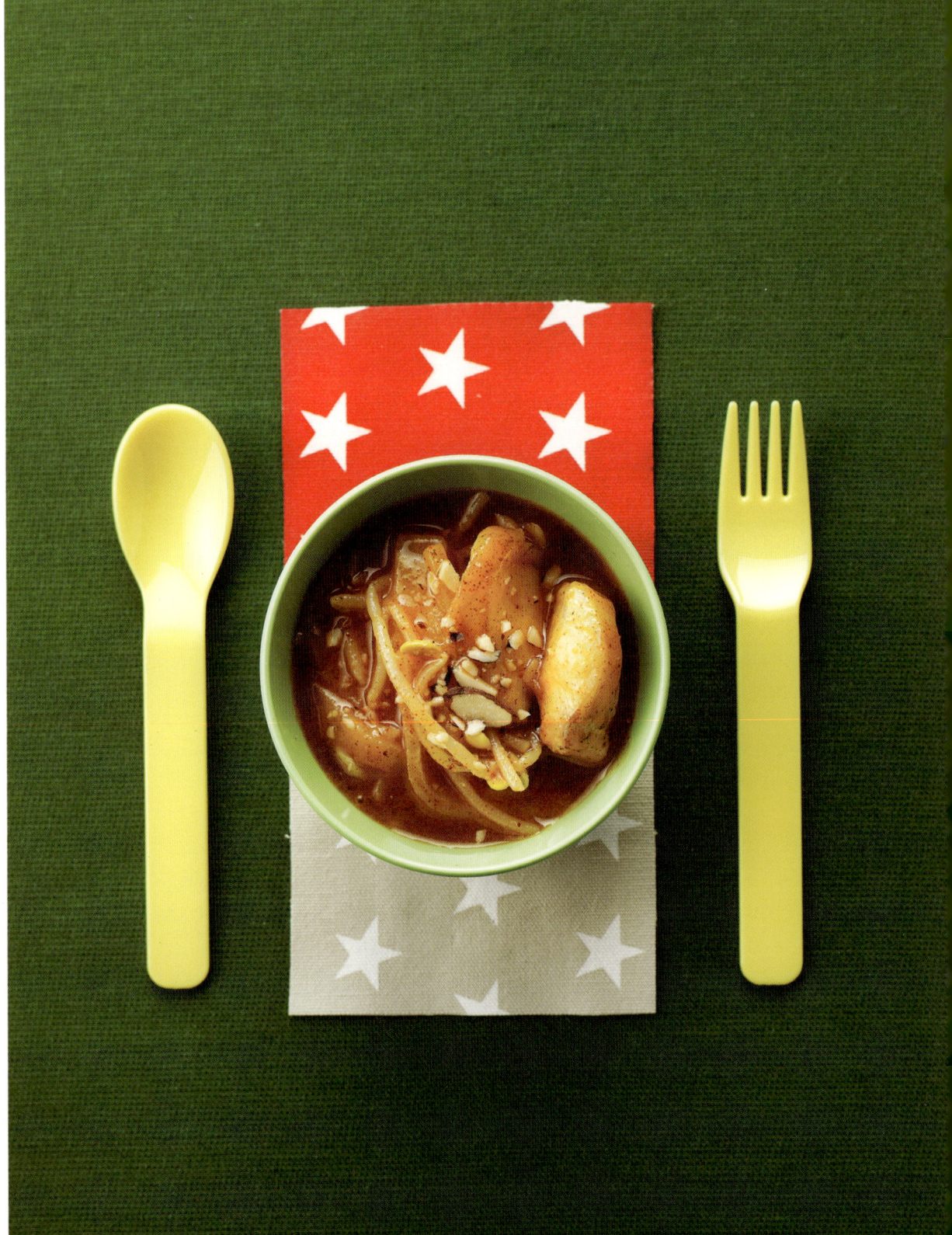

 ## 케토 동태콩나물찜

재료	단위	양	우리 아이의 레시피
동태	g	26.3	
콩나물	g	15.4	
무	g	11.6	
마늘	g	2.5	
아몬드	g	7.3	
올리브유	g	28.3	
참기름	g	7.4	
칼로리	kcal	400	
비율		4:1	

만드는 방법

1. 동태는 살만 포를 뜨고 소금, 후추로 밑간하여 175℃ 오븐에서 15분간 쪄낸다.
2. 콩나물, 채썬 무를 데쳐서 준비한다.
3. 익힌 마늘, 고운 고춧가루 0.5g을 충분한 기름에 볶아낸다.
4. 소스 만들기: ③의 재료, 아몬드(슬라이스) 5.3g, 올리브유, 참기름, 소금 0.3g을 믹서기에 갈아낸다.
5. 콩나물과 무를 잘 섞어 그릇에 깔고, 그 위에 동태포를 얹고 소스를 부은 후 아몬드(슬라이스) 2g을 고명으로 얹는다.

얼큰한 맛을 좋아하는 아이들이 좋아하는 메뉴이다. 동태는 동태포를 이용하거나 살만 발라내어 정량한다. 콩나물이 부피감이 있어 포만감을 느끼고, 마늘과 고춧가루 양념으로 개운한 맛을 느낄 수 있다. 아삭한 콩나물의 식감을 살리기 위해 찬물에서 뚜껑을 덮고 3분 정도 끓인다.

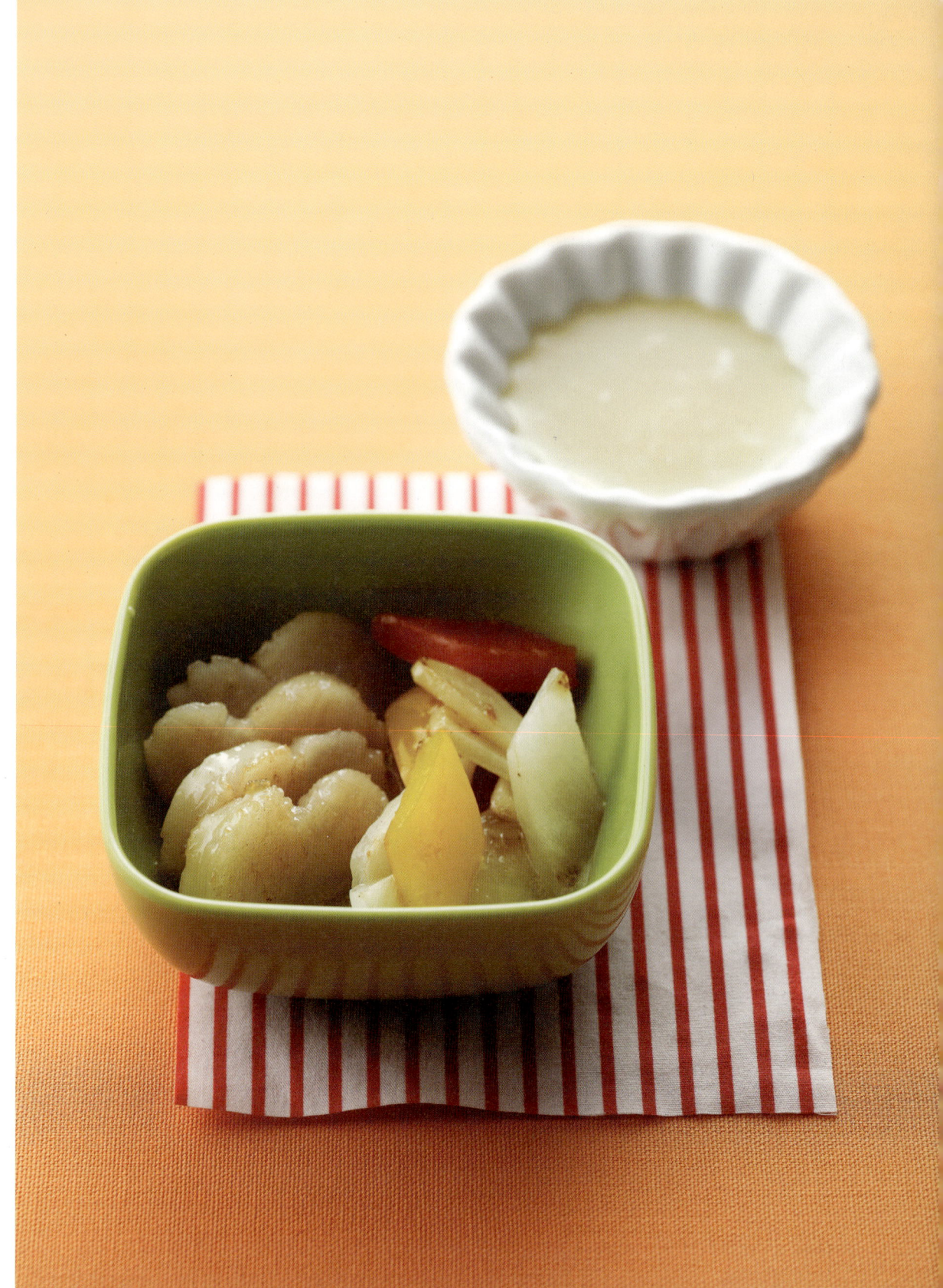

MENU 6 케토 가리비볶음

재료	단위	양	우리 아이의 레시피
가리비	g	29.1	
파프리카(노랑)	g	5	
파프리카(빨강)	g	5	
마늘	g	3	
양파	g	7.8	
마요네즈	g	7	
참기름	g	7	
카놀라유	g	27.2	
칼로리	kcal	400	
비율		4:1	

만드는 방법

1 가리비는 칼집을 내어 데쳐서 준비한다.
2 파프리카(노랑, 빨강), 양파를 1×1cm 마름모 모양으로 썰어 준비한다.
3 마늘은 편으로 썰어 굽는다.
4 소스 만들기: 마요네즈, 참기름, 카놀라유를 믹서기에 갈아낸다.
5 프라이팬에 ①을 넣고 불내를 내어 볶다가 ②를 붓고, ③, ④를 넣고 살짝 볶는다.

> 케톤식이 다양하지 못하다는 편견은 버리시라! 이번에는 부드럽고 쫄깃한 식감을 주는 가리비를 이용해보자. 조리 후의 무게로 정량하는 것을 기억하자. 불내를 낼 때는 센 불에 기름을 많이 넣고 프라이팬에 불이 올라오도록 볶는다.

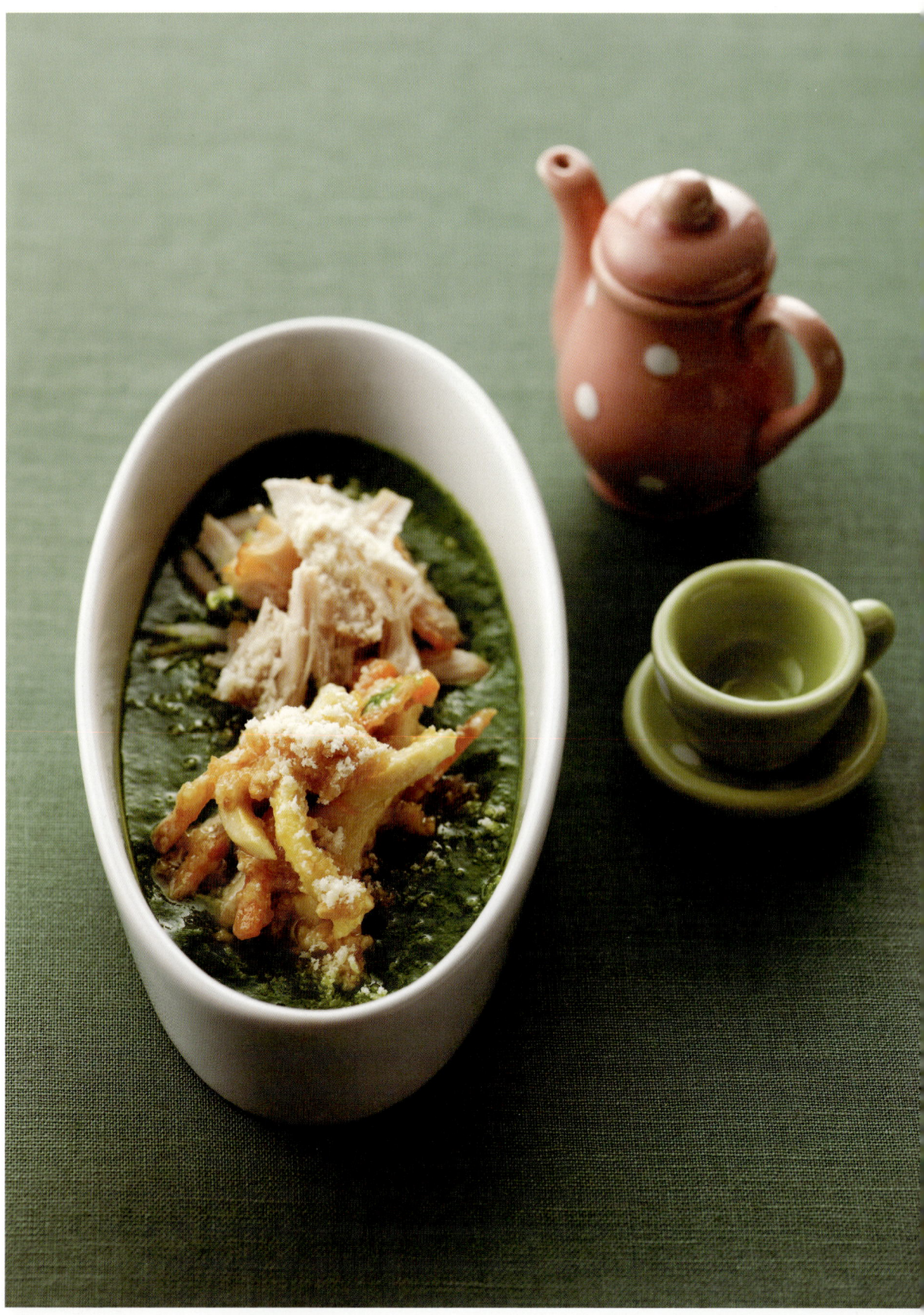

MENU 7 케토 닭고기시금치페이스트

재료	단위	양	우리 아이의 레시피
닭고기	g	17.1	
파마산치즈	g	2	
시금치	g	10.2	
마늘	g	1	
당근	g	4.1	
새송이버섯	g	5	
땅콩	g	4.2	
마요네즈	g	5.9	
올리브유	g	32.6	
칼로리	kcal	400	
비율		4:1	

만드는 방법

1 시금치페이스트 만들기: 시금치는 살짝 데쳐서 물기를 뺀 후 볶고, 올리브유 27.6g, 볶은 마늘, 소금, 후추를 넣고 믹서기에 갈아낸다.
2 땅콩은 다진 후 마요네즈, 올리브유 5g을 넣고 섞어준다.
3 닭고기는 구워서 잘게 찢어서 ①에 버무려 그릇에 담는다.
4 그 위에 당근, 새송이버섯을 채썰어 볶아서 ②와 버무려서 올린다.
5 위에 파마산치즈를 뿌린다.

+ 뽀빠이가 시금치를 먹고 힘을 내듯이, 아이들도 시금치를 먹고 힘을 내보자. 시금치페이스트로 만들면 시금치 향도 줄이고 치즈를 뿌려 고소하다. 데친 시금치를 계량할 때는 물기를 꽉 짠 후의 무게로 측정한다.

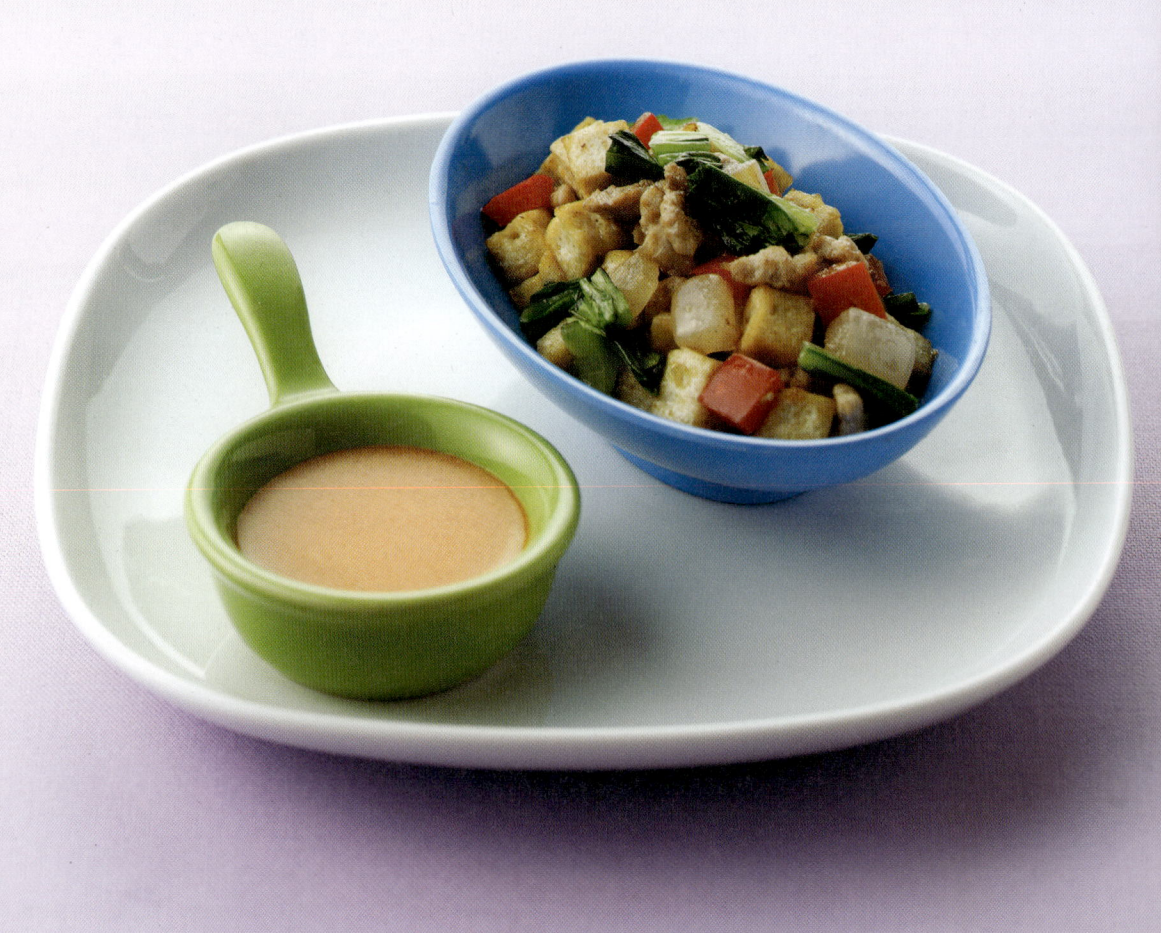

MENU 8 케토 마파두부와 청경채

재료	단위	양	우리 아이의 레시피
두부	g	46.3	
돼지고기	g	12.7	
청경채	g	17	
참기름	g	3	
양파	g	10.2	
파프리카(빨강)	g	13	
마늘	g	2.9	
올리브유	g	24.4	
버터	g	8.9	
칼로리	kcal	400	
비율		4:1	

만드는 방법

1. 돼지고기는 다지고, 양파, 파프리카 6g은 1×1cm로 썬다.
2. 두부는 1.5×1.5cm로 썬 후 튀긴다.
3. 데친 청경채는 1.5cm 크기로 썰어서 살짝 볶는다.
4. 돼지고기 다진 것을 넣고 볶다가 볶은 마늘 1g, 참기름을 넣는다. 고기가 익으면 볶은 양파, 볶은 파프리카, 튀긴 두부를 넣고, 물을 5큰술 넣어 살짝 조린 후 그릇에 담아 뜨거울 때 버터를 넣어 녹인다.
5. 소스 만들기: 올리브유, 마늘 1.9g, 파프리카 7g, 소금 0.1g, 후추 0.1g을 믹서기에 갈아낸다.
6. 청경채를 두부 옆에 담고 소스를 뿌린다.

오늘은 중국요리로 유명한 마파두부를 만들어보자. 중국요리 자체가 튀기고 볶는 요리가 많아 자연스럽게 기름 섭취가 많아져서 좋다. 가끔 얼큰하게 매운 것을 먹고 싶어 할 때는 소스에 고춧가루를 소량 첨가하면 된다.

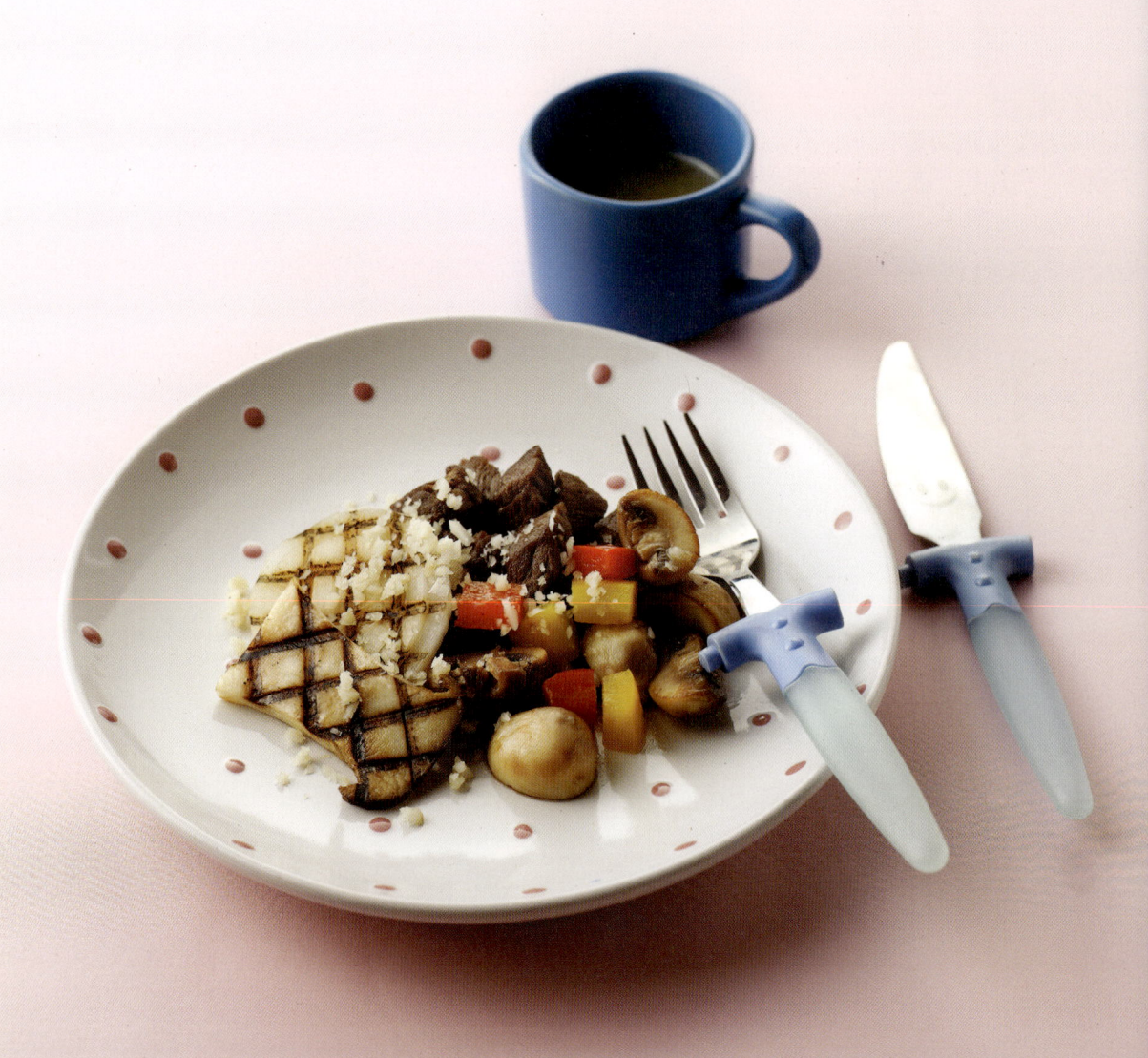

MENU 9 케토 찹스테이크

재료	단위	양	우리 아이의 레시피
소고기	g	24.2	
양송이버섯	g	11.8	
양파	g	11.3	
파프리카(노랑)	g	4	
파프리카(빨강)	g	4	
마카다미아	g	12.2	
참기름	g	11	
올리브유	g	16.8	
칼로리	kcal	400	
비율		4:1	

만드는 방법

1 소고기는 볶은 후 참기름 5g을 넣고 버무린다.
2 양송이버섯은 볶는다.
3 양파는 통으로 썰어 팬에 익힌 후 정량한다.
4 파프리카(노랑, 빨강)는 1.5×1.5cm로 썰어 볶는다.
5 소스 만들기: 마카다미아 10.2g, 참기름 6g, 올리브유, 소금 0.3g을 믹서기에 갈아낸다.
6 마카다미아 2g은 슬라이스하여 고명으로 얹는다.

오늘은 양식 먹는 날! 스테이크용 소고기를 이용하여 먹기 좋은 크기로 썰어 준비하고, 버섯, 양파, 파프리카에 쇠꼬치나 젓가락을 달구어 누르면 그릴 모양이 생겨 스테이크 느낌이 난다. 큰 접시에 예쁘게 담아내면 멋진 양식 한 접시 완성!

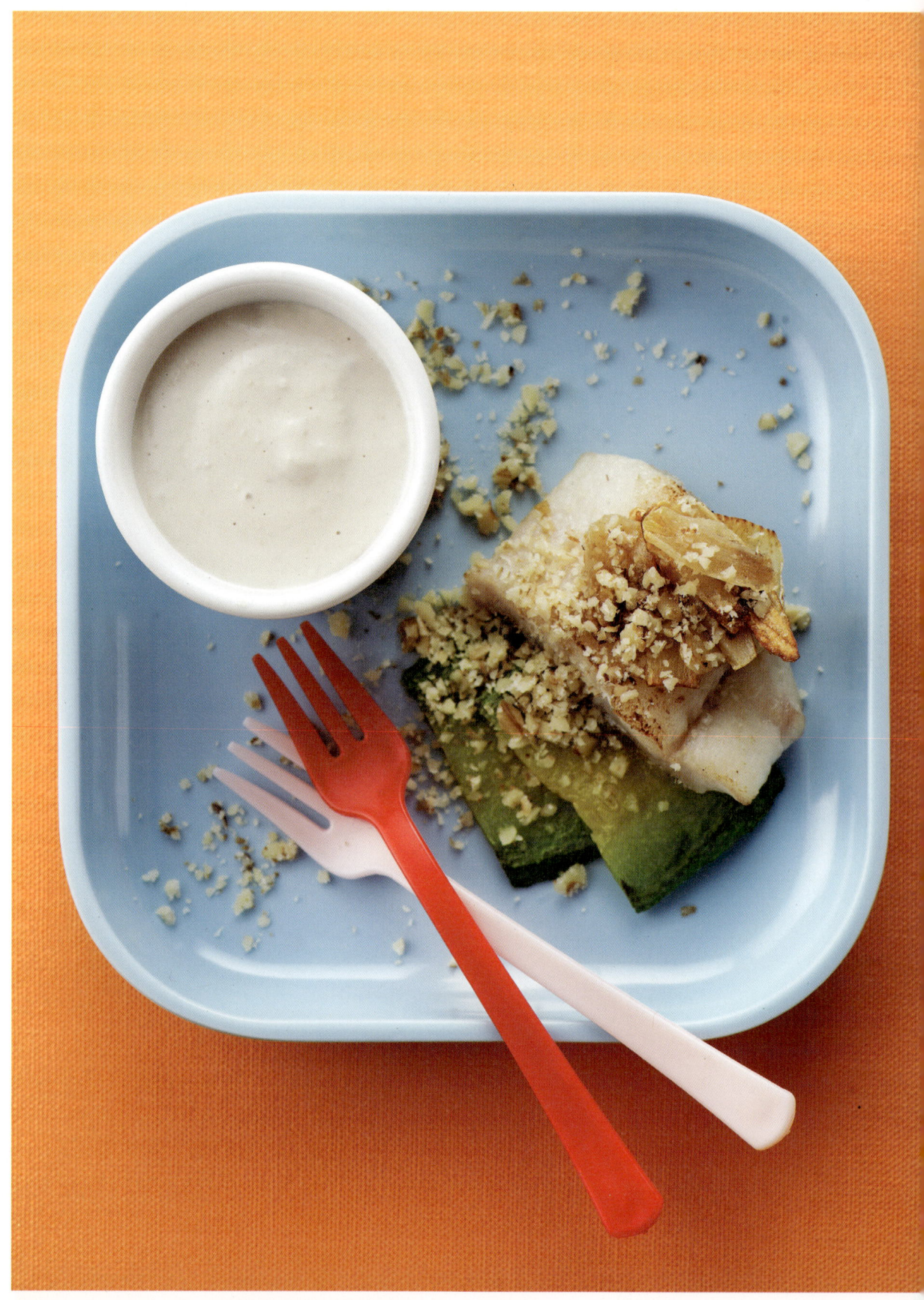

MENU 10 케토 가자미스테이크

재료	단위	양	우리 아이의 레시피
가자미	g	17.2	
애호박	g	12.2	
마늘	g	1.5	
두유	g	22.1	
호두	g	10	
올리브유	g	26.8	
참기름	g	5.2	
칼로리	kcal	400	
비율		4:1	

만드는 방법

1 가자미는 살만 포를 떠서 소금, 후추로 밑간하여 팬에 구워 준비한다.
2 애호박은 슬라이스하여 팬에 구워 준비한다.
3 마늘은 얇게 슬라이스하여 기름에 튀겨서 준비한다.
4 호두 2g을 잘게 다진다.
5 소스 만들기: 두유, 호두 8g, 올리브유, 참기름, 소금 0.3g을 믹서기에 갈아낸다.
6 접시에 호박을 깔고 그 위에 가자미를 올린 후 ③을 고명으로 뿌린다.

> 담백한 흰살 생선인 가자미를 이용하여 스테이크를 만들어보자. 마늘의 알리신 성분 때문에 매운맛이 느껴지는데, 올리브유와 함께 굽거나 튀기면 매운맛을 줄일 수 있다. 너무 오래 튀겨서 색이 검게 변하지 않도록 주의한다.

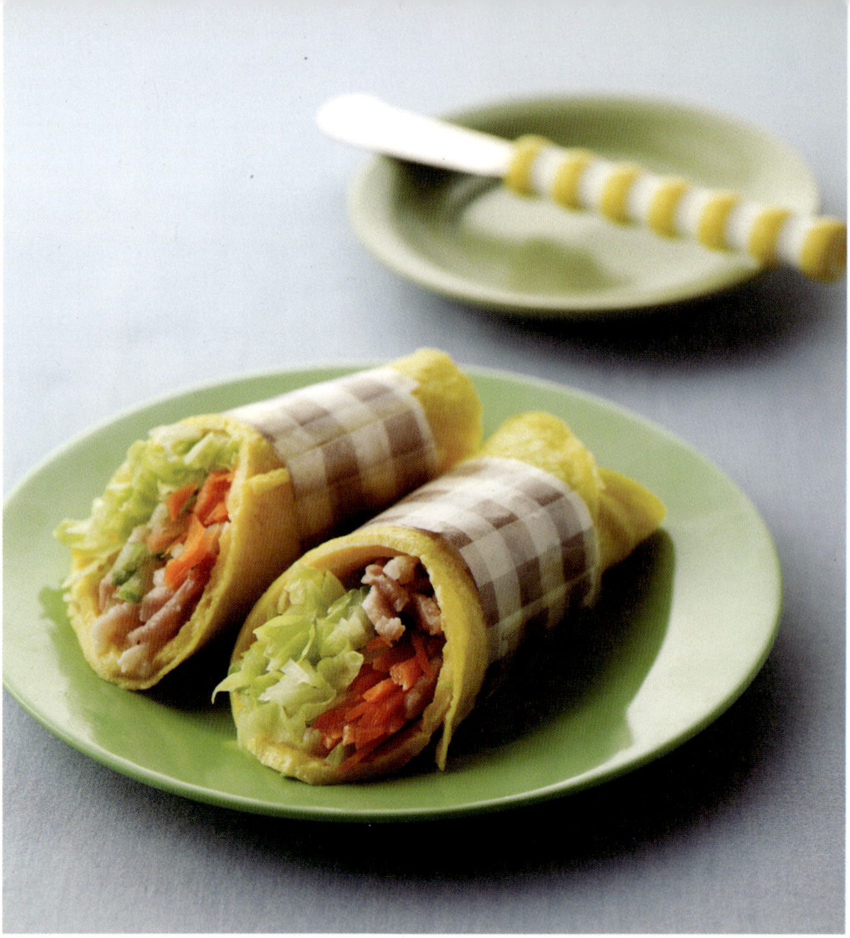

MENU 11 케토 케밥

재료	단위	양	우리 아이의 레시피
계란(전란)	g	38.7	
베이컨	g	10.5	
양상추	g	12.1	
당근	g	4.3	
오이	g	8	
마요네즈	g	11.5	
호두	g	3.6	
올리브유	g	21.6	
칼로리	kcal	400	
비율		4:1	

만드는 방법

1 계란흰자와 노른자를 섞은 후 토르티야 형태로 프라이팬에 구워 정량한다.
2 양상추, 당근, 오이는 채썰기 한다.
3 마요네즈, 호두, 올리브유는 믹서기에 곱게 간다.
4 토르티야 형태의 계란에 ③을 펴서 바른 후, 채친 야채들과 구운 베이컨을 넣고 케밥 형태로 말아준다.

 밀가루로 만든 토르티야 대신 얇게 펴서 만든 계란 부침 사이에 고기와 야채를 넣어 먹는 케밥처럼 싸서 먹는다. 케밥 형태로 말 때 야채 사이에 공간이 없게끔 눌러가며 말아주면 커팅을 했을 때 흐트러지지 않는다.

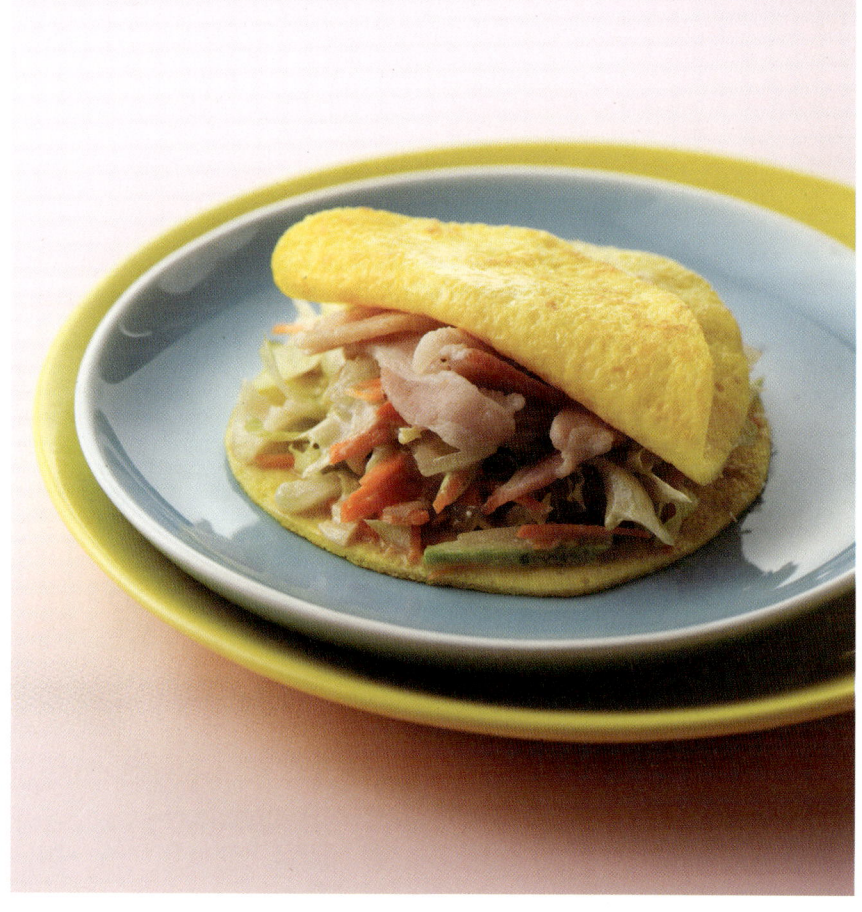

MENU 12 케토 버거

재료	단위	양	우리 아이의 레시피
계란(전란)	g	38.7	
베이컨	g	10.5	
양상추	g	12.1	
당근	g	4.3	
오이	g	8	
마요네즈	g	11.5	
호두	g	3.6	
올리브유	g	21.6	
칼로리	kcal	400	
비율		4:1	

만드는 방법

1. 계란은 흰자와 노른자를 섞은 후 동그랗게 두 장을 부쳐서 정량한다.
2. 양상추, 당근, 오이는 채썰기 한다.
3. 호두는 갈아서 마요네즈, 올리브유와 섞은 후 채썬 야채들을 버무린다.
4. 계란 사이에 야채, 소스, 구운 베이컨을 넣어 햄버거 형태로 만든다.

➕ 가끔 햄버거를 먹고 싶어 할 때 짜잔~! 계란을 이용하여 햄버거 모양을 만들어보자. 아삭한 야채 맛과 호두를 갈아서 만든 마요네즈 소스, 구운 베이컨으로 만든 케토 버거를 한 입에 쏘옥 먹는 모습을 보면 엄마의 기분도 업! 케토 버거에 종이로 띠를 둘러 모양을 잡아주면 보기에도 좋다.

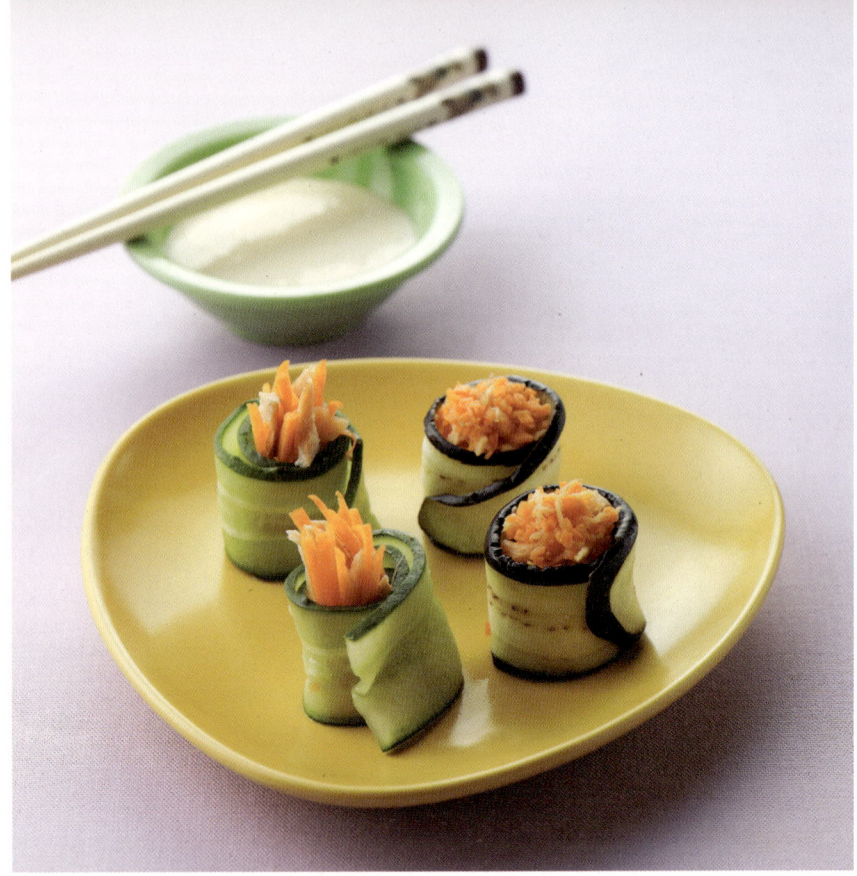

MENU 13 케토 연어롤

재료	단위	양	우리 아이의 레시피
연어	g	13	
치즈	g	16.2	
가지	g	16.9	
오이	g	10	
당근	g	7.9	
우유	g	20	
올리브유	g	35.2	
칼로리	kcal	400	
비율		4:1	

만드는 방법

1 연어는 구워서 채썰기 한다.
2 당근은 다져서 3g을 정량하고, 나머지는 채썰고 볶아 4.9g을 정량한다.
3 가지, 오이를 얇게 민다. 이때 가지는 살짝 데쳐준다.
4 채썬 당근과 연어는 오이에 넣고 말아준다.
5 다진 당근과 연어는 가지에 넣고 말아준다.
5 소스 만들기: 치즈, 우유, 올리브유를 함께 믹서기에 갈아낸다.

+ 아이의 두뇌와 면역력을 좋게 하는 오메가3 지방산이 풍부한 연어와 상큼한 오이를 가지에 말아 만든 연어롤을 소스에 꼭꼭 찍어 먹어 보자. 당근과 오이의 상큼한 맛으로 의외로 잘 먹는다. 가지와 오이를 얇게 밀 때에는 감자용 칼을 이용한다.

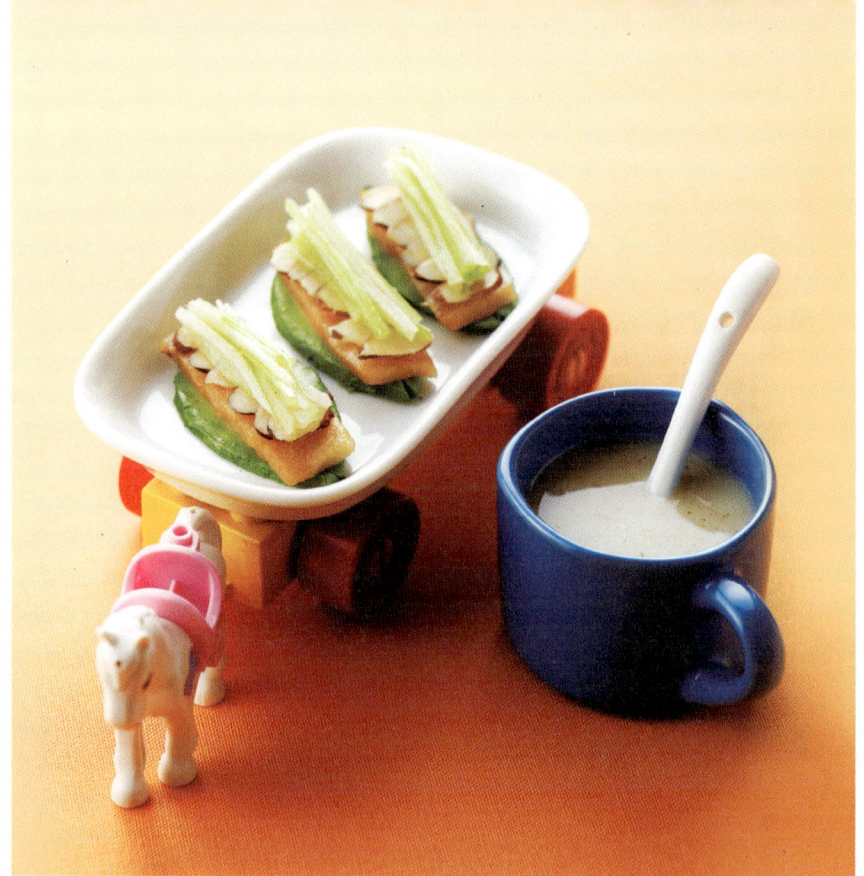

케토 연어와 아보카도

재료	단위	양	우리 아이의 레시피
훈제연어	g	19.2	
아보카도	g	8.3	
셀러리	g	10	
아몬드	g	6.7	
마요네즈	g	4.7	
휘핑크림	g	20	
참기름	g	5	
올리브유	g	17.3	
칼로리	kcal	400	
비율		4:1	

만드는 방법

1 아보카도를 슬라이스하여 7g(6조각)을 깔고, 훈제연어를 그 위에 얹는다. 아몬드(슬라이스) 2.7g을 볶아서 얹고, 셀러리는 채썰고 볶은 후 얹는다.

2 소스 만들기: 아보카도 1.3g, 아몬드 4g, 마요네즈, 휘핑크림, 참기름, 올리브유, 물 5g, 소금 0.2g을 믹서기에 갈아낸다.

 지방 함량이 높은 아보카도와 연어의 조화로 색다른 맛에 도전한다. 연어는 훈제연어로 준비한다. 아보카도는 맛도 좋고, 소스에 아보카도를 넣으면 크림 질감을 즐길 수 있다.

잘 익은 아보카도 고르는 법
색이 검은색에 가깝고, 만져봤을 때 살짝 말랑한 정도가 좋다. 잘 안 익은 아보카도의 경우 쌀포대 안에 넣어두면 빨리 익힐 수 있다.

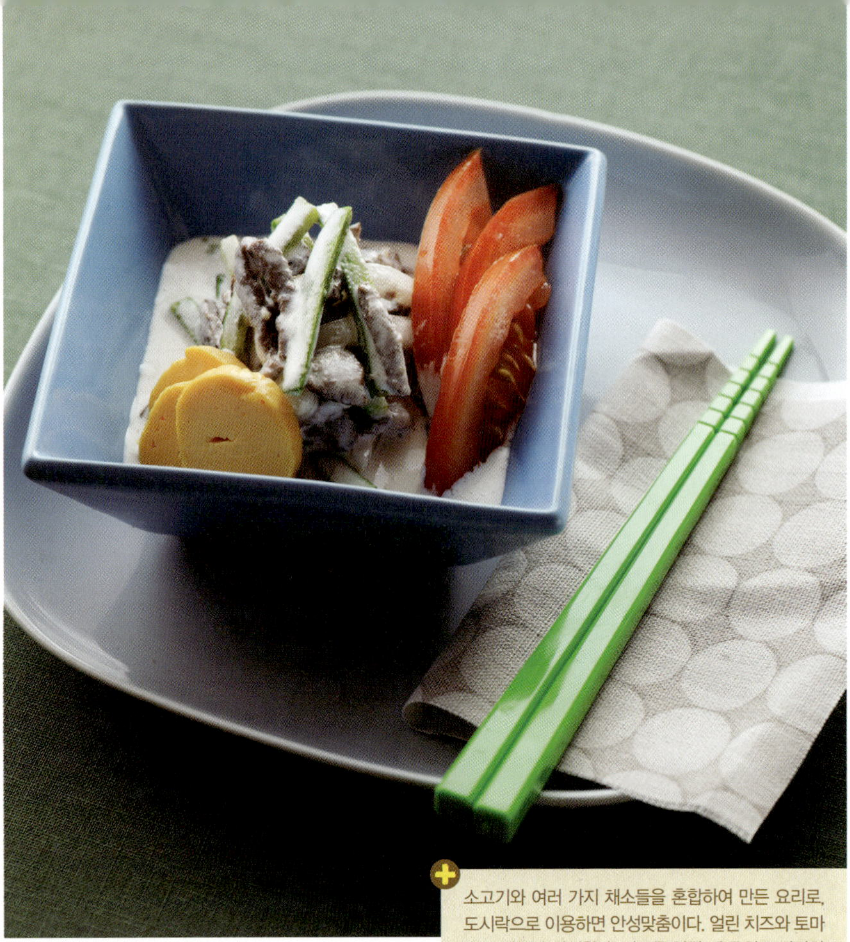

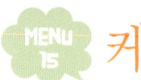 케토 믹스

+ 소고기와 여러 가지 채소들을 혼합하여 만든 요리로, 도시락으로 이용하면 안성맞춤이다. 얼린 치즈와 토마토로 예쁘게 장식한다. 치즈를 얼릴 때 호일로 단단하게 싸면 모양이 잡힌다.

웨지 모양으로 썰기
반으로 자른 후 엎어 놓고 90도로 자르고, 그 상태에서 다시 45도로 양쪽을 잘라준다.

재료	단위	양	우리 아이의 레시피
소고기	g	18.4	
치즈	g	7	
애호박	g	11	
토마토	g	15.3	
양파	g	4	
양송이버섯	g	4.1	
마카다미아	g	8.4	
올리브유	g	27	
케토니아	g	20	
칼로리	kcal	400	
비율		4:1	

만드는 방법

1. 애호박, 양파는 1×5cm로 잘라 190℃ 오븐에서 6분 정도 구워 색깔을 낸다.
2. 소고기는 볶고, 양송이버섯은 슬라이스하여 볶는다.
3. 토마토는 웨지 모양으로 준비한다.
4. 치즈는 돌돌 말아 그대로 얼린 후 슬라이스하여 준비한다.
5. 마카다미아, 올리브유, 케토니아, 소금 0.2g을 믹서기에 섞은 후 ①, ②를 함께 섞는다.
6. 그릇에 ⑤을 담고 토마토와 치즈를 그 위에 보기 좋게 올린다.

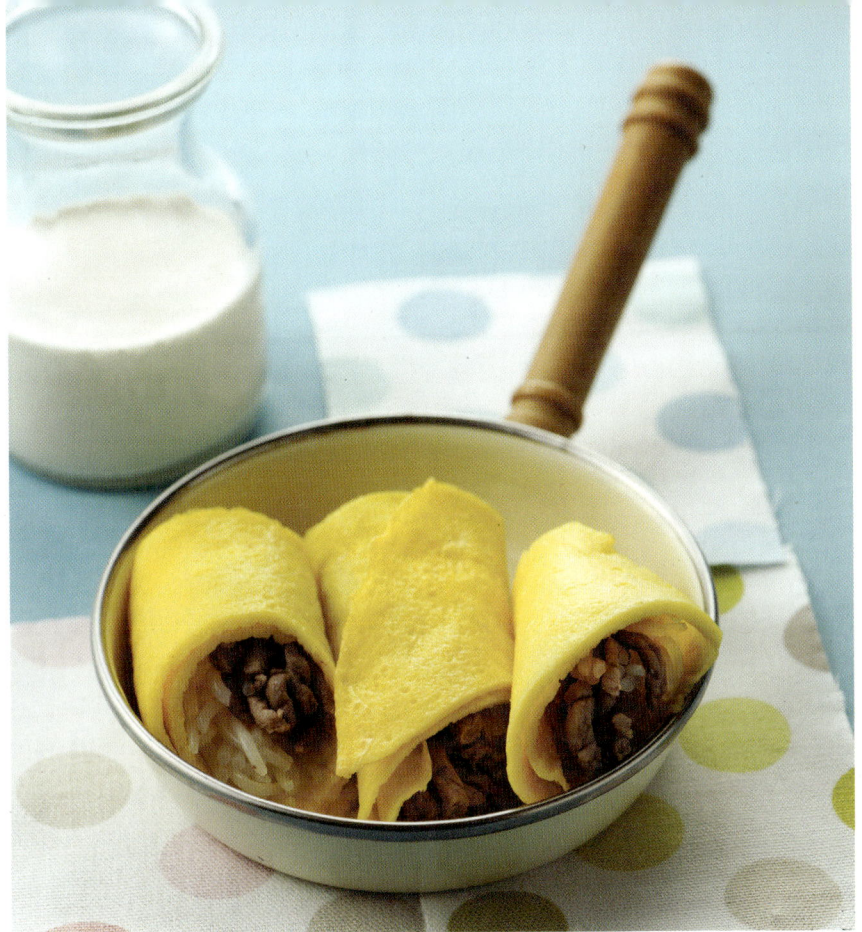

MENU 16 케토 실곤약순대

재료	단위	양	우리 아이의 레시피
실곤약	g	30	
계란(전란)	g	15	
소고기	g	15.1	
마카다미아	g	7.3	
두유	g	29.7	
참기름	g	11.1	
카놀라유	g	18.9	
칼로리	kcal	400	
비율		4:1	

만드는 방법

1. 실곤약은 데쳐서 팬에 기름을 두르고 살짝 볶는다.
2. 계란은 지단으로 부친다.
3. 소고기는 채썰어 소금, 후추로 간하여 볶는다.
4. 지단을 깔고 ①, ③을 고르게 얹어 돌돌 말아 어슷썰기로 자른다.
5. 소스 만들기: 마카다미아, 두유, 참기름, 카놀라유를 믹서기에 갈아낸다.

➕ 이번에는 실곤약을 이용하여 순대를 만들어보자. 계란과 소고기까지 동원되니, 다른 순대보다 영양 만점 순대가 된다. 순대처럼 말아서 이쑤시개로 고정하여 어슷썰기 한다.

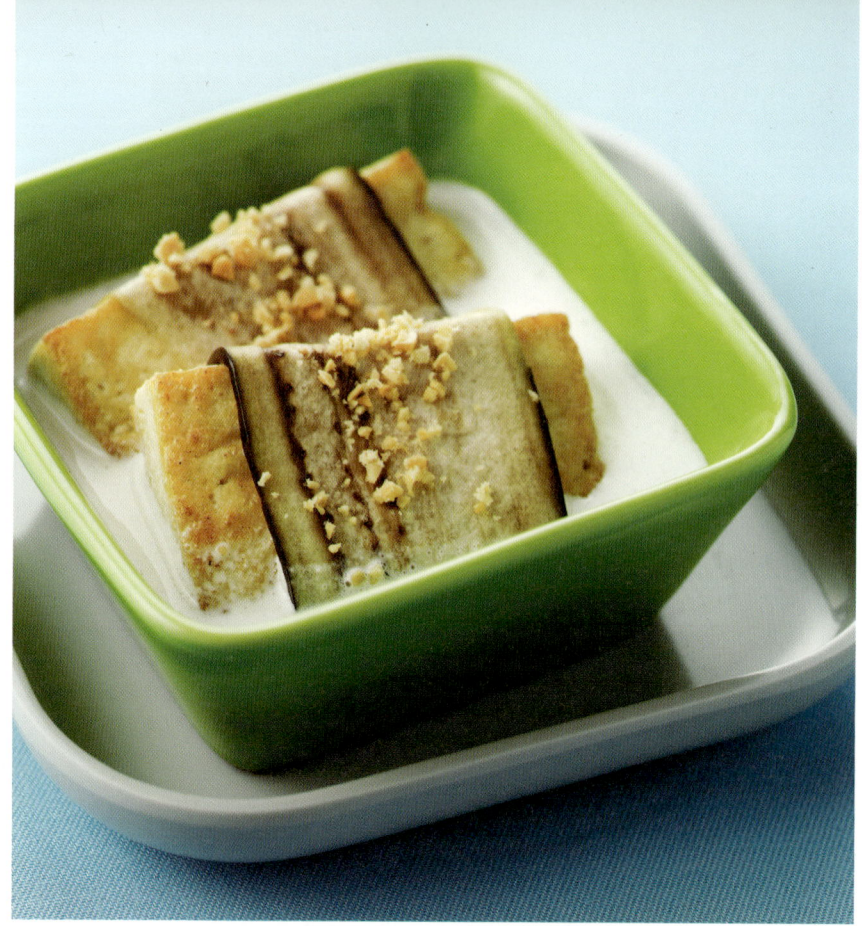

MENU 17 케토 두부가지수프

재료	단위	양	우리 아이의 레시피
두부	g	44.7	
가지	g	14.8	
땅콩	g	7.7	
케토니아	g	50	
올리브유	g	27.2	
칼로리	kcal	400	
비율		4:1	

만드는 방법

1 두부는 기름에 부쳐서 준비한다.
2 가지는 슬라이스하여 소금물에 데친다.
3 준비한 두부의 겉을 가지로 감싸준다.
4 소스 만들기: 땅콩 6.7g, 케토니아, 올리브유, 소금 0.3g을 믹서기에 갈아낸다.
5 그릇에 ③을 담아 소스를 그릇에 붓고 땅콩 1g을 곱게 다져서 고명으로 뿌린다.

➕ 두부를 품은 가지가 케토니아에 빠졌다. 가지를 길게 슬라이스하여 두부를 감싸준다. 수저에 두부와 가지를 얹고, 땅콩의 고소한 맛과 어우러진 케토니아 소스 국물에 담아 먹으면 쉽게 먹을 수 있다.

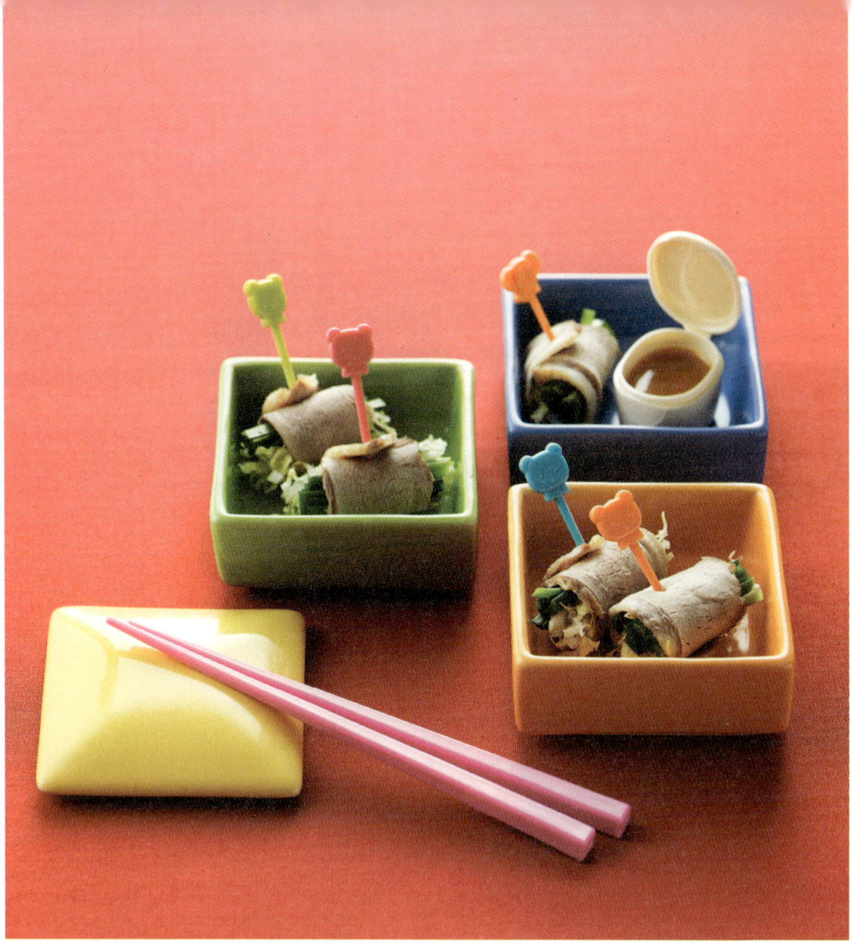

MENU 18 케토 구운오리꼬치

재료	단위	양	우리 아이의 레시피
오리고기	g	26.6	
양배추	g	12.1	
부추	g	12	
아몬드	g	12.3	
올리브유	g	27.6	
칼로리	kcal	400	
비율		4:1	

좀 더 다양한 고기를 먹이고 싶을 때, 육류 중 불포화지방산 함량이 높은 오리고기를 이용한 요리를 만들어보자. 부추 향이 어우러져 한 그릇 뚝딱 먹으면 보양식을 먹인 것 같아 엄마까지 든든해진다. 오리고기는 가슴살을 이용하고, 고춧가루 양을 조절하면 소스의 매운 맛을 조절할 수 있다.

만드는 방법

1. 오리고기에 소금, 후추로 밑간하여 170℃ 오븐에서 15~18분간 구운 후 얇게 편썬다.
2. 양배추는 곱게 채썰어 준비하고 부추는 4cm 크기로 잘라 준비하여 섞어준다.
3. 소스 만들기: 아몬드 10g, 올리브유, 식초 2g, 소금 0.3g, 고춧가루 0.5g을 믹서기에 갈아낸다.
4. 양배추와 부추 썬 것에 올리브유 일부를 넣고 무친다.
5. 오리고기 편썬 것에 ④를 넣고 말아서 꼬치에 하나씩 껴서 꼬치로 만든다.
6. 아몬드 2.3g은 뿌린다.

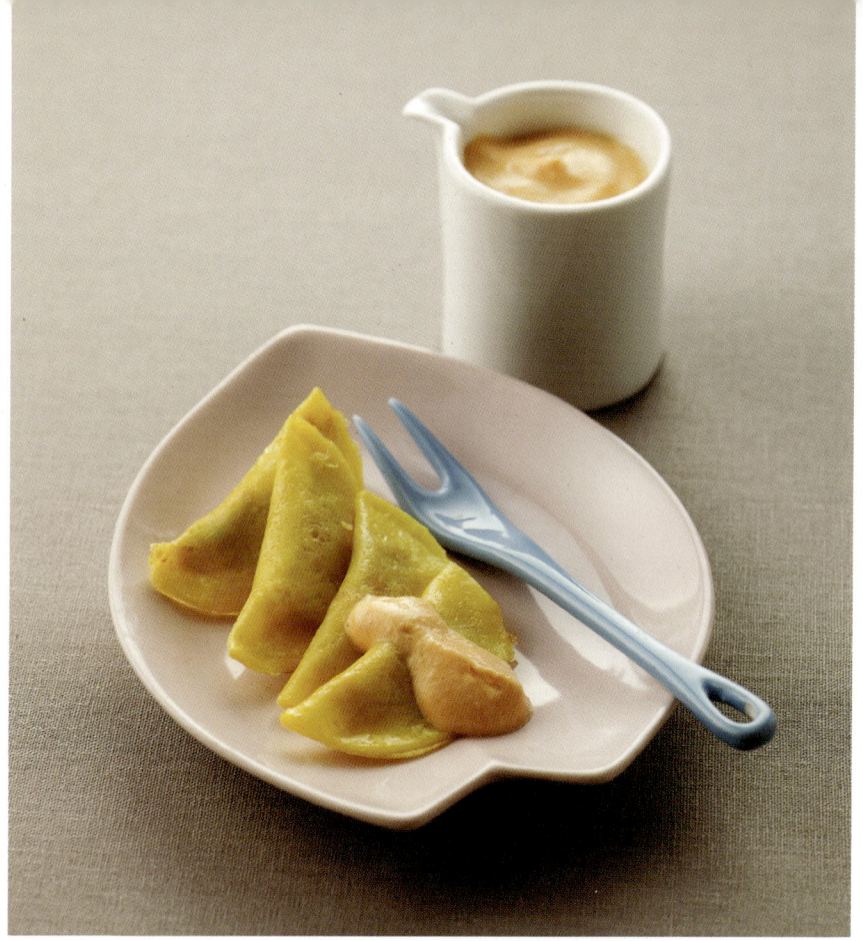

케토 소시지퀘사디야

재료	단위	양	우리 아이의 레시피
프랑크소시지	g	26.6	
계란(전란)	g	19.2	
토마토	g	20.1	
오이	g	7	
우유	g	19.3	
올리브유	g	31.5	
칼로리	kcal	400	
비율		4:1	

만드는 방법

1 익힌 프랑크소시지와 오이는 다진다.
2 계란을 잘 섞은 후 만두피 모양으로 약한 불에 익혀 정량한다.
3 ①을 계란피 한쪽에 올려놓고 계란피는 반으로 접는다.
4 소스 만들기: 토마토, 우유, 올리브유를 믹서기에 갈아낸다.

➕ 퀘사디야는 토르티야 사이에 치즈, 소시지, 야채 등을 넣어 구운 멕시코 요리로, 케톤식에서는 계란으로 만든다. 만두피 모양의 지단에 속을 채우고, 반으로 접을 때 테두리에 소스를 살짝 바르면 떨어지지 않는다.

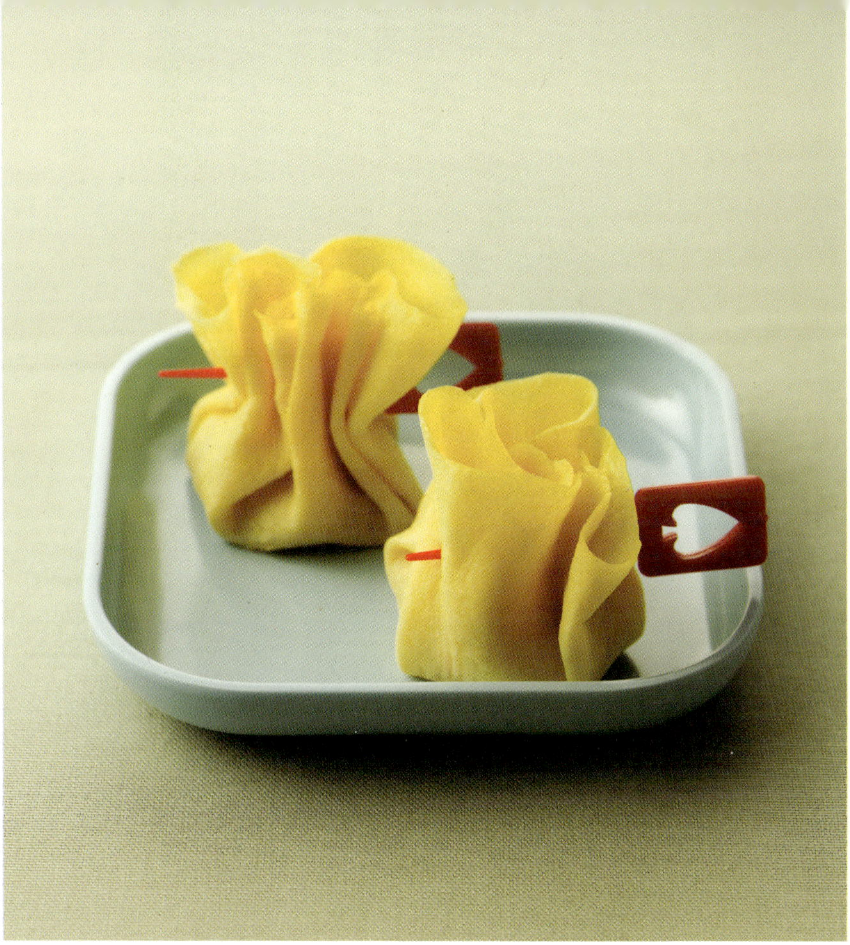

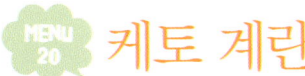

케토 계란쌈

재료	단위	양	우리 아이의 레시피
계란(전란)	g	25.7	
베이컨	g	17	
양파	g	6.8	
당근	g	6	
버터	g	5.1	
마요네즈	g	10.9	
호두	g	5	
올리브유	g	16.6	
칼로리	kcal	400	
비율		4:1	

만드는 방법

1. 계란흰자와 노른자를 고루 섞어 지단을 만든 후 무게를 측정한다.
2. 베이컨, 양파, 당근을 각각 볶는다.
3. 소스 만들기: 호두, 버터, 마요네즈, 올리브유를 믹서기에 갈아낸다.
4. ②를 소스에 버무려 지단에 놓고 주머니 모양을 만든다.

주머니 모양의 계란쌈, 아쉽지만 한입에 쏙~! 쌈 모양이 어려우면 돌돌 말아준다. 계란을 말 때에는 양 끝을 먼저 안쪽으로 접은 후 말면 속 재료들이 빠져 나오지 않는다.

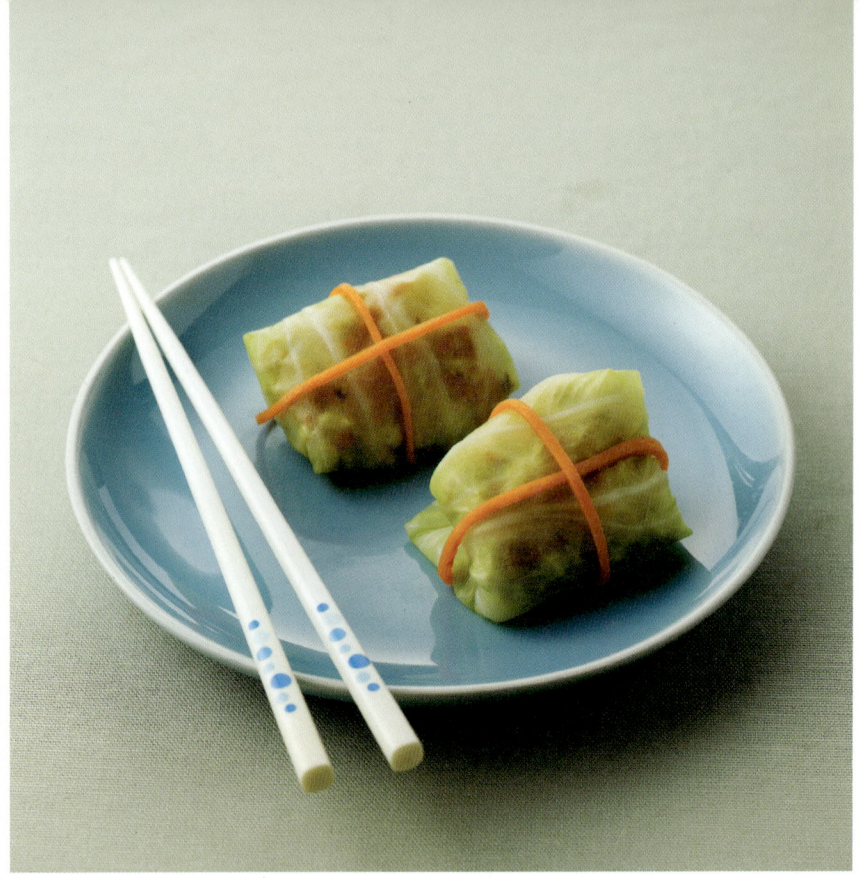

MENU 21 케토 딤섬

재료	단위	양	우리 아이의 레시피
닭고기	g	21.8	
양배추	g	16.8	
당근	g	9.3	
마요네즈	g	10.1	
버터	g	11	
땅콩	g	3.2	
올리브유	g	14	
참기름	g	7	
칼로리	kcal	400	
비율		4:1	

만드는 방법

1. 볶은 닭고기와 볶아서 다진 당근 5.3g을 잘 섞는다.
2. 나머지 당근은 얇고 길게 썰어서 살짝 데친 후 4g을 측정한다.
3. 소스 만들기: 마요네즈, 버터, 다진 땅콩, 올리브유, 참기름을 섞는다.
4. ①의 재료를 소스에 버무려 양배추 안에 넣고, 모서리를 접어 쌈 모양으로 만들어 길게 썬 당근으로 묶어 준다.

➕ 아이가 만두를 먹고 싶어 할 때 만두피 대신 양배추를 이용하여 만두를 만들어보자. 중국식 딤섬 부럽지 않다. 양배추는 겉잎으로 사용해야 쌈 모양으로 만들기가 좋다.

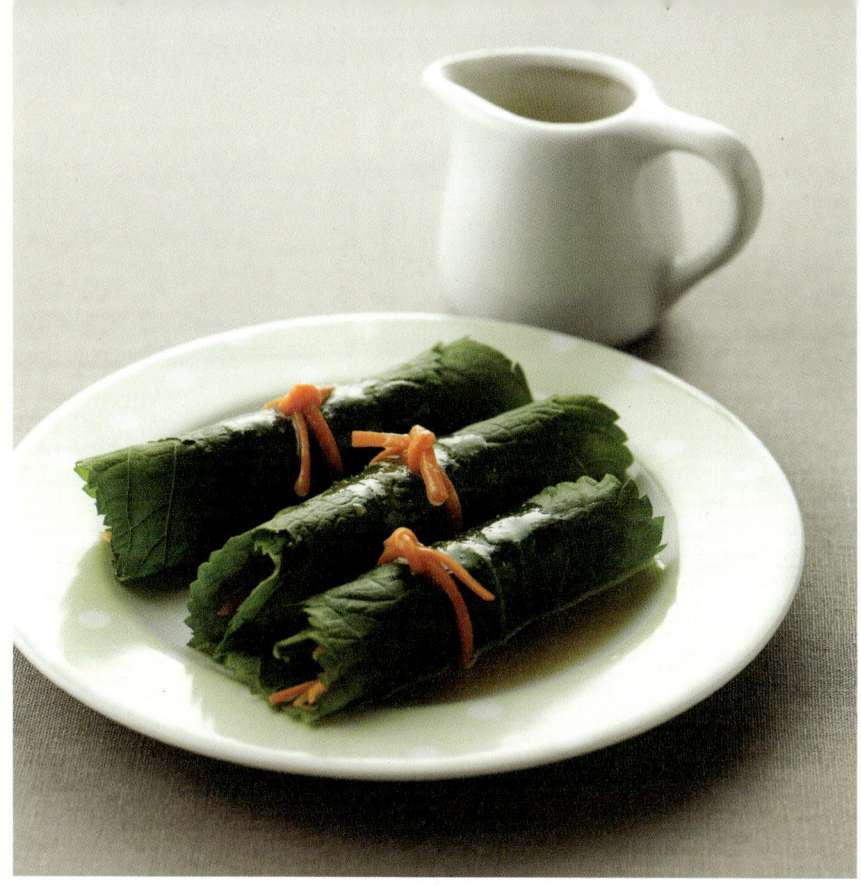

MENU 22 케토 월남쌈

재료	단위	양	우리 아이의 레시피
닭고기	g	13.9	
새우	g	6	
깻잎	g	10.4	
당근	g	6	
오이	g	6	
땅콩	g	4.4	
잣	g	2	
마요네즈	g	5.1	
올리브유	g	32.5	
칼로리	kcal	400	
비율		4:1	

만드는 방법

1 닭고기는 볶은 후 가늘게 찢어 정량한다.
2 새우는 데친 후 편으로 얇게 썰어 정량한다.
3 당근, 오이는 채쳐서 볶는다.
4 깻잎을 정량하여 ①, ②, ③을 넣고 말아서 월남쌈 형태로 만든다.
5 소스 만들기: 땅콩, 잣, 마요네즈, 올리브유를 믹서기에 갈아낸다.

➕ 닭고기와 야채를 깻잎으로 싸는 케토 월남쌈은 견과류 소스를 찍어 먹는다. 당근의 일부는 길게 채썰고 데쳐서 쌈을 묶을 수 있는 끈으로 사용한다. 기호에 따라 소스에 식초와 소금을 살짝 가미해보자.

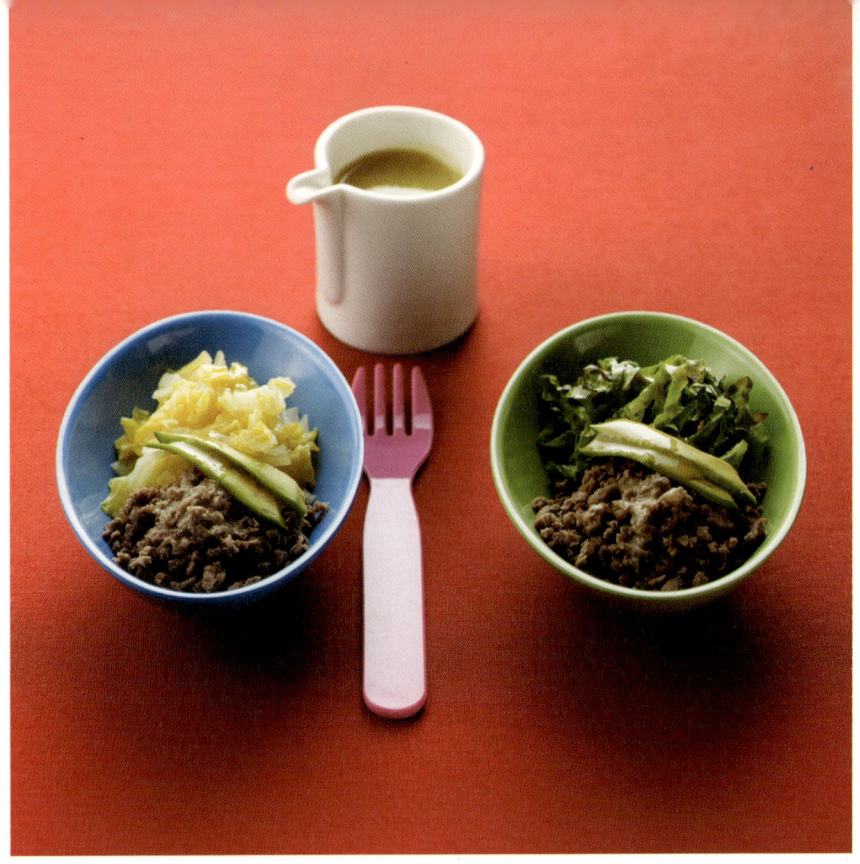

MENU 23 케토 아보카도소스와 고기(쌈)

재료	단위	양	우리 아이의 레시피
소고기	g	27.7	
배추	g	19	
깻잎	g	1.9	
상추	g	3	
아보카도	g	17	
마요네즈	g	8.8	
마늘	g	2.1	
참기름	g	26.7	
칼로리	kcal	400	
비율		4:1	

만드는 방법

1. 갈은 소고기는 볶아서 정량한다.
2. 데친 배추에 고춧가루, 참기름, 식초 1g을 넣고 버무린다.
3. 아보카도 10g은 보기 좋게 썬다.
4. 깻잎과 상추를 갈거나 채썬다.
5. 소스 만들기: 아보카도 7g, 마요네즈, 익힌 마늘, 참기름, 소금 0.2g을 믹서기에 갈아낸다.

➕ 아보카도를 넣은 특별한 소스와 소고기. 아보카도는 지방 함량이 높아 기름 섭취를 적게 사용할 수 있어 느끼한 맛을 줄이는 데 도움이 된다. 가족들과 고기 먹는 날에 이용해보자. 고기의 양을 많게 보이려면 다진 고기를 사용하나, 샤브용 또는 불고기감도 가능하다. 깻잎과 상추는 사진과 같이 채썰어도 되고, 쌈으로 준비해도 좋다.

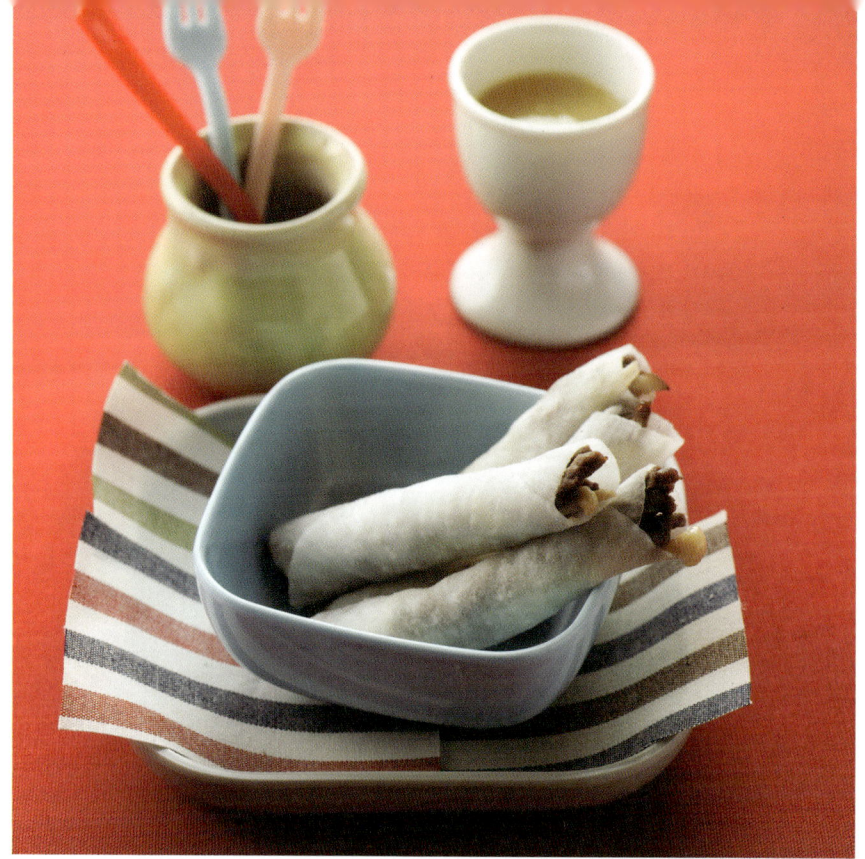

MENU 24 케토 소고기버섯무쌈

재료	단위	양	우리 아이의 레시피
소고기	g	24.5	
느타리버섯	g	3	
표고버섯	g	3	
팽이버섯	g	3	
양파	g	3.9	
무	g	16.1	
참기름	g	9.9	
마카다미아	g	14.8	
올리브유	g	15.9	
칼로리	kcal	400	
비율		4:1	

만드는 방법

1. 무는 원형 모양으로 3g씩 얇게 슬라이스하여 식초물에 재운 후 물기를 뺀다.
2. 소고기는 채썰어 소금 간을 살짝 하여 볶은 후 참기름 5g을 넣고 무친다.
3. 느타리버섯, 표고버섯, 팽이버섯, 채썬 양파는 볶은 후 참기름 4.9g을 넣고 무친다.
4. 무쌈에 ②, ③을 넣어 말거나, ③은 옆에 곁들여도 좋다.
5. 소스 만들기: 마카다미아, 올리브유, 소금, 후추를 넣고 믹서기에 갈아낸다.

➕ 아삭한 무에 소고기, 버섯 등을 싸서 먹는다. 쌈무를 여러 장 나오게 하기 위해서는 무를 얇게 써는 것이 중요한데, 일식채칼을 사용하면 얇은 무를 쉽게 썰 수 있다. 소고기는 얇은 것을 사용하여 가늘게 채썰어 사용하면 쌈을 말기에도 좋고, 볶았을 때도 더욱 맛있다. 소스의 간을 좀 더 강하게 하고 싶다면 연겨자를 살짝 첨가하는 것도 좋다.

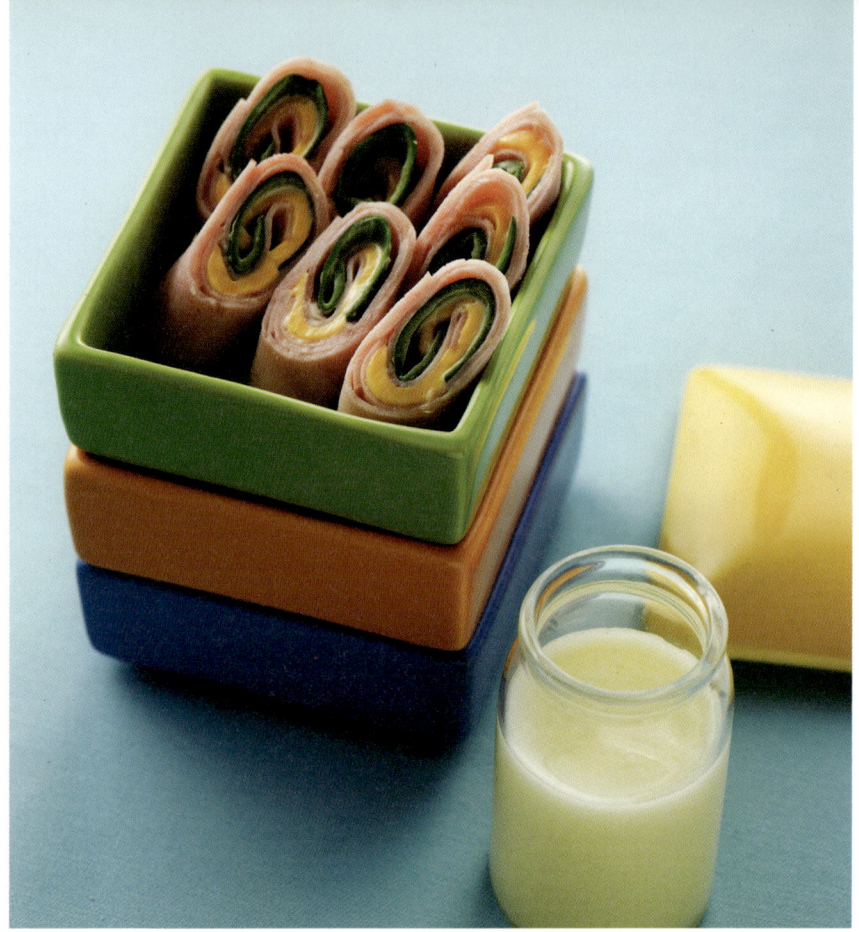

MENU 25 케토 햄치즈롤

재료	단위	양	우리 아이의 레시피
햄(슬라이스)	g	25	
치즈	g	11	
오이	g	7	
콜리플라워	g	5.2	
우유	g	11.2	
마요네즈	g	5.4	
올리브유	g	31.7	
칼로리	kcal	400	
비율		4:1	

만드는 방법

1 슬라이스 햄, 슬라이스 치즈, 돌려깍기한 오이를 차곡차곡 겹쳐 깔고 돌돌 말아서 호일에 싼 뒤 냉동실에서 10~15분 정도 얼린다.
2 소스 만들기: 데친 콜리플라워, 우유, 마요네즈, 올리브유, 소금 0.2g을 믹서기에 갈아낸다.

➕ 아이들이 좋아하는 햄과 치즈, 오이를 돌돌 말아 꾸며 본다. 재료를 말아서 얼릴 때 호일로 싼 뒤 양끝을 단단하게 고정시키면 모양이 잘 잡힌다. 소스는 다 먹어야 한다.

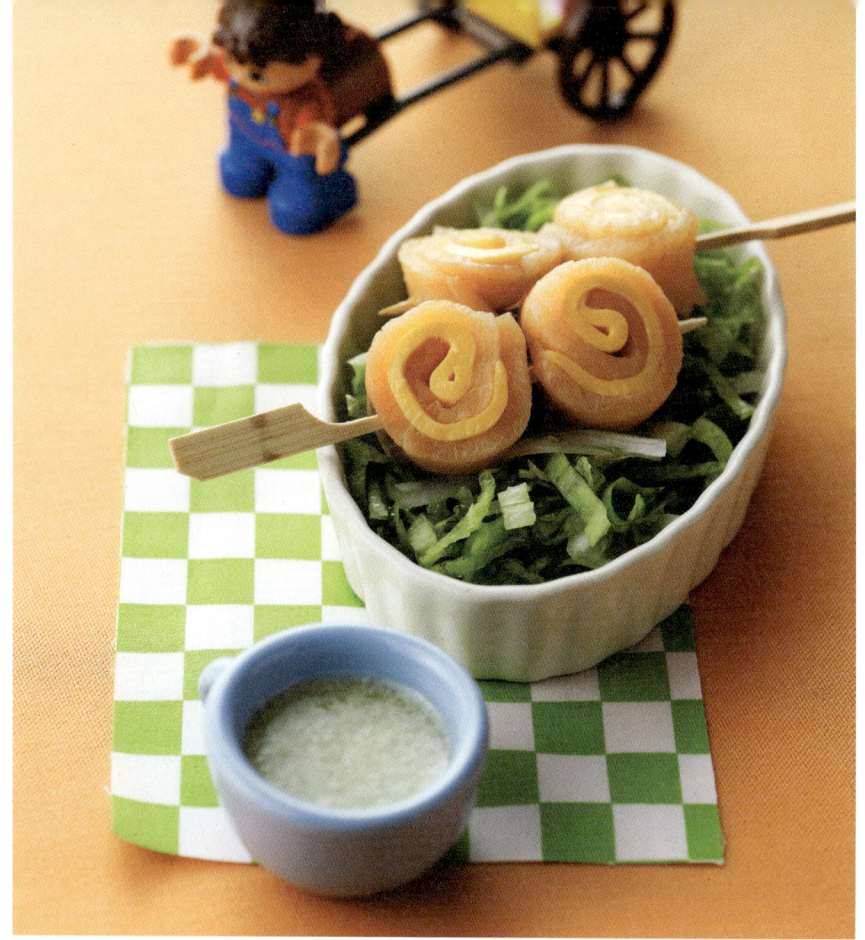

케토 치즈연어롤

MENU 26

재료	단위	양	우리 아이의 레시피
훈제연어	g	18.3	
치즈	g	10.5	
양상추	g	13.7	
양파	g	8	
마늘	g	2.5	
마요네즈	g	8	
올리브유	g	29.7	
칼로리	kcal	400	
비율		4:1	

만드는 방법

1 훈제연어 2피스를 호일 위에 깔고 치즈는 연어 위에 올려서 돌돌 말아준 후 냉동실에 1시간 정도 얼린다.
2 양상추, 양파를 곱게 채썬다.
3 ①을 그릇에 깔고 얼려 놓은 연어는 호일을 벗겨 링 형태로 썰어 올린다.
4 소스 만들기: 마늘(다져 볶은 것), 마요네즈, 올리브유, 소금 0.5g, 식초 2g을 믹서기에 갈아낸다.

+ 오메가3 지방산 함량이 높은 연어와 고단백 식품인 치즈를 돌돌 말아 꼬치에 꽂아 한입에 한 개씩 야채와 같이 먹는다. 연어는 훈제연어로 준비하고, 치즈는 눅눅할 정도일 때 말아준다. 양파는 소금과 식초 물에 담가두면 매운맛이 줄어든다.

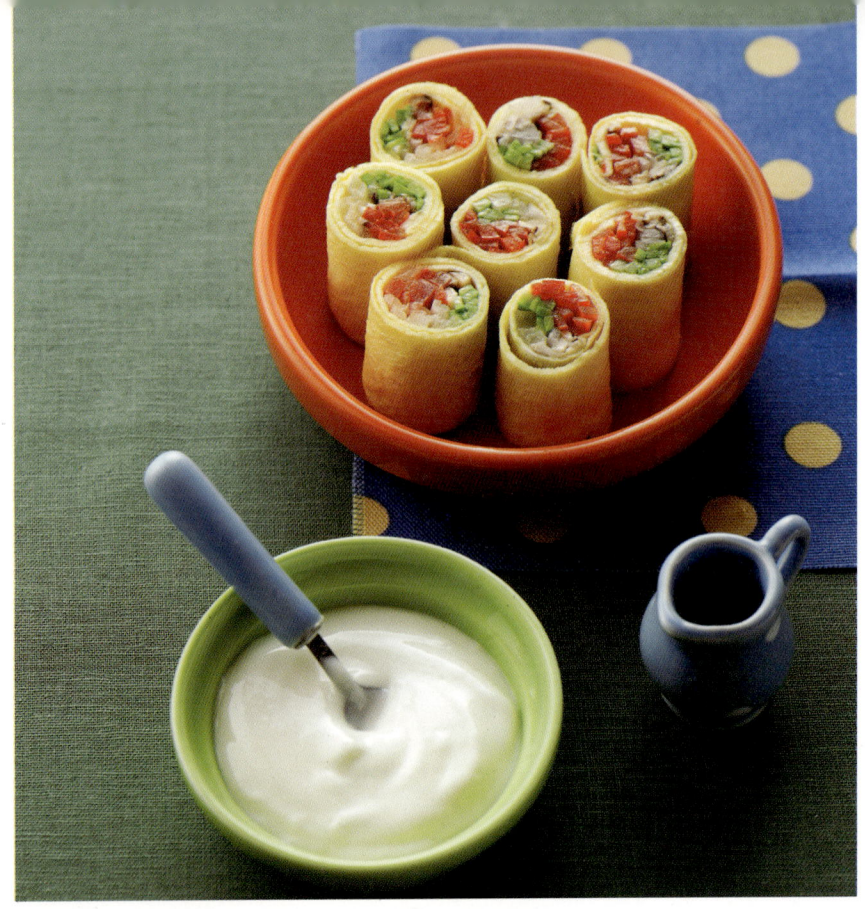

케토 야채계란말이

MENU 27

재료	단위	양	우리 아이의 레시피
계란(전란)	g	55.1	
애호박	g	7	
표고버섯	g	7	
양파	g	7.8	
파프리카(빨강)	g	6	
휘핑크림	g	29.5	
올리브유	g	23	
칼로리	kcal	400	
비율		4:1	

만드는 방법

1. 애호박, 표고버섯, 양파, 파프리카는 각각 채 썰기하고 볶는다.
2. 계란은 지단으로 부쳐 준비한다.
3. 호일을 깔고 그 위에 지단을 올리고 ①의 야채를 얹어 돌돌 말아 실온에 15~20분 정도 놓아둔다.
4. 소스 만들기: 휘핑크림, 올리브유, 소금 0.2g을 넣고 믹서기에 갈아낸다.

➕ 이번에는 평소 채소를 먹기 싫어하는 아이들을 위해 계란에 채소를 돌돌 말아 숨겼다. 모양이 풀리지 않도록 호일로 단단하게 고정한다. 계란말이를 고소한 소스에 찍어서 먹으면 성공~!.

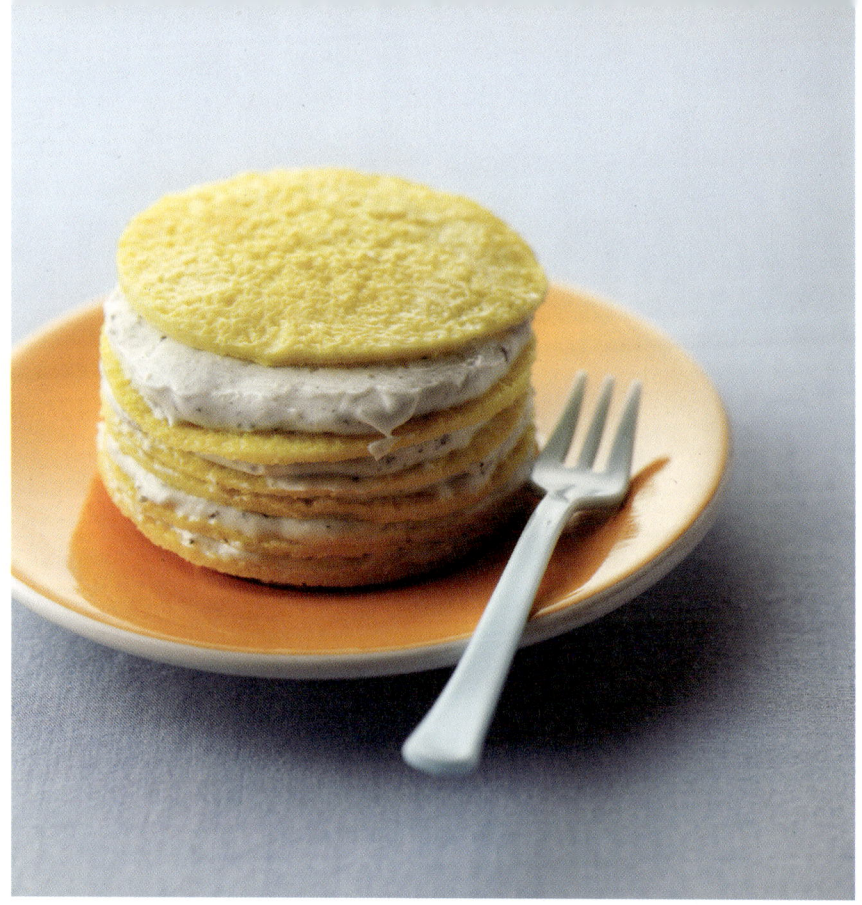

MENU 28 케토 검은콩크림크레페

재료	단위	양	우리 아이의 레시피
서리태	g	6	
계란(전란)	g	36.3	
올리브유	g	20.6	
휘핑크림	g	38.9	
칼로리	kcal	400	
비율		4:1	

만드는 방법

1. 계란은 지단으로 얇게 부쳐서 동그란 몰드로 여러 장 찍어내어 36.3g을 맞춘다(직경 6cm 정도의 몰드를 이용하면 8~9장 정도 만들 수 있다.).
2. 삶은 서리태, 올리브유, 휘핑크림, 소금 0.2g을 믹서기에 갈아낸다.
3. 지단 사이에 크림을 바르며 층층이 쌓아올린다.

➕ 검은콩 크림과 계란을 한층 한층 쌓아 만든 크레페. 아이들이 환호성을 친다. 살짝 얼리면 모양도 잘 잡히고 자르기도 좋다. 계란 지단의 크기와 개수는 지단의 두께에 따라 달라질 수 있다.

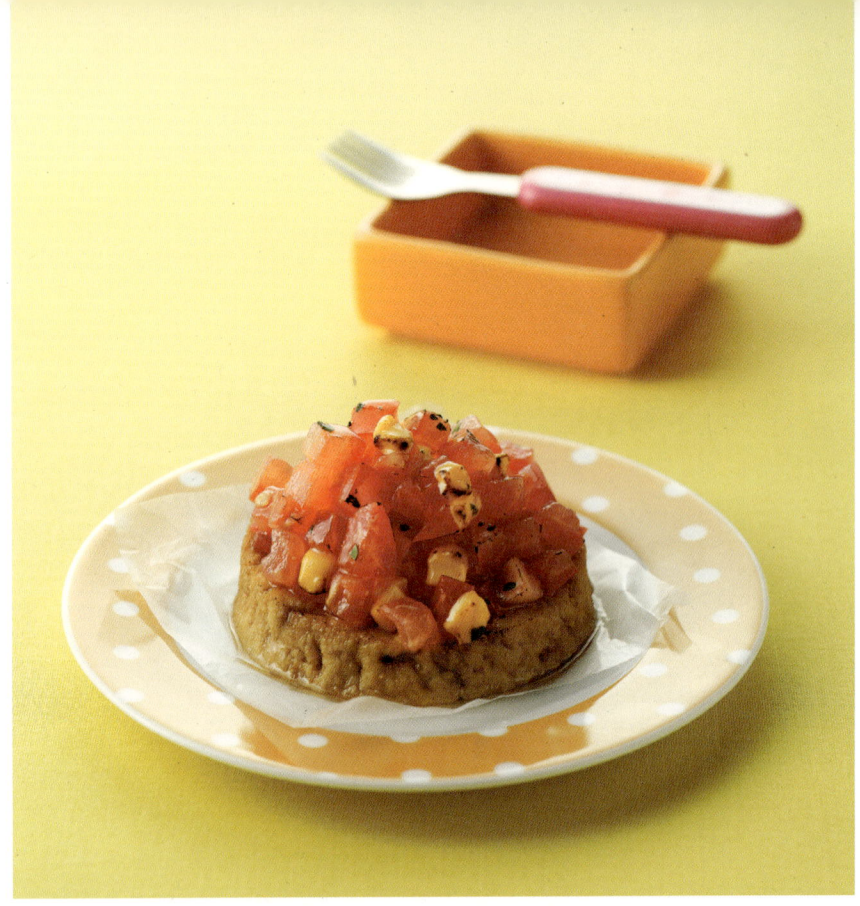

MENU 29 케토 두부브루스케타

재료	단위	양	우리 아이의 레시피
두부	g	46.6	
치즈	g	13.7	
토마토	g	51.9	
버터	g	7.9	
올리브유	g	27.3	
칼로리	kcal	400	
비율		4:1	

만드는 방법

1. 두부는 7mm 두께로 썰어서 구운 후 무게를 정량한다.
2. 두부가 뜨거운 상태에서 버터를 바른다.
3. 토마토는 작게 썬 후 올리브유, 식초, 파슬리를 약간 넣고 섞는다.
4. 두부 위에 토마토를 얹고 치즈를 뿌린 뒤 오븐에 살짝 녹인다.

＋ 브루스케타는 원래 바게트 빵에 치즈, 과일, 야채, 소스 등을 얹은 이탈리아의 전채요리이다. 케톤식에서는 바게트 빵 대신 두부를 이용하였다. 식감이 부드럽고 지방을 많이 사용하여도 느끼하지 않아 먹기에 쉽다. 두부는 단단한 부침용으로 사용하면 모양이나 틀을 잡기가 쉬워진다.

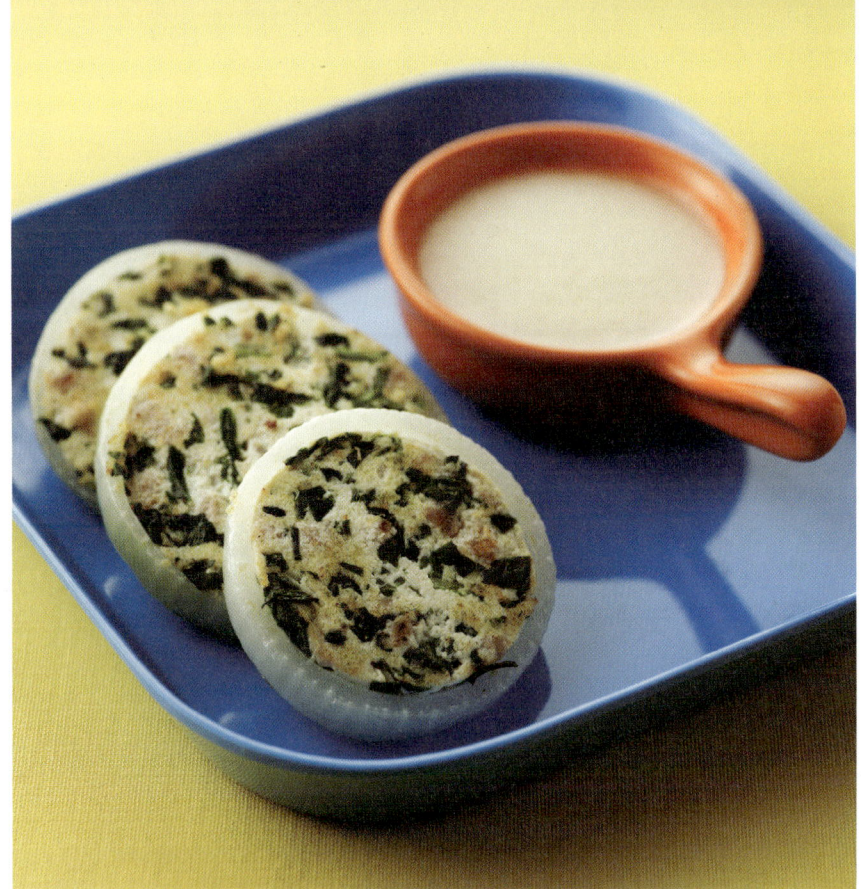

MENU 30 케토 동그랑땡

재료	단위	양	우리 아이의 레시피
두부	g	36.6	
돼지고기	g	17.4	
배추	g	22	
양파	g	15.6	
마늘	g	4	
올리브유	g	24.9	
참기름	g	10	
칼로리	kcal	400	
비율		4:1	

만드는 방법

1 두부는 체반에 밭쳐 물기를 빼고 정량하여 으깬다.
2 볶은 배추를 다져서 준비한다.
3 돼지고기는 볶은 후 다져서 ①, ②, 참기름을 넣고 함께 버무린다.
4 양파를 링 형태로 15.6g에 맞춰 썰어서 링 안에 ③을 넣는다.
5 ④를 165℃ 오븐에서 5분간 굽는다.
6 소스 만들기: 볶은 마늘, 올리브유, 식초 2g을 믹서기에 갈아낸다.

➕ 두부와 돼지고기에 야채를 다져 넣어 만든 동그랑땡을 새콤한 소스에 찍어 먹는다. 작은 크기의 양파를 링의 형태로 썰은 후 그 안에 동그랑땡을 아이와 같이 넣어 만들면 재미있어 한다. 아이가 양파를 좋아하지 않으면 야채와 함께 다져도 된다.

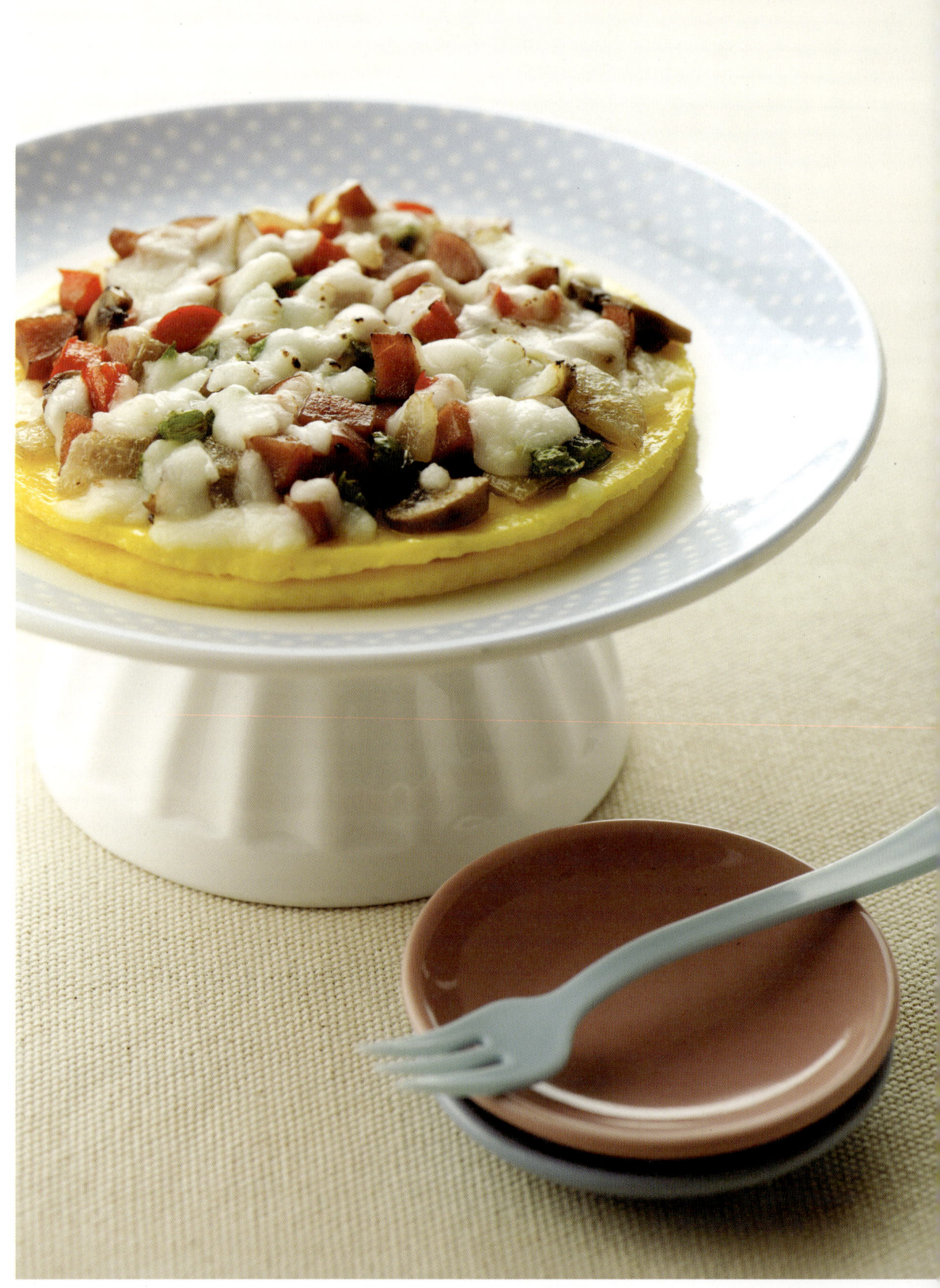

MENU 31 케토 피자

재료	단위	양	우리 아이의 레시피
계란(전란)	g	31.5	
프랑크소시지	g	10	
모차렐라치즈	g	8	
양송이버섯	g	6	
파프리카(빨강)	g	7.5	
피망(초록)	g	7.5	
양파	g	5.3	
버터	g	15	
올리브유	g	20.8	
칼로리	kcal	400	
비율		4:1	

만드는 방법

1. 익힌 계란, 버터, 올리브유를 믹서기에 혼합 후, 프라이팬에 피자 도우 형태로 동그랗게 편다.
2. 소시지는 깍둑썰기하여 팬에 볶는다.
3. 양송이는 슬라이스하여 프라이팬에 볶는다.
4. 양파, 파프리카, 피망은 깍둑썰기 후 프라이팬에 볶는다.
5. ①의 도우 위에 ②, ③, ④의 토핑들을 얹고, 모차렐라치즈를 얹어 150℃ 오븐에서 10분간 치즈를 녹인다.

아이 생일 파티에 꼭 등장하는 피자! 아이 생일에 케토 피자를 만들어보자. 계란과 버터, 올리브유를 이용하여 도우를 만들면 된다. 도우 위에 여러 가지 야채와 양송이를 토핑으로 얹어 구우면 맛있는 케토 피자 완성! 좀 더 선명한 파프리카 색을 내려면 파프리카를 볶아서 바로 식힌다. 작은 오븐 팬을 준비한다.

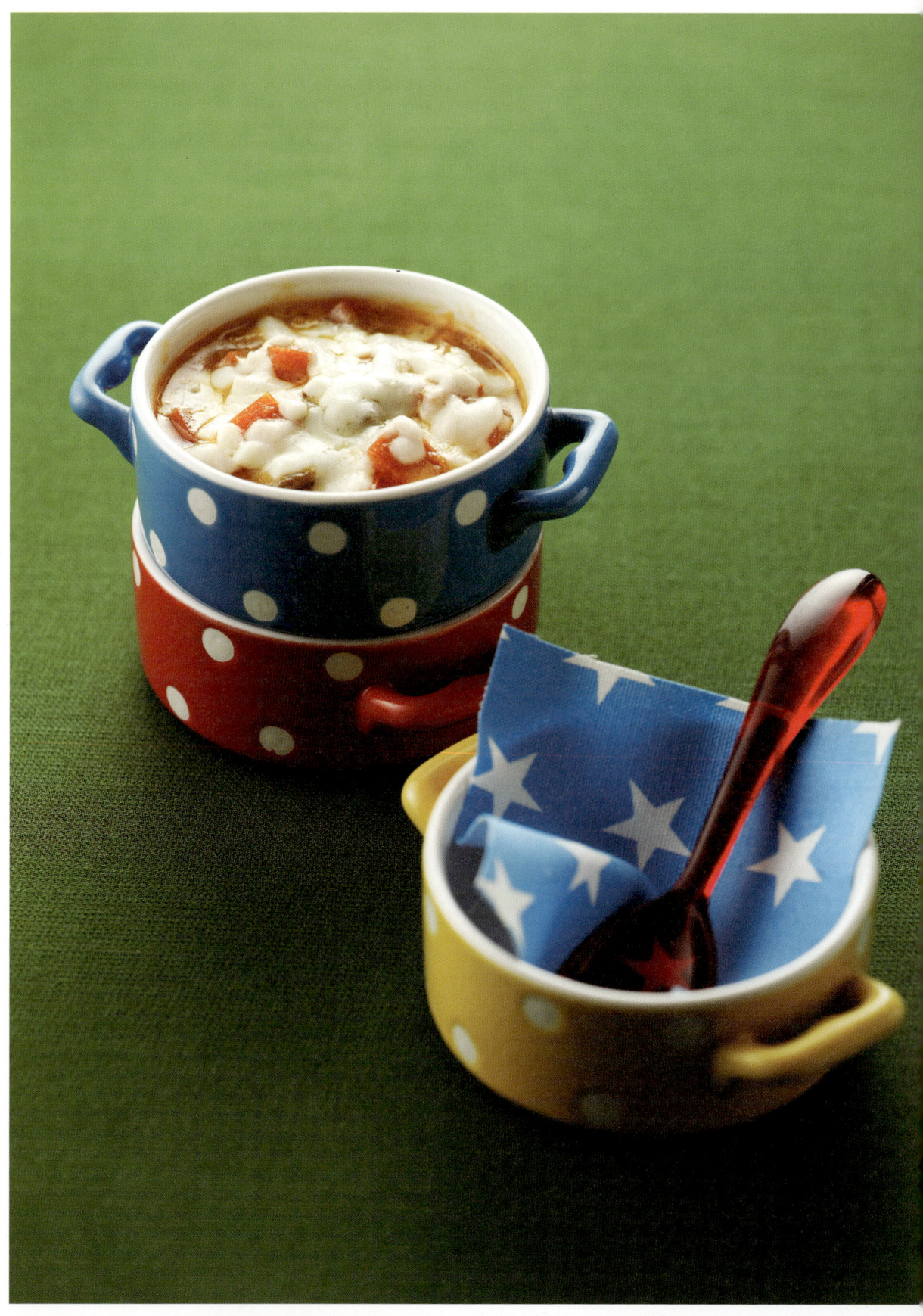

 케토 소고기와 토마토소스

재료	단위	양	우리 아이의 레시피
소고기	g	19.7	
모차렐라치즈	g	10.7	
토마토	g	25	
양파	g	5.1	
버터	g	7	
마카다미아	g	4.3	
올리브유	g	27.4	
칼로리	kcal	400	
비율		4:1	

만드는 방법

1. 소고기는 1×1×1cm로 썰어 팬에 볶아서 준비한다.
2. 토마토는 1×1×1cm로 썰어 10g을 준비한다.
3. 양파는 채썰어 팬에 볶아서 준비한다.
4. 소스 만들기: 토마토 15g, 버터, 마카다미아 3.3g, 올리브유를 믹서기에 갈아낸다.
5. 접시에 ①, ②, ③을 담고 소스와 함께 버무린다.
6. 모차렐라치즈와 채썬 마카다미아 1g을 위에 뿌린다.
7. 180℃ 오븐에서 10분간 가열한다.

소고기를 토마토소스로 환상의 맛을 내보자. 소고기를 볶을 때 센 불로 볶아야 육즙이 빠져나가지 않아 풍미가 좋아진다. 거기에 치즈와 마카다미아의 고소한 맛으로 마무리 해주면, 아이들이 한 그릇 뚝딱~!

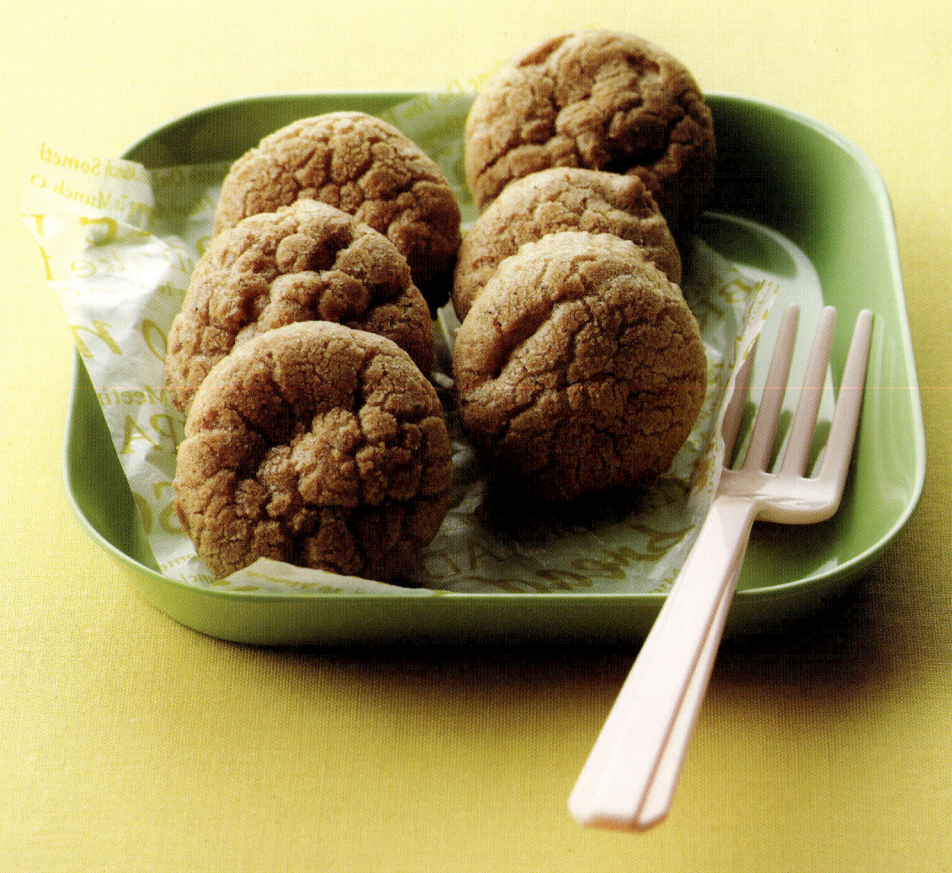

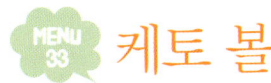 케토 볼

재료	단위	양	우리 아이의 레시피
계란(생것)	g	27.7	
호두	g	8.9	
아몬드	g	6.2	
치즈	g	4.5	
올리브유	g	27.4	
칼로리	kcal	400	
비율		4:1	

만드는 방법

1 반죽 만들기: 계란(생것), 호두, 아몬드, 올리브유를 믹서기에 곱게 간다.
2 치즈는 0.2×0.2cm로 잘게 썰어 준비한다.
3 여러 개의 베이킹컵에 반죽을 각각 베이킹컵의 1/5을 붓고, ②의 치즈를 뿌린 후 그 위에 같은 양의 반죽을 붓는다.
4 ③을 160℃ 오븐에서 20분간 굽는다.

➕ 부풀어 오른 케토 볼 속에 치즈와 호두를 찾아보자. 호두의 생김이 뇌를 닮아서일까? 머리가 좋아지는 견과류로 알려져 있지만 사실은 오메가3 지방산이 풍부한 이유이다. 오븐에서 굽는 동안 반죽이 부풀어 오르기 때문에 베이킹컵에 들어간 반죽 양이 베이킹컵 높이의 1/2을 넘지 않도록 해야 한다. 작게 만들면 여러 개를 먹을 수 있다.

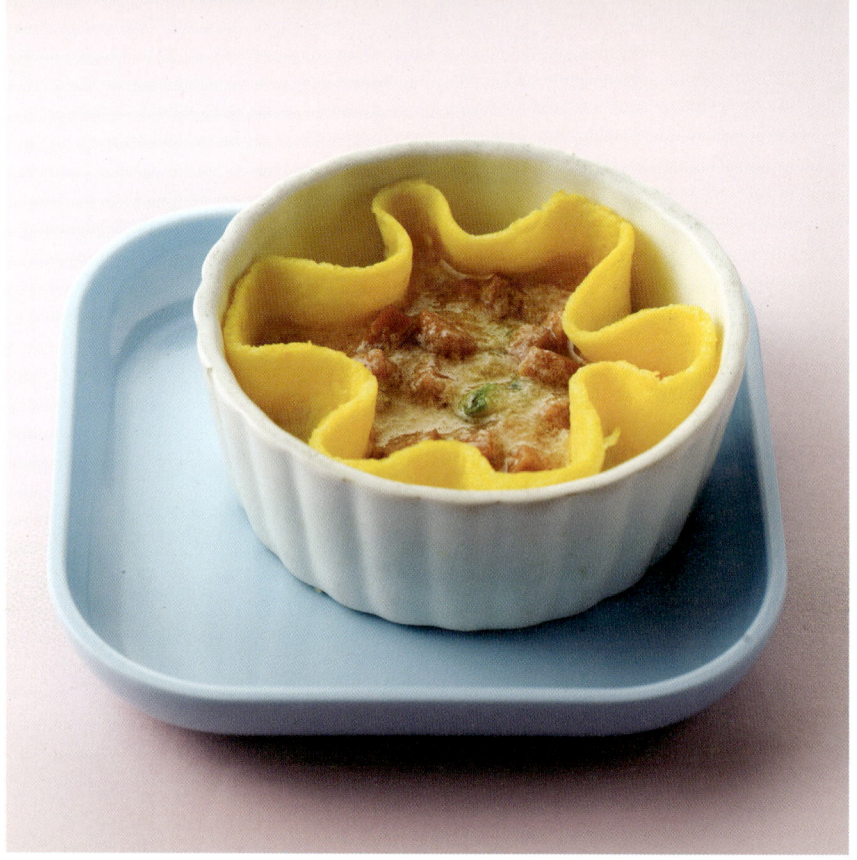

MENU 34 케토 토마토키슈

재료	단위	양	우리 아이의 레시피
프랑크소시지	g	19	
계란(생것)	g	26.8	
토마토	g	14.6	
오이	g	7	
우유	g	19.3	
올리브유		33	
칼로리	kcal	400	
비율		4:1	

만드는 방법

1 계란, 우유를 갈아서 평평한 접시에 부어 130℃ 오븐에서 10분간 굽는다.
2 뜨거울 때 오목한 그릇에 옮겨 담고 젓가락으로 물결무늬로 모양을 잡아준다.
3 소시지, 오이는 슬라이스하여 볶은 후 ② 안에 담는다.
4 소스 만들기: 토마토, 올리브유, 소금 0.1g을 믹서기에 갈아낸다.

➕ 키슈는 햄, 달걀, 크림, 야채, 커스터드 등으로 채운 패스트리 껍질인데, 케톤식에서는 밀가루 대신 계란으로 물결무늬를 만든다. 처음 평평한 접시에 반죽을 구울 때 접시에 기름을 두르고 구우면 반죽을 쉽게 떼어 낼 수 있다. 계란 지단의 지름이 12cm 정도면 적절하다. 계란의 모양을 잡을 때 그릇을 차가운 얼음물에 담가 놓고 잡으면 모양이 쉽게 굳으면서 만들기가 수월하다.

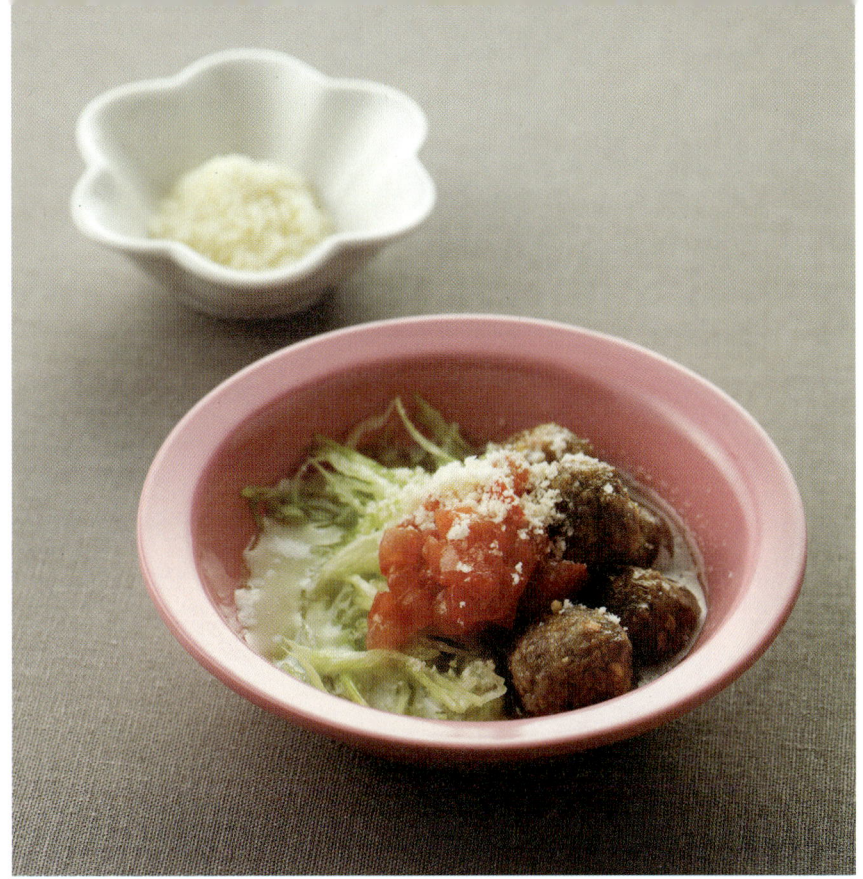

MENU 35 케토 미트크림소스파스타

재료	단위	양	우리 아이의 레시피
소고기	g	18.7	
파마산치즈	g	3.5	
양상추	g	10	
토마토	g	12	
마요네즈	g	8	
우유	g	12	
올리브유	g	28.5	
땅콩	g	3.5	
칼로리	kcal	400	
비율		4:1	

만드는 방법

1 볶은 소고기와 마요네즈, 다진 땅콩을 섞어서 완자 모양을 만들어 180℃로 예열한 오븐에 5분간 넣어둔다.
2 토마토는 잘게 다져서 볶는다.
3 양상추는 가늘게 채썰어 데친 후 물기를 제거한다.
4 소스 만들기: 우유, 올리브유를 잘 섞어준다.
5 그릇에 데친 양상추를 펼쳐 담고 ①, ②를 얹은 후 소스를 담고 위에 파마산치즈를 뿌려낸다.

➕ 케톤식에서는 양상추가 파스타로 변신한다. 가늘게 채를 썰어 데치면 파스타 부럽지 않다. 완자는 익힌 소고기로 빚어야 하고, 이미 한 번 익혔기 때문에 오븐에 굽지 않아도 되므로 모양을 유지시키기 위해 예열된 오븐에 넣어 둔다.

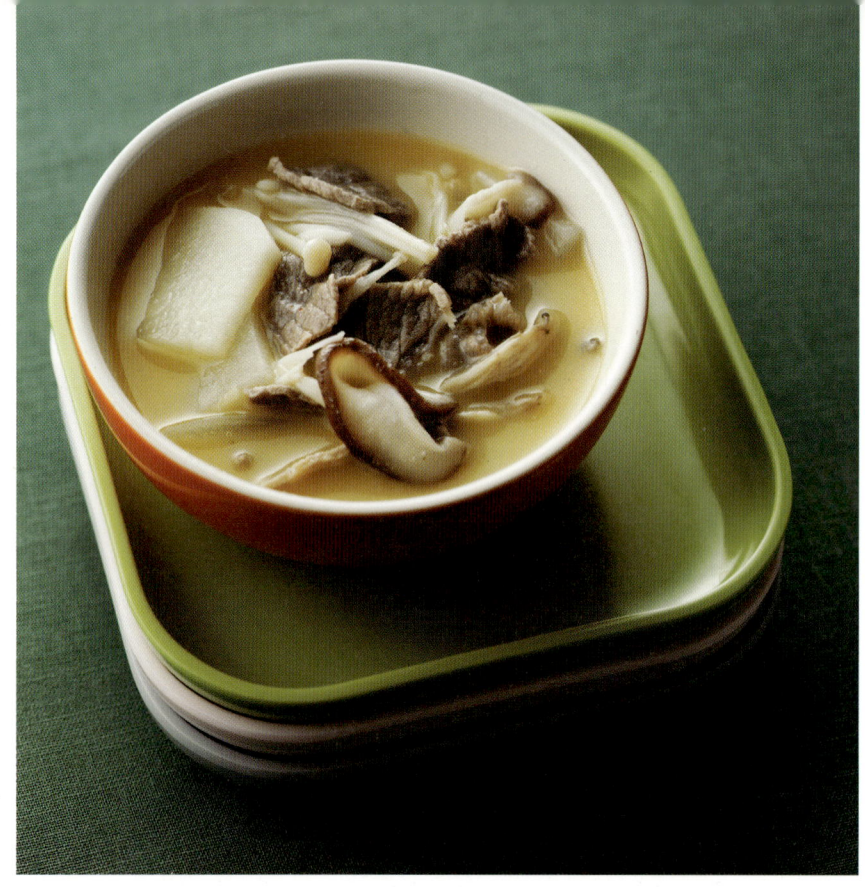

MENU 36 케토 마카다미아모듬버섯탕

재료	단위	양	우리 아이의 레시피
소고기	g	24.3	
느타리버섯	g	5.1	
표고버섯	g	5	
팽이버섯	g	5	
양파	g	5	
무	g	6.1	
마카다미아	g	14.8	
올리브유	g	15.8	
참기름	g	10	
칼로리	kcal	400	
비율		4:1	

만드는 방법

1 육수 만들기: 소고기(샤브샤브용) 30g을 핏물을 제거한 후 물 200g에 데쳐서 건져낸 다음 거즈에 걸러 육수를 준비한다.

2 데친 소고기 24.3g을 준비한다.

3 마카다미아, 올리브유, 참기름을 믹서에 갈은 것과 ②를 육수에 넣고 같이 끓인다.

4 느타리, 표고, 팽이버섯, 양파(채썰기), 무(나박썰기), 소금 0.5g, 후추 0.2g, 고춧가루 0.5g을 같이 넣고 끓인다.

➕ 소고기와 여러 가지 버섯을 넣어 만든 버섯탕이다. 탕 요리를 할 때는 1인용 작은 냄비를 이용하여 국물까지 다 먹는다. 여기에 마카다미아를 넣으면 고소한 맛으로 한 그릇을 거뜬히 먹는다. 핏물을 제거하지 않고 육수를 내면 부유물이 많이 뜰 수 있으므로, 소고기를 물에 10분 정도 담가두어 핏물이 빠지면 체반에 밭쳤다가 사용한다.

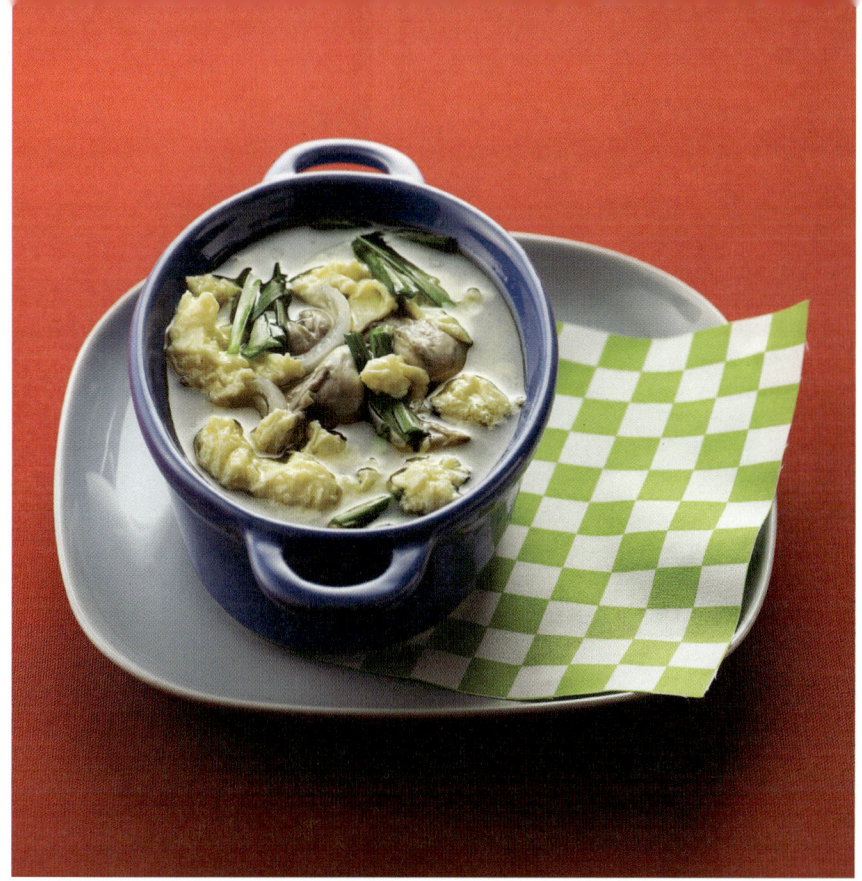

MENU 37 케토 뚝배기굴유탕

재료	단위	양	우리 아이의 레시피
참굴	g	27.5	
계란(생것)	g	25	
부추	g	10	
무	g	12.5	
양파	g	15	
참기름	g	7.1	
올리브유	g	30	
칼로리	kcal	400	
비율		4:1	

만드는 방법

1 육수 만들기: 굴 35g을 물 200g에 데쳐서 건져낸 후 거즈에 걸러 육수를 준비한다.
2 육수에 참기름, 올리브유를 넣고 끓인다.
3 데친 굴, 무(나박썰기), 양파(슬라이스), 소금 0.5g을 넣고 끓인다.
4 계란(생것)과 부추(3~4cm)를 마지막에 넣고 살짝 끓인다.

바다의 고기인 굴은 단백질뿐만 아니라 아연이 풍부하여 식욕을 돋워주는 겨울철 별미 메뉴이다. 생굴은 상하기 쉬우므로 구입 후 가능한 빨리 사용한다. 탕 요리는 1인용 작은 냄비에서 조리하는 것을 기억하자.

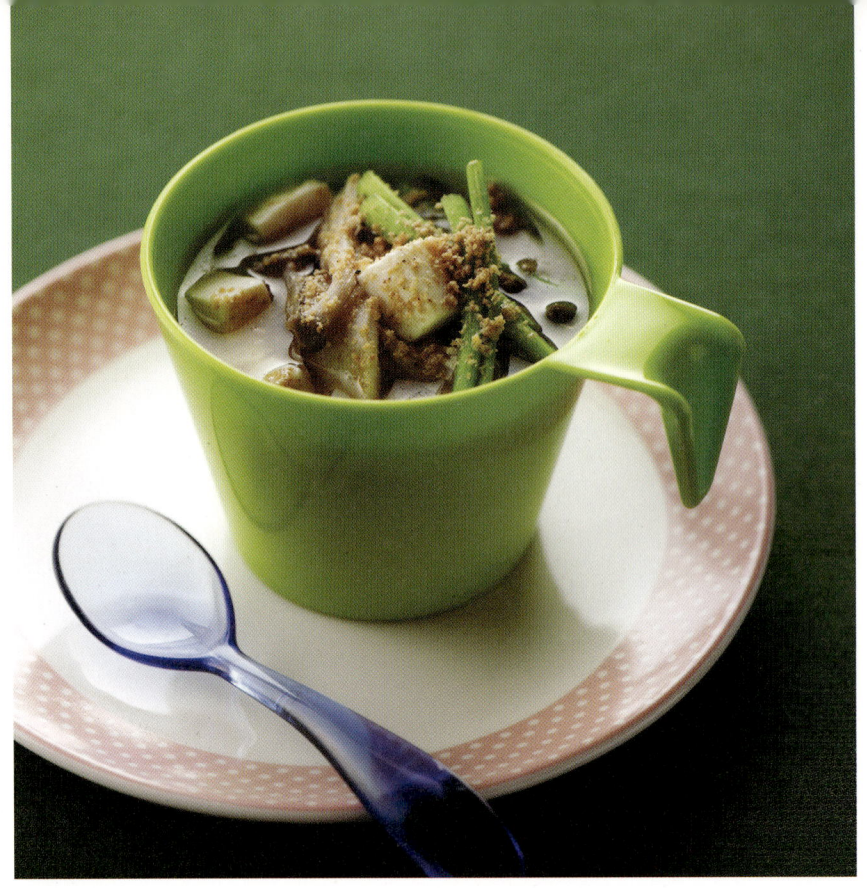

MENU 38 케토 들깨연두부탕

재료	단위	양	우리 아이의 레시피
연두부	g	45	
소고기	g	12	
계란(생것)	g	15	
애느타리	g	7.6	
표고버섯	g	7.7	
미나리	g	2	
올리브유	g	26.1	
참기름	g	10	
칼로리	kcal	400	
비율		4:1	

만드는 방법

1 냄비에 올리브유, 참기름을 두르고, 볶은 소고기, 애느타리, 표고버섯을 넣고 볶다가 물 150g을 넣고 끓인다.

2 연두부를 넣고 끓인 후 소금 1g으로 간하여 끓여내고, 들깨가루 소량을 넣는다.

3 계란(생것)을 정량하고 푼다.

4 데친 미나리를 4cm 크기로 썰어 고명으로 얹는다.

부드러운 연두부에 들깨가루를 넣어 고소한 맛과 불포화지방산의 섭취를 높일 수 있다. 표고버섯은 머리 부분을 사용하고, 애느타리도 밑동은 제거하여 한입 크기로 준비한다. 국물요리는 조그마한 냄비를 사용하여 국물까지 다 먹어야 하는 점을 잊지 말자.

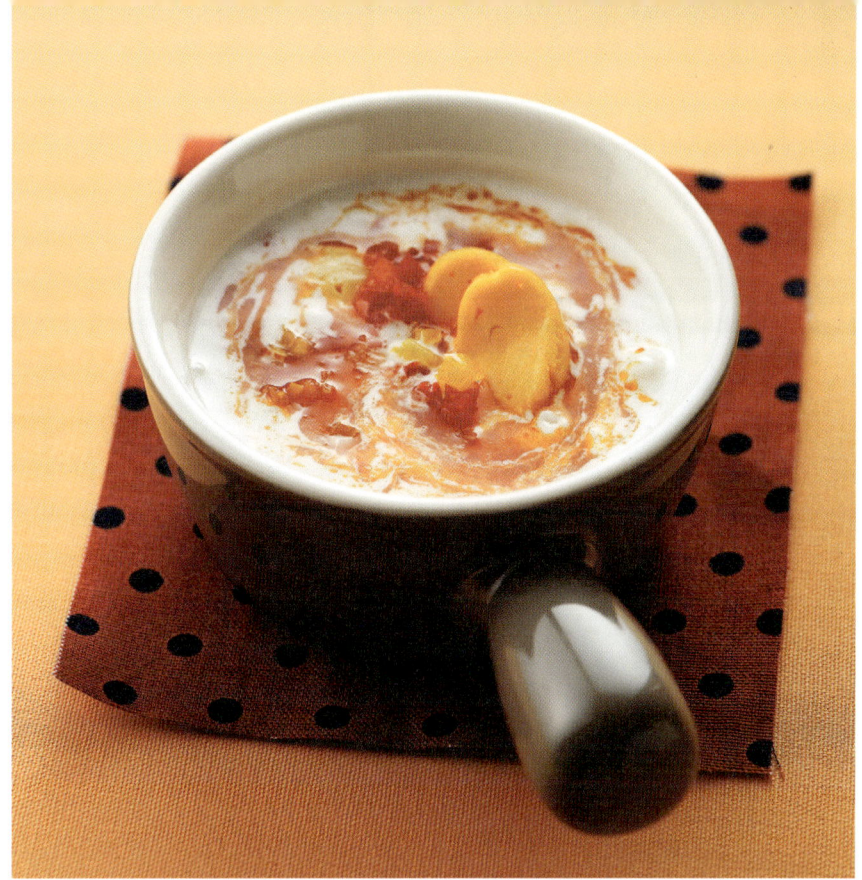

MENU 39 케토 생선크림수프

재료	단위	양	우리 아이의 레시피
동태	g	15.9	
치즈	g	12.6	
파프리카(빨강)	g	18	
파프리카(노랑)	g	3	
휘핑크림	g	32	
올리브유	g	16.4	
버터	g	7	
잣	g	4.3	
칼로리	kcal	400	
비율		4:1	

만드는 방법

1. 익힌 동태살, 휘핑크림, 버터, 물 15g을 넣고 살짝 끓인 후 믹서기에 갈아낸다.
2. 치즈를 돌돌 말아서 모양이 유지될 수 있도록 냉장고에 넣어 둔다.
3. 파프리카(빨강, 노랑)는 각각 3g씩 잘게 다져서 볶는다.
4. 볶은 파프리카(빨강) 15g, 올리브유, 잣을 넣고 믹서기에 갈아서 페이스트 형태로 만든다.
5. 수프에 ②, ③을 넣고 ④를 나선형 모양으로 뿌려준다.

➕ 동태살과 휘핑크림으로 갈아서 수프를 만들고 빨강, 노랑 파프리카로 색감을 살린 후 빨간 파프리카 페이스트로 그 위에 다양한 모양을 그려보자. 아이들이 재밌게 먹는 모습을 보면 뿌듯하리라.

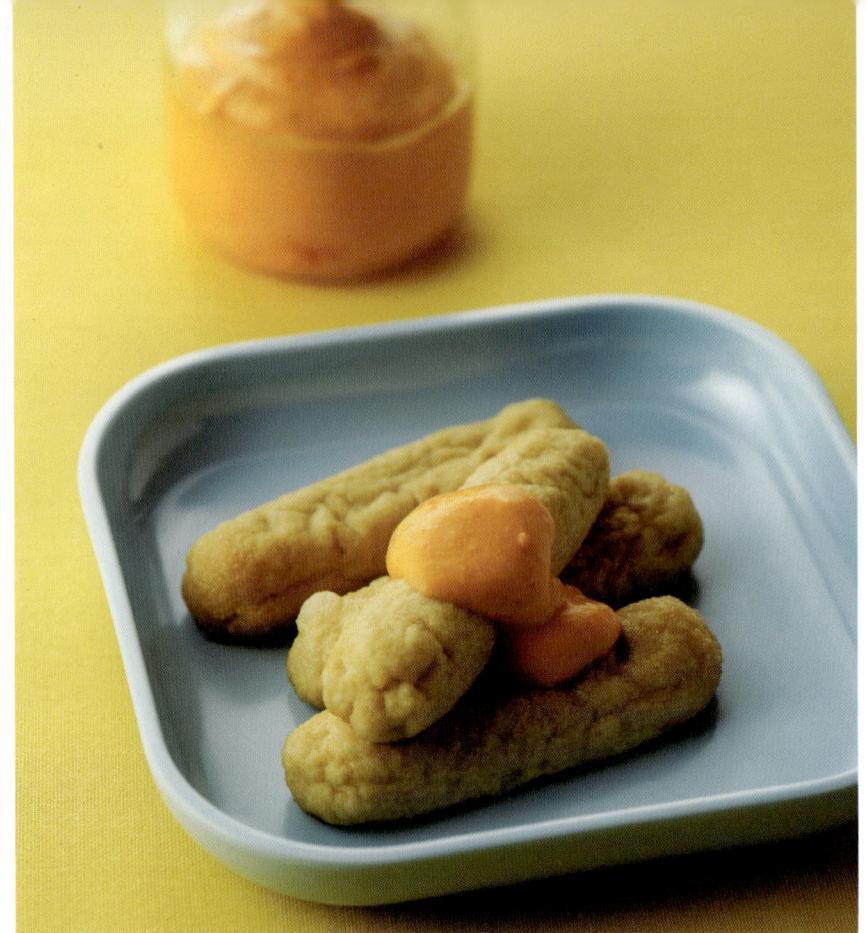

MENU 40 케토 두부치즈스틱

재료	단위	양	우리 아이의 레시피
두부	g	46.6	
치즈	g	13.7	
토마토	g	51.9	
버터	g	7.9	
올리브유	g	27.3	
칼로리	kcal	400	
비율		4:1	

만드는 방법

1. 두부는 정량하여 물기를 뺀 후 버터 6g과 함께 으깨어 섞는다.
2. ①을 사진과 같은 형태로 만든 후, 반을 나누어 치즈를 분배하여 넣고 스틱 형태로 만든 후 튀긴다.
3. 토마토, 올리브유, 나머지 버터 1.9g을 믹서기에 갈아낸다.

➕ 먹을 때 치즈가 흘러나오는 재미! 두부스틱 사이에 치즈를 넣었다. 두부 반죽에 치즈를 넣을 때 치즈스틱 모양대로 세로로 길게 칼집을 내어 넣은 다음 오므려 모양을 잡아 보자. 두부스틱을 오래 튀기면 치즈가 흘러나올 수 있으므로, 두부를 미리 데쳐서 키친타월 위에 5분 정도 둔다.

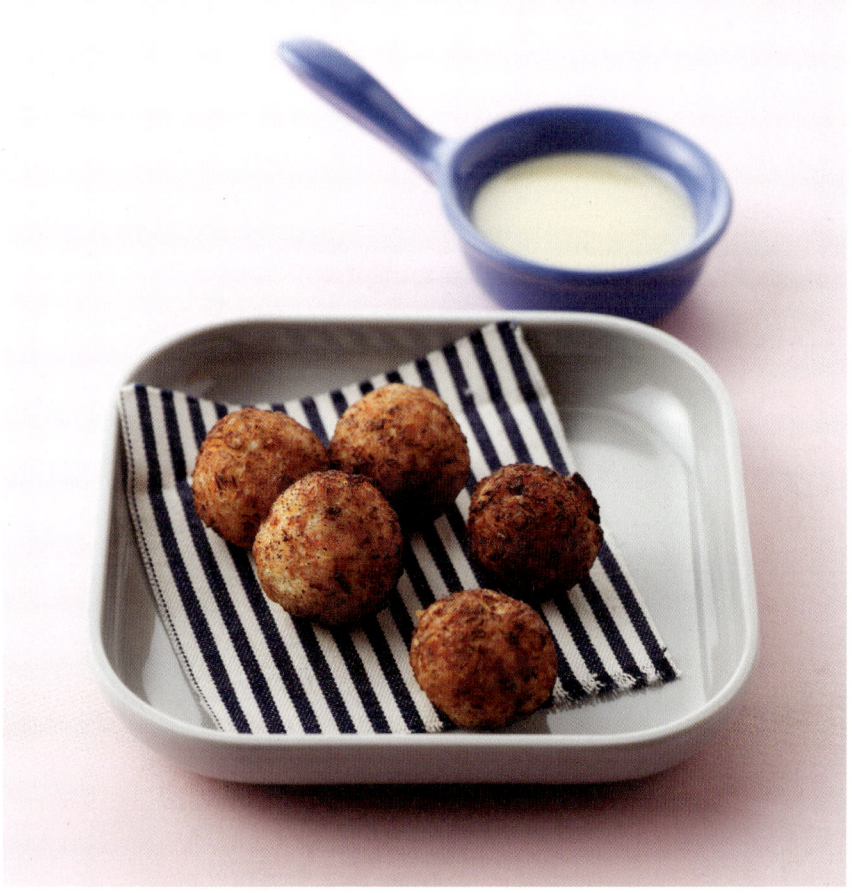

MENU 41 케토 치킨볼튀김

재료	단위	양	우리 아이의 레시피
닭고기	g	21.8	
양배추	g	16.8	
당근	g	9.3	
마요네즈	g	10.1	
버터	g	11	
땅콩	g	3.2	
올리브유	g	14	
참기름	g	7	
칼로리	kcal	400	
비율		4:1	

만드는 방법

1 닭고기, 양배추, 당근을 볶아서 잘게 다진 후 버터 3g과 함께 섞어서 볼 형태로 형성하여 180℃ 기름에 2분간 튀긴다.
2 소스 만들기: 마요네즈, 버터 8g, 간 땅콩, 올리브유, 참기름을 잘 섞는다.

➕ 한입에 쏙 들어가는 치킨볼. 닭고기와 야채를 아주 곱게 다져서 볼 형태로 만들어 기름에 튀긴다. 소스양이 많지만 소스에 치킨을 묻혀 모두 먹어야 케톤식 비율이 유지된다.

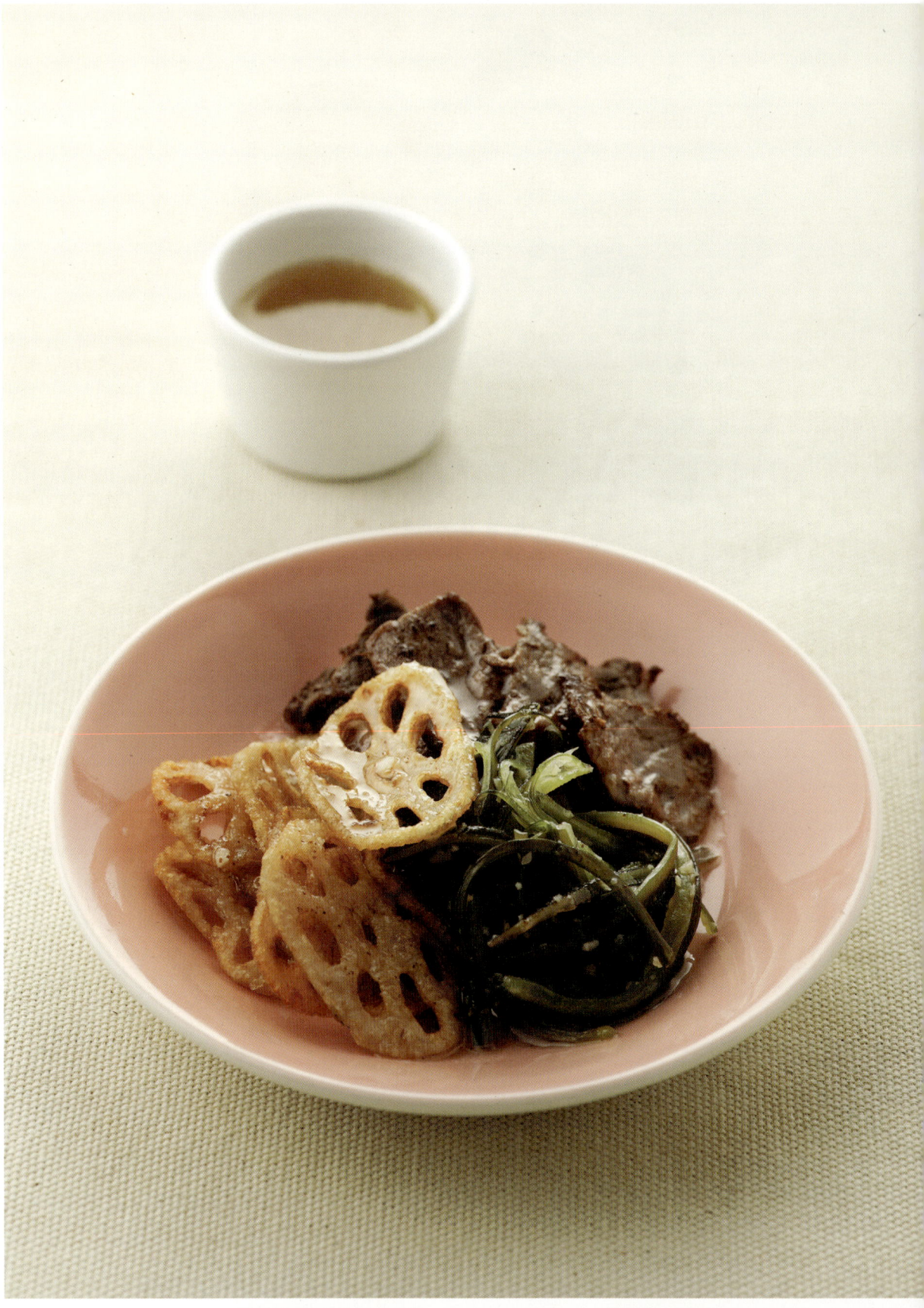

케토 소고기연근튀김

재료	단위	양	우리 아이의 레시피
소고기	g	27.2	
연근	g	10	
미역줄기	g	9	
마늘	g	2.6	
아몬드	g	3	
참기름	g	5.7	
카놀라유	g	29.5	
칼로리	kcal	400	
비율		4:1	

만드는 방법

1 소고기는 튀긴 후 정량한다.
2 연근은 슬라이스하여 데친 후 물기를 제거하고 튀겨낸다.
3 미역줄기는 볶아서 5cm 크기로 썬 뒤 볶은 마늘과 함께 혼합한다.
4 소스 만들기: 아몬드, 참기름, 카놀라유, 식초, 소금을 믹서기에 갈아낸다.
5 각 재료를 접시에 담은 뒤 소스를 뿌린다.

> 연근을 튀기면 바삭하고 식감이 좋다. 연근은 가능한 모양을 살려 얇게 슬라이스 한다. 소고기는 샤브용, 연근은 통연근으로 준비하고, 소고기나 연근을 튀길 때 기름이 튈 수 있으므로 반드시 물기를 제거한다.

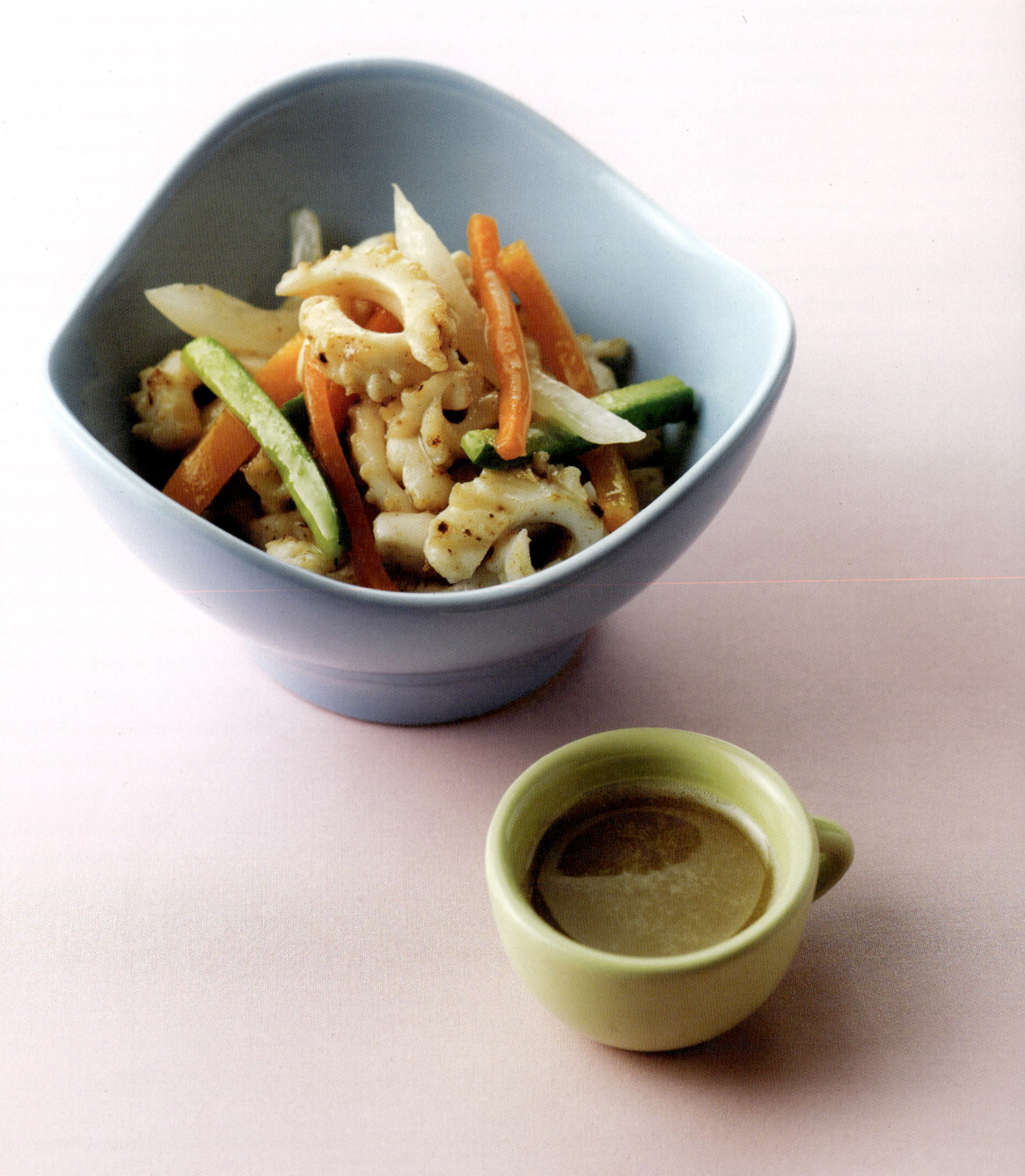

변형된 앳킨스 식이요법

*MAD: Modified Atkins Diet

MENU 1 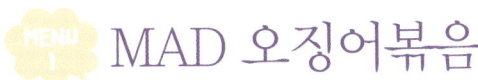MAD 오징어볶음

재료	단위	양	우리 아이의 레시피
오징어	g	81.8	
양파	g	5.8	
당근	g	5	
애호박	g	5	
파프리카(주황)	g	5	
마늘	g	3	
잣	g	5	
올리브유	g	21.3	
참기름	g	10	
칼로리	kcal	400	
비율		1.7:1	

만드는 방법

1 오징어는 칼집을 내어 썰고 볶는다.
2 양파, 당근, 애호박, 파프리카(주황)는 채썰고, 마늘은 편으로 썰어 볶는다.
3 소스 만들기: 잣, 올리브유, 참기름을 믹서기에 갈아낸다.

> 앳킨스 식사는 단백질 식품이 풍성해서 좋다. 이 요리는 보는 것만으로도 배부르다. 오징어가 기름과 어우러지면 더욱 고소해진다. 단, 너무 오래 볶아서 질겨지지 않도록 주의하자.

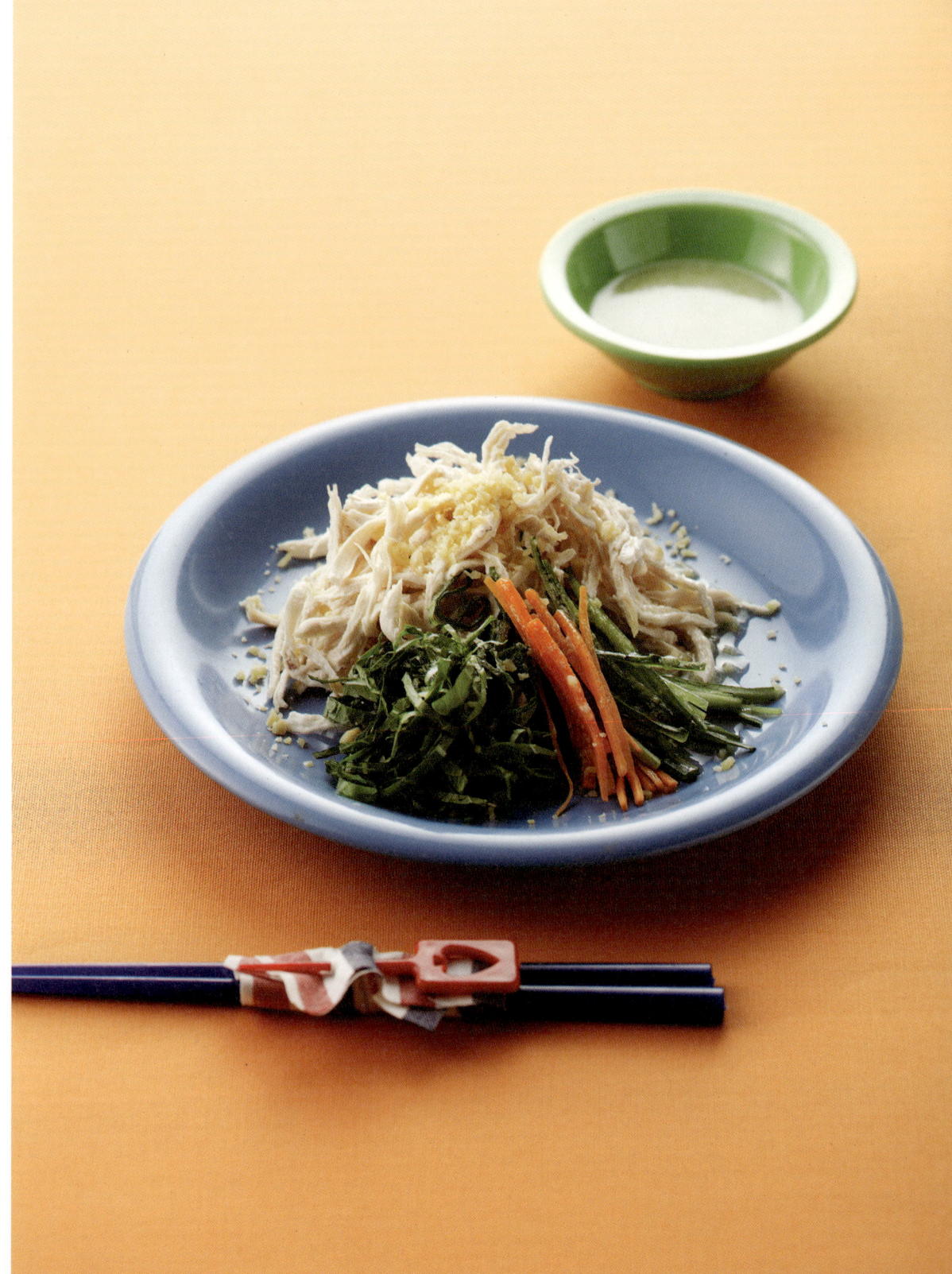

MENU 2 MAD 닭살냉채

재료	단위	양	우리 아이의 레시피
닭고기	g	67.7	
깻잎	g	3.2	
당근	g	3.8	
오이	g	5	
잣	g	3	
마요네즈	g	20	
올리브유	g	16.7	
칼로리	kcal	400	
비율		1.7:1	

만드는 방법

1 닭고기는 볶은 후 가늘게 찢어 정량한다.
2 깻잎, 당근, 오이는 채친다.
3 잣은 먹기 좋게 다진다.
4 소스 만들기: 마요네즈, 올리브유를 믹서기에 섞는다.
5 ①, ②를 소스와 함께 버무린다.
6 잣은 위에 뿌린다.

> 닭고기는 가슴살 부위로 이용하는 것이 좋다. 아삭한 채소류와 소스가 어우러져 고소한 맛이 일품인 냉채이다. 특히 깻잎의 산뜻한 향이 지친 몸과 마음을 힐링해주는 듯 하다.

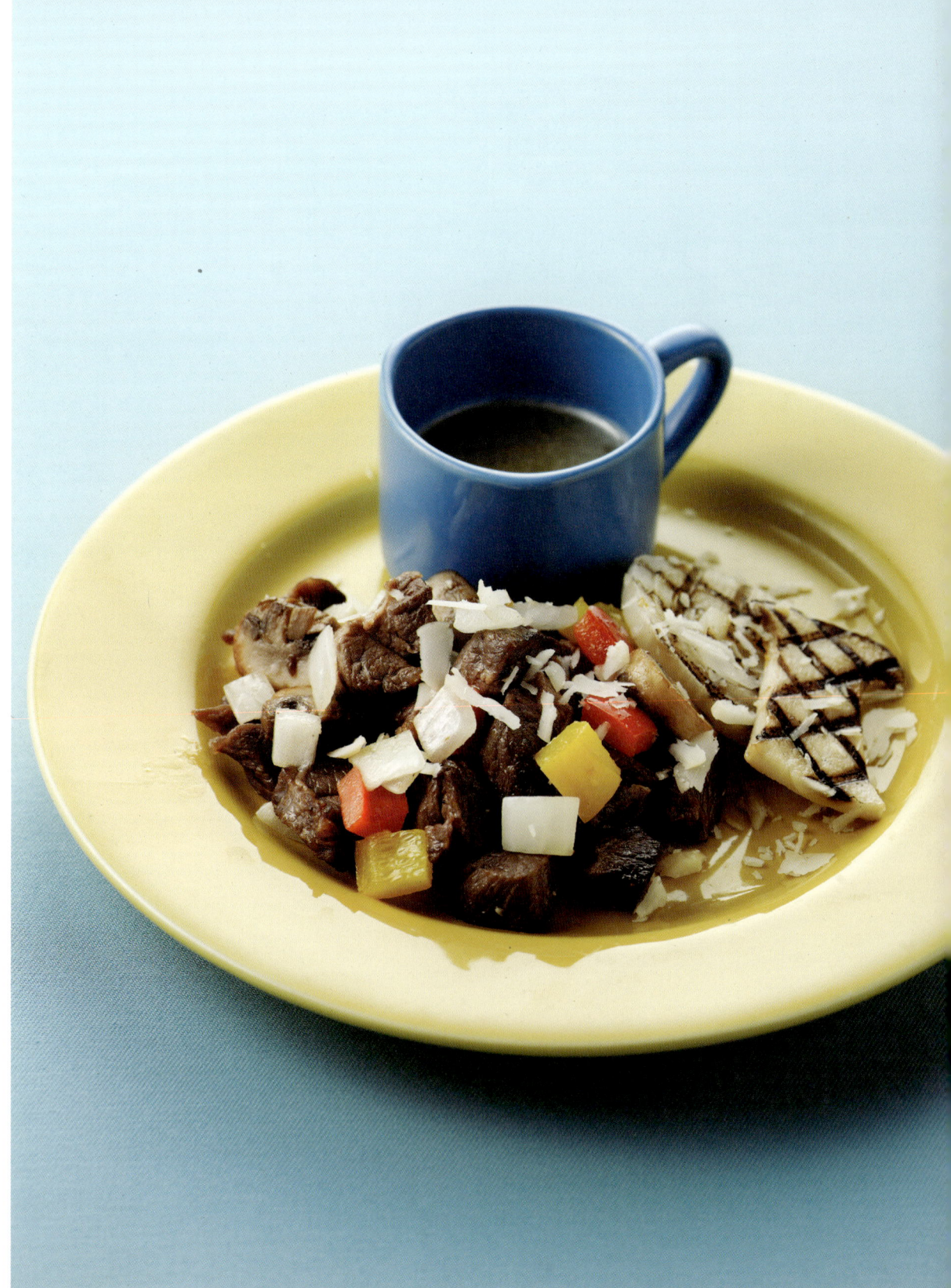

MENU 3 MAD 찹스테이크

재료	단위	양	우리 아이의 레시피
소고기	g	78	
파프리카(빨강)	g	5.3	
파프리카(노랑)	g	5.2	
양송이버섯	g	13	
양파	g	9	
마카다미아	g	10	
올리브유	g	14.9	
참기름	g	3.3	
칼로리	kcal	400	
비율		1.7:1	

만드는 방법

1 소고기는 볶고, 파프리카(빨강, 노랑)는 1.5×1.5cm로 썰어 볶는다.
2 양송이버섯은 볶아낸다.
3 양파는 통으로 썰어 팬에 익힌 후 정량한다.
4 소스 만들기: 마카다미아 8g, 올리브유, 참기름, 소금 0.3g을 믹서기에 갈아낸다.
5 마카다미아 2g은 슬라이스하여 고명으로 얹는다.

풍성한 양식을 그리워한다면, 당장 이 요리를 만들어주자. 안심이나 등심 부위의 소고기를 정량대로 하여 먹기 좋은 크기로 썰어 넣고, 버섯, 양파, 파프리카에 쇠꼬치나 젓가락을 달구어 누르면 그릴 모양이 생겨 그럴싸한 풍성한 요리 대령이요~!

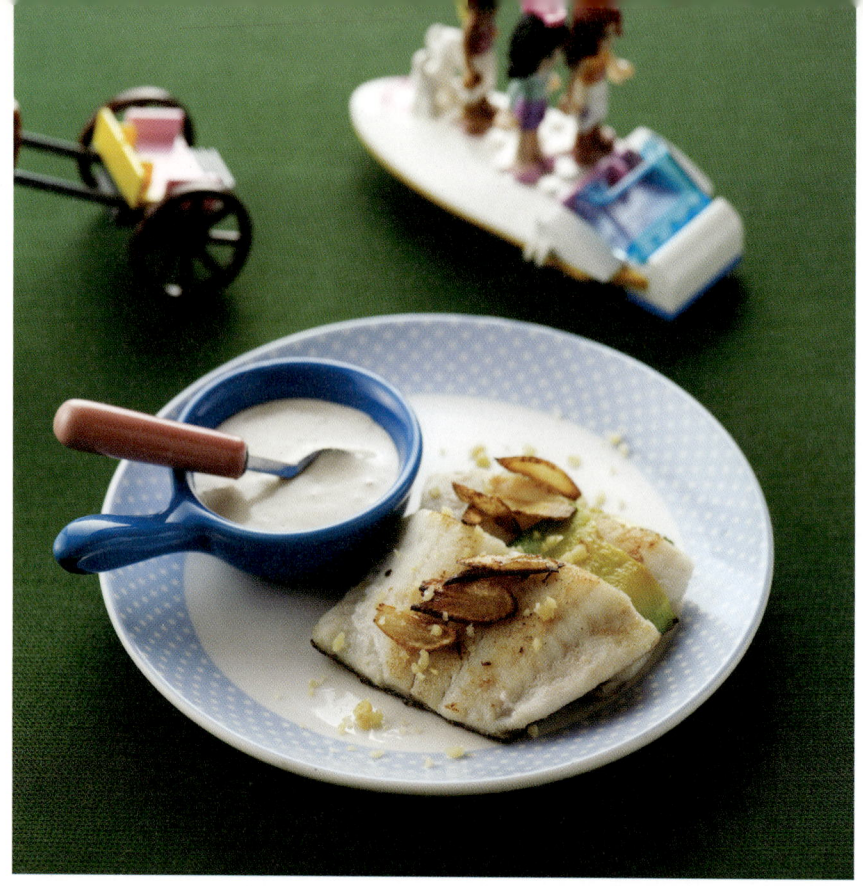

MENU 4 MAD 가자미구이

재료	단위	양	우리 아이의 레시피
가자미	g	69.6	
애호박	g	10	
마늘	g	3	
두유	g	25.5	
잣	g	2.3	
올리브유	g	20.5	
참기름	g	10	
칼로리	kcal	400	
비율		1.7:1	

만드는 방법

1 가자미는 살만 포를 떠서 소금, 후추로 밑간 하여 팬에 구워 정량한다.
2 애호박은 슬라이스하여 팬에 구워 준비한다.
3 마늘은 얇게 슬라이스하여 기름에 튀기고, 잣은 잘게 다진다.
4 소스 만들기: 두유, 올리브유, 참기름, 소금 0.3g을 믹서기에 갈아낸다.
5 접시에 호박을 깔고 그 위에 가자미를 올린 후 잣을 고명으로 뿌린다.

➕ 담백한 흰살 생선인 가자미에 다양한 재료를 넣어 만든 소스를 뿌려 먹어보자. 두유, 올리브, 그리고 참기름을 혼합한 오묘한 맛. 흐음~ 고개가 저절로 끄덕여질 테니.

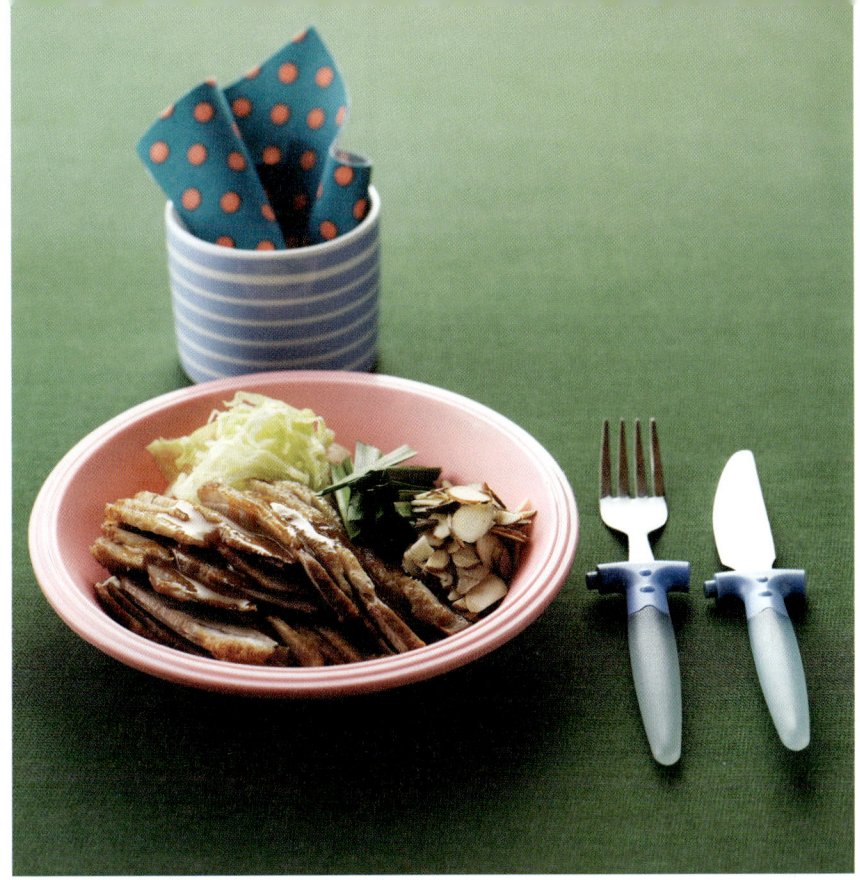

MENU 5 MAD 구운오리샐러드

재료	단위	양	우리 아이의 레시피
오리고기	g	102	
양배추	g	10	
부추	g	10	
아몬드	g	11.5	
올리브유	g	7	
칼로리	kcal	400	
비율		1.7:1	

만드는 방법

1 오리고기에 소금, 후추로 밑간하여 170℃ 오븐에서 15~18분간 구워 얇게 편썬다.
2 양배추는 곱게 채썰어 준비하고, 부추는 4cm 크기로 잘라 섞어준다.
3 ②에 아몬드 슬라이스를 뿌려준 후 그 위에 오리고기를 얹어준다.
4 소스 만들기: 올리브유, 소금 0.1g, 고춧가루 0.2g을 믹서기에 섞는다.

+ 육류 중 포화지방산이 적고 상대적으로 불포화지방산 함량이 높은 오리고기를 이용하여 샐러드를 만들었다. 오리고기도 배불리 먹고, 올리브유는 줄일 수 있어 일석이조이다. 오리고기는 가슴살을 이용하고, 부추와 오리는 같이 먹으면 맛과 향이 좋다.

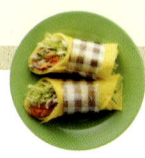
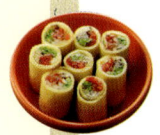

부록

부록 1 케톤식 식단 작성 프로그램 소개
부록 2 케톤식에 사용되는 주요 식품의 영양성분표
부록 3 식단의 예: 변형된 앳킨스 식이요법과 저당지수 식이요법
부록 4 찾아보기: 주재료에 따른 분류
　(육류, 생선류, 계란, 두부 · 치즈, 기타, 케토니아, 다불포화지방산)
부록 5 참고문헌

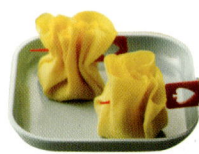

부록 1
케톤식 식단 작성 프로그램 소개

식품들마다 영양소 함량이 다르므로 식품의 섭취량에 따라 영양소 공급량도 달라진다. 케톤식 영양소 요구량 및 비율에 따라 식품의 용량을 소수점 첫째 자리까지 정확하고 세밀하게 계산하기 위해서 자동으로 계산되는 케톤식 식단 작성 프로그램을 이용한다.

본 식단 작성 프로그램은 아침, 점심, 저녁식사를 한 번에 보면서 메뉴를 구성할 수 있도록 되어 있으며, 먼저 식품군에서 무엇을 먹을지 식재료를 선택하고 용량을 입력한다. 식품의 용량에 따라 탄수화물, 단백질, 지방량이 자동 계산되며, 최종 아이의 처방된 칼로리와 케톤식 비율에 정확하게 맞을 때까지 식품의 용량을 조정한다. 아이마다, 그리고 단계별로 탄수화물, 단백질, 지방 필요량 및 케톤식 비율이 다르므로 반드시 아이에게 처방된 영양소 기준량을 먼저 확인한다. 그리고 식품의 용량을 조정하면서 식품의 탄수화물, 단백질, 지방 함량과 아이의 기준량이 맞는지 확인한다.

다음은 식단 작성 시 사용되는 「케톤식 식단 작성 프로그램」의 예이다.

케톤식이요법 계산량

		용량(g)	탄수화물(g)	단백질(g)	지방(g)	열량(kcal)
	기준량		10.000	15.000	100.000	1000.000
	합계	273.300	9.981	15.043	100.135	1008.550
	전체 비율				4.002	
	아침	88.7	3.339	5.010	33.398	336.725
	아침 비율				4.000	
	점심	93.9	3.321	5.019	33.371	333.885
	점심 비율				4.001	
	저녁	90.7	3.321	5.014	33.366	337.940
	저녁 비율				4.003	

선택항목		식품군	용량(g)	탄수화물(g)	단백질(g)	지방(g)	열량(kcal)
닭고기	▼	닭고기	11.9	0.012	2.856	0.167	13.685
시금치	▼	시금치	16.1	0.966	0.499	0.081	5.313
잣	▼	잣	6	1.056	0.924	3.690	38.400
우유	▼	우유	26.1	1.305	0.731	0.861	15.921
올리브유	▼	올리브유	28.6	0.000	0.000	28.600	263.406
		아침	88.7	3.339	5.010	33.398	336.725
		비율				4.000	

선택항목		식품군	용량(g)	탄수화물(g)	단백질(g)	지방(g)	열량(kcal)
계란(전란)	▼	계란(전란)	22.8	0.365	2.280	2.508	33.972
브로콜리	▼	브로콜리	17.8	0.890	0.890	0.053	5.874
호두	▼	호두	8.3	1.046	1.278	5.536	55.029
우유	▼	우유	20.4	1.020	0.571	0.673	12.444
올리브유	▼	올리브유	24.6	0.000	0.000	24.600	226.566
		점심	93.9	3.321	5.019	33.371	333.885
		비율				4.001	

선택항목		식품군	용량(g)	탄수화물(g)	단백질(g)	지방(g)	열량(kcal)
새우	▼	새우	14.9	0.015	2.995	0.134	14.006
애호박	▼	애호박	25	1.400	0.225	0.025	6.500
아몬드	▼	아몬드	6	1.182	1.116	3.252	35.880
두유	▼	두유	15.4	0.724	0.678	0.554	10.780
올리브유	▼	올리브유	29.4	0.000	0.000	29.400	270.774
		저녁	90.7	3.321	5.0135	33.366	337.94
		비율				4.003	

*세브란스병원 사용되는 「케톤식 식단 작성 프로그램」

부록 2
케톤식에 사용되는 주요 식품의 영양성분표

식단 작성 프로그램에 사용되는 식재료의 영양소 함량 기준은 농촌진흥청 국립농업과학원에서 지속적으로 발간하고 있는 우리나라 농식품의 영양성분 데이터를 수록한 식품성분표를 참고하고 있으며, 현재 2011년 제8개정판에 발간된 데이터를 기준으로 하고 있다.
다음은 케톤식에 사용 가능한 식품들의 성분표이다.

〈케톤 식이요법 가능식품군〉

종 류	식품군	용량(g)	탄수화물	단백질	지방	열량(Kcal)	비고
어육류군 → 육류	닭고기	1.000	0.001	0.240	0.014	1.150	
	돼지고기	1.000	0.004	0.178	0.175	2.410	
	베이컨	1.000	0.014	0.171	0.255	3.040	
	소고기	1.000	0.002	0.200	0.120	1.980	
	볼로냐소시지	1.000	0.029	0.125	0.210	2.510	
	비엔나소시지	1.000	0.057	0.136	0.244	2.970	
	프랑크소시지	1.000	0.044	0.144	0.219	2.720	
	오리고기	1.000	0.002	0.144	0.216	2.650	
	햄(슬라이스)	1.000	0.056	0.160	0.042	1.240	
	햄(통조림)	1.000	0.050	0.139	0.204	2.590	
→ 난류	계란(생것)	1.000	0.033	0.114	0.083	1.390	
	계란(전란)	1.000	0.016	0.100	0.110	1.490	스크램블
	계란노른자	1.000	0.021	0.155	0.305	3.620	
	계란흰자	1.000	0.004	0.108	0.000	0.480	
	메추라기알	1.000	0.001	0.120	0.130	1.750	
→ 어류	가자미	1.000	0.003	0.221	0.037	1.290	
	갈치	1.000	0.001	0.185	0.075	1.490	
	고등어	1.000	0.000	0.202	0.104	1.830	
	꽁치	1.000	0.004	0.227	0.047	1.420	
	농어	1.000	0.002	0.182	0.019	0.960	

	대구	1.000	0.003	0.195	0.003	0.860	
	동태	1.000	0.001	0.159	0.005	0.720	
	멸치(잔멸치)	1.000	0.009	0.424	0.060	2.390	
	멸치(중)	1.000	0.048	0.389	0.051	2.320	
	명태	1.000	0.000	0.175	0.007	0.800	
	방어	1.000	0.004	0.217	0.008	1.010	
	뱅어포	1.000	0.012	0.604	0.110	3.630	
	병어	1.000	0.003	0.164	0.063	1.300	
	삼치	1.000	0.006	0.190	0.027	1.080	
	연어	1.000	0.002	0.206	0.019	1.060	
	훈제연어	1.000	0.003	0.230	0.077	1.710	
	옥돔	1.000	0.009	0.181	0.002	0.820	
	우럭	1.000	0.001	0.183	0.011	0.880	
	임연수	1.000	0.005	0.196	0.071	1.520	
	장어	1.000	0.006	0.157	0.044	1.100	
	전어	1.000	0.002	0.192	0.027	1.070	
	정어리	1.000	0.002	0.200	0.091	1.710	
	조기	1.000	0.004	0.444	0.152	3.320	
	참치	1.000	0.001	0.272	0.018	1.320	
	참치(캔)	1.000	0.003	0.216	0.021	1.120	
→ 패류	가리비	1.000	0.024	0.208	0.008	1.050	
	굴(석굴)	1.000	0.037	0.089	0.012	0.640	
	굴(참굴)	1.000	0.015	0.116	0.032	0.850	
	바지락	1.000	0.023	0.125	0.012	0.730	
	재첩	1.000	0.058	0.125	0.019	0.940	
	전복	1.000	0.051	0.150	0.007	0.910	
	홍합	1.000	0.031	0.138	0.012	0.820	
→ 기타 어류	가재	1.000	0.008	0.161	0.017	0.870	
	게맛살	1.000	0.152	0.108	0.008	1.120	6차 개정
	꽃게	1.000	0.020	0.137	0.008	0.740	
	낙지	1.000	0.002	0.155	0.008	0.740	
	대게	1.000	0.001	0.084	0.026	0.600	
	새우	1.000	0.001	0.201	0.009	0.940	

	새우(대하)	1.000	0.001	0.181	0.006	0.820	
	어묵	1.000	0.177	0.118	0.023	1.440	
	오징어	1.000	0.000	0.195	0.013	0.950	
	오징어(건)	1.000	0.004	0.635	0.027	2.950	
	주꾸미	1.000	0.005	0.108	0.005	0.520	
→ 기타	두부	1.000	0.008	0.076	0.059	0.880	
	순두부	1.000	0.007	0.058	0.031	0.550	
	연두부	1.000	0.047	0.042	0.028	0.620	
	치즈	1.000	0.055	0.183	0.242	3.200	
	모차렐라치즈	1.000	0.124	0.176	0.101	2.150	
	크림치즈	1.000	0.041	0.059	0.342	3.420	
	파마산치즈	1.000	0.041	0.385	0.286	4.320	
	콩(강낭콩)	1.000	0.272	0.098	0.007	1.560	삶은 것
	콩(노란콩)	1.000	0.112	0.178	0.077	1.820	삶은 것
	콩(서리태)	1.000	0.305	0.343	0.181	4.140	마른 것
	콩(완두콩)	1.000	0.192	0.089	0.003	1.160	삶은 것
채소군	가지	1.000	0.040	0.008	0.001	0.170	
	고비	1.000	0.062	0.024	0.001	0.290	
	고사리	1.000	0.018	0.043	0.002	0.190	
	고추잎	1.000	0.093	0.044	0.014	0.560	
	근대	1.000	0.027	0.023	0.001	0.160	
	김	1.000	0.403	0.386	0.017	1.650	
	깨나물	1.000	0.072	0.034	0.004	0.460	
	깻잎	1.000	0.079	0.040	0.004	0.410	
	다시마(생것)	1.000	0.042	0.011	0.002	0.120	
	당근	1.000	0.086	0.011	0.001	0.370	
	더덕	1.000	0.195	0.029	0.001	0.780	
	도라지	1.000	0.192	0.020	0.001	0.740	
	마늘	1.000	0.300	0.054	0.000	1.360	
	마늘쫑	1.000	0.135	0.026	0.004	0.650	
	매생이	1.000	0.061	0.005	0.000	0.130	
	무	1.000	0.046	0.010	0.001	0.210	
	미나리	1.000	0.046	0.010	0.002	0.210	

	미역(생것)	1.000	0.050	0.021	0.002	0.180
	미역줄기	1.000	0.046	0.018	0.002	0.140
	배추	1.000	0.027	0.011	0.000	0.120
	봄동	1.000	0.040	0.021	0.004	0.230
	부추	1.000	0.041	0.018	0.003	0.220
	브로콜리	1.000	0.050	0.050	0.003	0.330
	비트(적색)	1.000	0.080	0.001	0.003	0.340
	상추(로메인)	1.000	0.064	0.018	0.002	0.290
	상추(적)	1.000	0.036	0.011	0.003	0.180
	상추(청)	1.000	0.032	0.012	0.003	0.170
	생강	1.000	0.139	0.015	0.002	0.590
	셀러리	1.000	0.055	0.018	0.002	0.260
	숙주	1.000	0.017	0.022	0.001	0.120
	시금치	1.000	0.060	0.031	0.005	0.330
	쑥갓	1.000	0.034	0.023	0.002	0.190
	아스파라거스	1.000	0.026	0.020	0.001	0.150
	아욱	1.000	0.026	0.036	0.006	0.230
	양배추	1.000	0.044	0.014	0.001	0.200
	양상추	1.000	0.046	0.006	0.000	0.180
	양파	1.000	0.084	0.010	0.001	0.360
	얼갈이	1.000	0.020	0.014	0.001	0.110
	연근	1.000	0.164	0.021	0.001	0.700
	열무	1.000	0.028	0.024	0.001	0.170
	오이	1.000	0.023	0.008	0.001	0.110
	오이고추	1.000	0.060	0.015	0.002	0.270
	오이(노각)	1.000	0.021	0.005	0.000	0.090
	우엉	1.000	0.155	0.031	0.001	0.690
	죽순	1.000	0.036	0.035	0.002	0.230
	참나물	1.000	0.076	0.035	0.004	0.390
	청경채	1.000	0.035	0.013	0.003	0.180
	총각무	1.000	0.072	0.010	0.001	0.310
	취나물	1.000	0.059	0.031	0.002	0.300
	치커리	1.000	0.027	0.017	0.003	0.160

	콜리플라워	1.000	0.045	0.014	0.001	0.170	7차 개정
	콩나물	1.000	0.047	0.046	0.018	0.530	
	파	1.000	0.067	0.012	0.002	0.290	
	파래	1.000	0.030	0.024	0.001	0.110	
	파슬리	1.000	0.068	0.032	0.005	0.360	
	파프리카(노랑)	1.000	0.047	0.013	0.005	0.240	
	파프리카(초록)	1.000	0.030	0.010	0.001	0.140	
	파프리카(빨강)	1.000	0.054	0.015	0.008	0.300	
	파프리카(주황)	1.000	0.058	0.010	0.001	0.240	
	포항초	1.000	0.068	0.057	0.008	0.450	
	풋고추	1.000	0.060	0.012	0.002	0.260	
	피망(초록)	1.000	0.047	0.007	0.002	0.200	
	토란	1.000	0.261	0.024	0.000	1.240	
	토란대	1.000	0.053	0.004	0.000	0.200	
	호박(애호박)	1.000	0.056	0.009	0.001	0.260	
	호박(쥬키니)	1.000	0.077	0.012	0.001	0.310	
버섯류	느타리버섯	1.000	0.058	0.026	0.001	0.170	
	만가닥버섯	1.000	0.089	0.023	0.001	0.230	
	목이버섯	1.000	0.050	0.007	0.000	0.190	
	새송이버섯	1.000	0.089	0.027	0.000	0.380	
	송이버섯	1.000	0.073	0.019	0.002	0.320	
	애느타리버섯	1.000	0.035	0.042	0.001	0.160	
	양송이버섯	1.000	0.048	0.035	0.001	0.170	
	참타리버섯	1.000	0.053	0.026	0.000	0.160	
	팽이버섯	1.000	0.061	0.014	0.007	0.180	
	표고버섯	1.000	0.061	0.020	0.003	0.180	
지방류	땅콩	1.000	0.260	0.245	0.451	5.680	
	들깨	1.000	0.399	0.169	0.334	5.010	
	마가린	1.000	0.001	0.002	0.814	7.510	
	마요네즈	1.000	0.102	0.009	0.794	7.590	
	마카다미아	1.000	0.122	0.083	0.767	7.200	
	버터	1.000	0.005	0.005	0.845	7.780	
	식용유	1.000	0.000	0.000	1.000	9.210	

	아몬드	1.000	0.197	0.186	0.542	5.980	
	올리브유	1.000	0.000	0.000	1.000	9.210	
	잣	1.000	0.176	0.154	0.615	6.400	
	참기름	1.000	0.004	0.001	0.994	9.150	
	참깨	1.000	0.202	0.191	0.510	5.750	
	카놀라유	1.000	0.000	0.000	1.000	9.210	
	캐슈너트	1.000	0.267	0.198	0.476	5.760	
	콩기름	1.000	0.000	0.000	1.000	9.210	
	피스타치오넛	1.000	0.275	0.203	0.454	5.620	
	피칸	1.000	0.139	0.092	0.720	6.910	
	호두	1.000	0.126	0.154	0.667	6.630	
	MCT 오일	1.000	0.000	0.000	1.000	8.300	
과일군	아보카도	1.000	0.062	0.025	0.187	1.870	
	토마토	1.000	0.045	0.008	0.000	0.180	
	방울토마토	1.000	0.039	0.009	0.001	0.170	
	올리브	1.000	0.196	0.012	0.012	0.850	
우유군	두유	1.000	0.047	0.044	0.036	0.700	
	베지밀	1.000	0.042	0.030	0.033	0.590	6차 개정
	우유	1.000	0.050	0.028	0.033	0.610	
기 타	프로맥스	1.000	0.000	0.910	0.030	3.800	
	덴마크생크림	1.000	0.030	0.020	0.380	3.620	
	카레가루	1.000	0.583	0.104	0.146	3.560	
	계피가루	1.000	0.795	0.049	0.018	3.110	
	실곤약	1.000	0.030	0.002	0.000	0.060	
	판곤약	1.000	0.057	0.003	0.000	0.120	
	한천	1.000	0.746	0.023	0.001	1.540	
	우무(묵)	1.000	0.008	0.001	0.000	0.020	
	휘핑크림	1.000	0.028	0.021	0.370	3.450	
	케토니아(g)	1.000	0.011	0.022	0.134	1.338	
	케토니아(ml)	1.000	0.010	0.020	0.120	1.200	

*출처: 2011 식품성분표 제8개정판 농촌진흥청 국립농업과학원, 2011

부록 3
식단의 예 변형된 앳킨스 식이요법과 저당지수 식이요법

1 변형된 앳킨스 식이요법(MAD) 333kcal(1,000kcal/일)

식품군	용량(g)	탄수화물(g)	단백질(g)	지방(g)	열량(kcal)
계란	43	0.688	4.300	4.730	64.070
돼지고기	46.9	0.188	8.348	8.208	113.029
애호박	5.3	0.297	0.048	0.005	1.378
우유	30	1.500	0.840	0.990	18.300
호두	5	0.630	0.770	3.335	33.150
올리브유	12	0.000	0.000	12.000	110.520
합계	142.2	3.302	14.306	29.268	340.447
비율				1.662	

2 저당지수 식이요법(LGIT) 333kcal(1,000kcal/일)

식품군	용량(g)	탄수화물(g)	단백질(g)	지방(g)	열량(kcal)
보리밥	5	1.600	0.145	0.015	7.000
소고기	76	0.152	15.200	9.120	150.480
치즈	31.9	1.755	5.838	7.720	102.080
브로콜리	28.7	1.435	1.435	0.086	9.471
우유	40	2.000	1.120	1.320	24.400
아몬드	6.9	1.359	1.283	3.740	41.262
합계	188.5	8.301	25.021	22.001	334.693
비율				0.660	

부록 4
찾아보기 주재료에 따른 분류
(육류, 생선류, 계란, 두부·치즈, 기타, 케토니아, 다불포화지방산)

분류	주재료	메뉴명	페이지
1. 육류	닭고기	케토 닭살냉채	137
		케토 닭고기섭산적구이	147
		케토 닭개장	171
		케토 치킨수프	177
		케토 닭고기시금치페이스트	191
		케토 딤섬	208
		케토 월남쌈	209
		케토 치킨볼튀김	231
		MAD 닭살냉채	237
	돼지고기/두부	케토 동그랑땡	217
	소고기	케토 양상추샐러드	117
		케토 소고기그린샐러드	127
		케토 그라탱	161
		케토 미역국과 갈치구이	179
		케토 찹스테이크	195
		케토 아보카도소스와 고기(쌈)	210
		케토 소고기버섯무쌈	211
		케토 소고기와 토마토소스	221
		케토 미트크림소스파스타	225
		케토 마카다미아모듬버섯탕	226
		MAD 찹스테이크	239
	소고기, 치즈	케토 소고기그라탱	149
		케토 애호박치즈수프	175
		케토 믹스	202
	오리고기	케토 구운오리꼬치	205
		MAD 구운오리샐러드	241

분류	주재료	메뉴명	페이지
2. 생선, 해산물	가자미	케토 가자미스테이크	197
		MAD 가자미구이	240
	굴	케토 뚝배기굴유탕	227
	동태	케토 동태그라탱	159
		케토 동태콩나물찜	187
		케토 생선크림수프	229
	새우	케토 크림새우	103
	오징어	케토 오징어볶음	111
		케토 오징어야채링	181
		MAD 오징어볶음	235
3. 계란	계란	케토 계란카나페와 샐러드	115
		케토 삼색꼬치	119
		케토 토마토&에그샐러드	121
		케토 에그토마토카나페	129
		케토 바	140
		케토 아이스화이트쿠키	143
		케토 쿠키1	152
		케토 쿠키2	153
		케토 커스터드	157
		케토 게살계란찜	167
		케토 와플	184
		케토 오믈렛	185
		케토 케밥	198
		케토 버거	199
		케토 계란쌈	207
		케토 야채계란말이	214
		케토 피자	219
		케토 볼	223

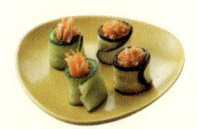 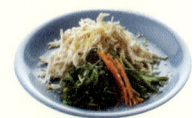

분류	주재료	메뉴명	페이지
4. 두부	두부	케토 그린두부전	105
		케토 두부샌드	135
		케토 두부완자전	151
		케토 쿠키3	155
		케토 머핀	163
		케토 청경채두부잡채	183
		케토 마파두부와 청경채	193
		케토 두부가지수프	204
	두부, 치즈	케토 두부샌드위치	113
		케토 두부브루스케타	216
		케토 두부치즈스틱	230
5. 기타	강낭콩	케토 강낭콩수프	172
	검은콩	케토 검은콩계란찜	165
		케토 검은콩수프	173
		케토 검은콩크림크레페	215
	소시지	케토 소시지말이	125
		케토 소시지퀘사디야	206
		케토 토마토키슈	224
	실곤약	케토 실곤약잡채	131
		케토 실곤약순대	203
	완두콩	케토 완두콩머핀	164
	우무	케토 우무냉채	139
	잔멸치	케토 잔멸치볶음	109
	햄	케토 햄야채계란찜	169
		케토 햄치즈롤	212

분류	주재료	메뉴명	페이지
6. 케토니아	케토니아	케토 쉐이크	141
		케토 치즈아이스바	145
7. 다불포화 지방산	다불포화지방산	케토 색동삼치휠렛	107
		케토 연어가지샐러드	123
		케토 꽁치샐러드	133
		케토 가리비볶음	189
		케토 연어롤	200
		케토 연어와 아보카도	201
		케토 치즈연어롤	213
		케토 들깨연두부탕	228
		케토 소고기연근튀김	233

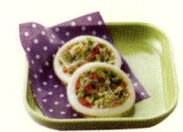
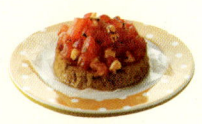

부록 5
참고문헌

1. Polyunsaturated fatty acid-enriched diet therapy for a child with epilepsy. YoonJR, LeeEJ, KimHD, LeeJH, Kang HC. Brain Dev. 2013 Mar 2.

2. Mitochondrial disease and epilepsy. Kang HC, Lee YM, Kim HD. Brain Dev. 2013 Feb 13.

3. First report of glucose transporter 1 deficiency syndrome in Korea with a novel splice site mutation. WooSB, LeeKH, Kang HC, Yang H, De Vivo DC, Kim SK. Gene. 2012 Sep 15;506(2):380-2. doi: 10.1016/j.gene.2012.06.095. Epub 2012 Jul 17.

4. Catch-up growth after long-term implementation and weaning from ketogenic diet in pediatric epileptic patients. KimJT, Kang HC, Song JE, Lee MJ, Lee YJ, Lee EJ, Lee JS, Kim HD. Clin Nutr. 2013 Feb;32(1):98-103. doi: 10.1016/j.clnu.2012.05.019. Epub 2012 Jun 30.

5. Is the ketogenic diet effective in specific epilepsy syndromes? NangiaS, CaraballoRH, Kang HC, Nordli DR, Scheffer IE. Epilepsy Res. 2012 Jul;100(3):252-7.

6. Safety and role of ketogenic parenteral nutrition for intractable childhood epilepsy. JungdaE, Kang HC, Lee JS, Lee EJ, Kim HD. Brain Dev. 2012 Sep;34(8):620-4. doi: 10.1016/j.braindev.2011.11.008. Epub 2011 Dec 20.

7. Various indications for a modified Atkins diet in intractable childhood epilepsy. KimYM, VaidyaVV, KhusainovT, KimHD, KimSH, LeeEJ, LeeYM, LeeJS, Kang HC. Brain Dev. 2012 Aug;34(7):570-5. doi: 10.1016/j.braindev.2011.09.013. Epub 2011 Oct 15.

8. Comparison of short- versus long-term ketogenic diet for intractable infantile spasms. Kang HC, Lee YJ, Lee JS, Lee EJ, Eom S, You SJ, Kim HD. Epilepsia. 2011 Apr;52(4):781-7. doi: 10.1111/j.1528-1167.2010.02940.x. Epub 2011 Jan 26.

9. Will seizure control improve by switching from the modified Atkins diet to the traditional ketogenic diet? KossoffEH, BosargeJL, MirandaMJ, Wiemer-KruelA, Kang HC, Kim HD. Epilepsia. 2010 Dec;51(12):2496-9. doi: 10.1111/j.1528-1167.2010.02774.x. Epub 2010 Nov.

10. Factors influencing the evolution of West syndrome to Lennox-Gastaut syndrome. YouSJ, KimHD, Kang HC. Pediatr Neurol. 2009 Aug;41(2):111-3. doi: 10.1016/j.pediatrneurol.2009.03.006.

11. Long-term outcome of the ketogenic diet for intractable childhood epilepsy with focal malformation of cortical development. JungdaE, Kang HC, Kim HD. Pediatrics. 2008 Aug;122(2):e330-3. doi: 10.1542/peds.2008-0012.

12. Mitochondrial respiratory chain defects: underlying etiology in various epileptic conditions. LeeYM, Kang HC, Lee JS, Kim SH, Kim EY, Lee SK, Slama A, Kim HD. Epilepsia. 2008 Apr;49(4):685-90. doi: 10.1111/j.1528-1167.2007.01522.x. Epub 2008 Feb 5.

13. Improving tolerability of the ketogenic diet in patients with abnormal endoscopic findings. JungdaE, ChungJY, Kang HC, Kim HD. Brain Dev. 2008 Jun;30(6):416-9. doi: 10.1016/j.braindev.2007.12.005. Epub 2008 Jan 28.

14. Efficacy and tolerability of the ketogenic diet according to lipid:nonlipid ratios--comparison of 3:1 with 4:1 diet. SeoJH, LeeYM, LeeJS, Kang HC, Kim HD. Epilepsia. 2007 Apr;48(4):801-5. Epub 2007 Mar 26.

15. Use of a modified Atkins diet in intractable childhood epilepsy. Kang HC, Lee HS, You SJ, Kang du C, Ko TS, Kim HD. Epilepsia. 2007 Jan;48(1):182-6.

16. 2011 식품성분표 제8개정판 농촌진흥청 국립농업과학원, 2011

17. 한국인 영양섭취기준(개정판) 사단법인 한국영양학회, 2010

18. 임상영양관리지침서(제3판) 사단법인 대한영양사회, 2008

19. 소아·청소년 표준 성장도표. 질병관리본부, 대한소아과학회 2007

20. 케톤생성식이요법(제1판), 고려의학, 2002.

21. 식품조리재료학, 지구문화사, 2000

22. 조리의 과학, 대가출판사, 2005

23. 주제별 요리백과, 주부생활

24. 웅진생활요리대백과 HAPPY COOKING, 웅진출판사, 1993

EPILOGUE

'맛있고 쉽게, 그래서 즐거운'
케톤식 개발 여정

케톤식은 평소와는 다르게 많은 양의 지방을 섭취해야 하는 아이, 까다로운 식사원칙과 복잡한 식단 계산을 익히고 정확하게 조리해야 부모, 케톤식 적응도를 높이기 위해 개별 메뉴관리 및 수시로 식사를 조정하는 영양사, 또한 케톤식으로 인한 부작용을 집중적으로 관리해야 하는 의사 등 정말 많은 이들의 노력이 필요한 식사이다. 특히 아이와 부모들에게 치료에 대한 희망으로 시작을 하지만, 평소와 같지 않은 식사에 적응하기가 어려워 점차 지쳐가게 된다.

본격적으로 세브란스병원에서 케톤식을 시작하면서, 환자와 보호자들이 케톤식을 포기하거나 실패하는 안타까운 상황을 경험하게 되었다. 이에 의료진과 영양팀은 환자들에게 쉽고, 또 그들의 삶의 질을 향상시킬 수 있는 케톤식의 적용 방법에 대하여 고민하게 되었다. 특히 케톤식 진행의 최일선에 서 있는 영양팀에서 '맛있고 쉬운 케톤식의 실현'이라는 목표를 가지고 삼성웰스토리(주)와 케톤식 메뉴 개발팀을 구성하고 메뉴 개발을 시작하였다.

2010년 6월에 처음 팀을 구성하고, 정기적인 만남을 통하여 케톤식의 원리와 식사원칙, 조리원리 등을 공부하였다. 이후 환아와 보호자들을 만나면서 케톤식 적응의 어려운 점과 아이들의 식품 선호도 등 설문조사와 상담자료 등을 수집하여 문제를 분석하였다.

이러한 기본 자료를 토대로 세브란스병원에서 가장 많이 처방되는 칼로리와 케톤식 비율인 1,200kcal, 4:1을 기준으로 케톤식 메뉴를 개발하기 시작하였다. 다양한 실험조리 및 철저한 검식을 통해 레시피와 조리법을 조정하면서 메뉴를 완성하였다. 메뉴의 특성에 따라 기름을 음식에 넣거나 소스로도 이용해보고, 간편한 조리방법을 제시하며, 특별한 이벤트가 있는 날을 위한 화려한 레시피도 구성하고, 케토니아를 좀 더 활용할 수 있는 방법 등 여러 가지 시도를 하였다. 이렇게 개발된 메뉴들은 2010년 10월 케톤식 메뉴 시식회를 통해 세브란

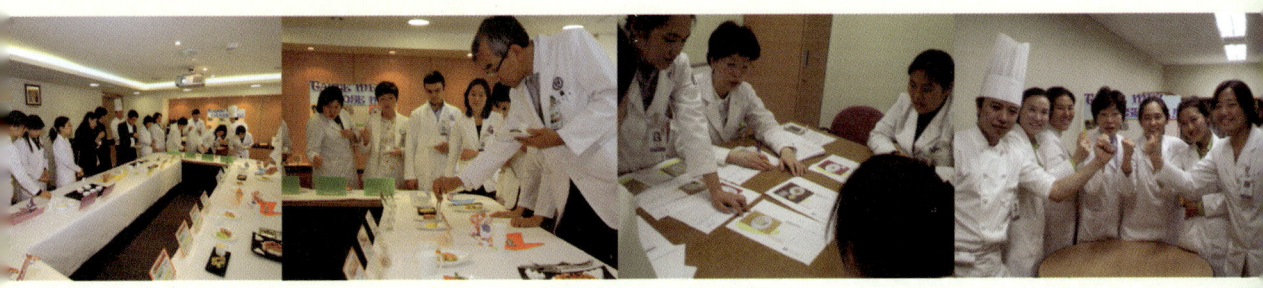

스 어린이병원 소아신경과 의료진의 검증을 받았고, 이때 호응도가 높은 메뉴는 입원 환아에게 제공하였다. 환아와 보호자들에게 가장 인기 있었던 메뉴는 '케토 쿠키2'였는데, 순식간에 먹으면서 짓던 아이들의 환한 표정과 보호자들의 안심하는 표정은 잊을 수 없는 보람으로 기억된다.

이후 레시피를 가정에서도 활용할 수 있도록 케톤식 쿠킹클래스를 통해 조리사의 조리시연 및 실습을 진행하였다. 케톤식 쿠킹클래스에 매번 참석하여 적극적인 모습을 보여주시는 부모님들, 특히 아버지가 서툴지만 직접 조리하고 맛있게 케톤식을 드시던 모습들이 기억에 남는다. 2011, 2012년 뇌전증 환아를 위한 캠프에서도 개발된 케톤식의 활약이 돋보였다. 캠프에 가기 전 영양사는 세심하게 준비하고, 조리사는 밤을 지새우며 조리하여 만든 케톤식을 20여명 환아들이 맛있게 먹는 모습은 감동 그 자체였다. 특히 '케토 게살계란찜'은 김흥동 교수님께서도 환상적이라고까지 칭찬하셨던 메뉴이다.

이렇게 열정으로 시작된 케톤식 개발이 어언 3년째를 맞이하게 되었고, 그동안 개발된 메뉴가 90여 종이 되었다. 초기에는 많은 시행착오를 겪었지만, 그러한 시행착오마저 우리에게는 값진 경험이었다. 지금도 우리 팀은 아이들이 좋아하는 메뉴들이 소개되면 '저 메뉴를 어떻게 케톤식으로 구현해볼까?' 하며 서로 눈을 반짝인다.

앞으로도 아이에게는 맛있는 케톤식으로, 부모에게는 쉬운 케톤식으로, 그리하여 의료진에게는 치료 효과를 높이는 식사로 계속될 것이며, 케톤식의 메뉴 개발은 지속될 것이다.

마지막으로 식이요법을 하는 많은 아이들과 부모들에게 케톤식에 대한 부담을 덜고, 케톤식이요법이 기쁨과 희망이 되길 바라는 마음으로 함께 나누고자 한다.

지은이	김흥동(세브란스병원 소아신경과 교수)
	강훈철(세브란스병원 소아신경과 교수)
	김형미(세브란스병원 영양팀 팀장)
	김진수(세브란스병원 식품관리 파트장)
	이은주(세브란스병원 임상영양사)
메뉴 개발	심보경(삼성웰스토리(주) 세브란스병원 점장)
	정정선(삼성웰스토리(주) 세브란스병원 영양사)
	김병훈(삼성웰스토리(주) 세브란스병원 조리실장)
	공안식(삼성웰스토리(주) 세브란스병원 조리사)
제작 지원	삼성웰스토리(주)
푸드스타일링	박용일(yong style)
촬영	이과용, 박상국, 차가연

케톤 생성 식이요법을 위한

케톤식 식사 가이드

초판 1쇄 발행 2013년 6월 12일
초판 2쇄 발행 2016년 12월 1일

지은이 세브란스병원 소아신경과, 세브란스병원 영양팀, 삼성웰스토리㈜
펴낸이 김영조
컨텐츠기획팀 허슬기, 김민정, 이은주
마케팅팀 이유섭
경영지원팀 정은진
외부스태프 디자인 design group ALL
펴낸곳 싸이프레스
주소 서울시 마포구 양화로7길 4-13(서교동 392-31) 302호
전화 02-335-0385 / 0399
팩스 02-335-0397
이메일 cypressbook1@naver.com
홈페이지 www.cypressbook.co.kr
블로그 blog.naver.com/cypressbook
페이스북 www.facebook.com/cypressbook
인스타그램 @cypress_book
출판등록 2009년 11월 3일 제2010-000105

ISBN 978-89-97125-30-2 13510

· 책값은 뒤표지에 있습니다.
· 파본은 구입하신 곳에서 교환해 드립니다.

이 도서의 국립중앙도서관 출판시도서목록(CIP)은 e-CIP홈페이지(http://www.nl.go.kr/cip.php)와 국가자료공동목록시스템(http://www.nl.go.kr/kolisnet)에서 이용하실 수 있습니다.(CIP 제어번호:2013008204)